现代护理学精要

XIANDAI HULIXUE

JINGYAO

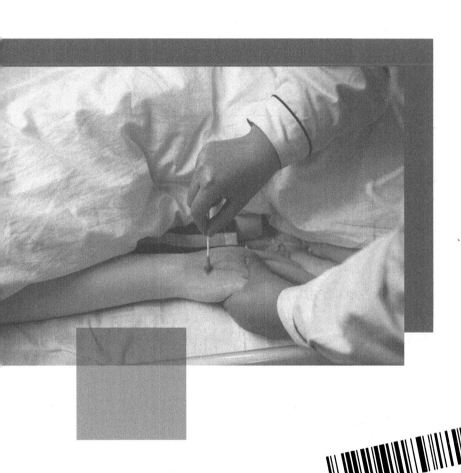

主编
王静 唐芳 覃俊妮 李静 陈华

U0193998

科学技术文献出版社
SCIENTIFIC AND TECHNICAL DOCUMENTATION PRESS
·北京·

图书在版编目（CIP）数据

现代护理学精要 / 王静等主编. — 北京 : 科学技术文献出版社, 2018.3
ISBN 978-7-5189-4053-0

Ⅰ. ①现… Ⅱ. ①王… Ⅲ. ①护理学 Ⅳ. ①R47

中国版本图书馆CIP数据核字(2018)第049059号

现代护理学精要

策划编辑：曹沧晔	责任编辑：曹沧晔	责任校对：赵 瑷	责任出版：张志平

出 版 者	科学技术文献出版社
地 址	北京市复兴路15号 邮编 100038
编 务 部	(010) 58882938，58882087（传真）
发 行 部	(010) 58882868，58882874（传真）
邮 购 部	(010) 58882873
官方网址	www.stdp.com.cn
发 行 者	科学技术文献出版社发行 全国各地新华书店经销
印 刷 者	济南大地图文快印有限公司
版 次	2018年3月第1版 2018年3月第1次印刷
开 本	880×1230 1/16
字 数	333千
印 张	11
书 号	ISBN 978-7-5189-4053-0
定 价	148.00元

前　言

　　随着社会经济文化水平的提高，人民的生活水平的不断改善，人们对护理治疗的要求越来越高。为更好地为患者提供高质量的护理，让患者满意、让社会满意，护理人员就必须要掌握扎实的医学护理基础知识、熟练的专业技能、规范的技术操作，做到默契的医护配合，这是保证患者安全和医疗护理质量的关键。

　　本书是编者们结合自身专业特长及多年丰富的临床经验，并参考了大量相关文献共同撰写的，着重介绍了内外妇儿常见病的护理，主要包括呼吸系统、循环系统、泌尿系统、内分泌系统等内容。内容丰富，资料新颖，图文并茂，实用性强。

　　在编写过程中，虽力求做到写作方式和文笔风格的一致，但由于参编人数较多，加上编者经验和时间有限，因此难免有一些疏漏和缺点错误，特别是现代医学发展迅速，科学技术日新月异，本书阐述的某些观点、理论可能需要修改，望广大读者提出宝贵意见和建议。

编　者

2018 年 3 月

目　录

第一章

常见症状护理

第一节 发 热

发热（fever）是在致热源作用下或因各种原因引起体温调节中枢功能紊乱，使机体产热增多，散热减少，体温升高超出正常范围。可分为感染性发热和非感染性发热两大类。感染性发热较常见，由病原体引起；非感染性发热可由病原体之外的各种物质引起，目前越来越引起人们的关注。

发热过程包括 3 个时期：①体温上升期，其特点是产热大于散热，主要表现为皮肤苍白、疲乏无力、干燥无汗、畏寒，甚至寒战。②高热持续期，其特点是产热和散热趋于平衡，主要表现为面色潮红、口唇干燥、皮肤灼热、全身不适等。③体温下降期，其特点是散热大于产热，体温恢复到正常水平，主要表现为大汗、皮肤潮湿等。

将发热患者在不同时间测得的体温数值分别记录在体温单上，再将各体温数值点连接起来成体温曲线，该曲线的不同形态称为热型（fever type）。某些发热性疾病具有独特的热型，细致观察有助于疾病诊断。常见热型及常见疾病对照见表 1 - 1。

表 1 - 1 常见热型及常见疾病对照表

热型	发热特点	常见疾病
稽留热	体温持续在 39 ~ 40℃达数天或数周，24h 波动范围不超过 1℃	大叶性肺炎、伤寒、斑疹伤寒、流行性脑脊髓膜炎
弛张热	体温在 39℃以上，24h 内温差达 1℃以上，体温最低时仍高于正常	败血症、风湿热、重症肺结核、化脓性炎症等
间歇热	体温骤然升高至 39℃以上持续数小时或更长，然后下降至正常或正常以下，经过一个间歇，体温又升高，并反复发作，即高热期和无热期交替出现	疟疾、急性肾盂肾炎
回归热	体温急剧上升至 39℃以上，持续数日后又骤然下降，但数日后又再出现	回归热、霍奇金病
波状热	体温逐渐上升达 39℃或以上，发热数日后逐渐下降，数日又再发热	布鲁菌病
不规则热	发热无规律，且持续时间不定	结核病、支气管肺炎、流行性感冒、癌性发热

一、观察要点

1. 监测体温变化 一般每日测 4 次体温，高热时应 4h 测量 1 次，待体温恢复正常 3d 后，改为每日 1 或 2 次。注意发热热型、程度及经过等。体温超过 38.5℃，遵医嘱给予物理降温或药物降温，30 ~ 60min 后复测体温，并做好记录和交班。

2. 注意水、电解质平衡 了解血常规、血细胞比容、血清电解质等变化。在患者大量出汗、食欲不佳及呕吐时，应密切观察有无脱水现象。

3. 观察末梢循环情况 高热而四肢末梢厥冷、发绀等提示病情加重。

4. 并发症观察　注意有无抽搐、休克等情况的发生。

二、护理措施

1. 降温　可选用物理或化学降温方法。物理降温有局部和全身冷疗两种,局部冷疗采用冷毛巾、冰袋、化学制冷袋,通过传导方式散热;全身冷疗应用温水或乙醇擦浴达到降温目的。药物降温通过机体蒸发散热达到降温目的,使用时应注意药物剂量,尤其是年老体弱及有心血管疾病者应防止虚脱或休克现象的发生。

2. 休息与活动　休息可减少能量的消耗,有利于机体康复。高热患者需卧床休息,低热者可酌情减少活动,适当休息。有谵妄、意识障碍的患者应加床档,防止坠床。保持室内温湿度适宜,空气新鲜,定时开窗通风。

3. 补充营养和水分　提供富含维生素、高热量、营养丰富、易消化的流食或半流食。鼓励患者多饮水,以每日3 000mL为宜,以补充高热消耗的大量水分,并促进毒素和代谢产物的排出。

4. 口腔和皮肤护理　每日酌情口腔护理2~3次或晨起、进食前后漱口。注意皮肤清洁卫生,穿棉质内衣,保持干燥。对于长期高热者,应协助其改变体位,防止压疮、肺炎等并发症出现。

5. 用药护理　遵医嘱正确应用抗生素,保证按时、足量、现用现配。

6. 心理护理　注意患者心理变化,及时进行疏导,保持患者心情愉快,处于接受治疗护理最佳状态。

三、指导要点

(1) 指导患者了解发热的处理方法,告诉患者忌自行滥用退热药及消炎药。

(2) 指导患者注意休息,有利于机体康复。

(3) 指导患者食用易消化、高碳水化合物的饮食,多饮水。

(4) 保持口腔清洁,着宽松、棉质、透气的衣服,以利于排汗。

(5) 指导患者积极配合治疗和护理。

(张　思)

第二节　呼吸困难

呼吸困难(dyspnea)是指患者主观感觉空气不足、呼吸不畅,客观表现为呼吸用力,严重时可出现张口呼吸、鼻翼翕动、端坐呼吸、甚至发绀,辅助呼吸肌参与呼吸运动,并且伴有呼吸频率、深度及节律异常。

一、分类

根据发生机制及临床特点,将呼吸困难归纳为以下5种类型。

1. 肺源性呼吸困难　主要是呼吸系统疾病引起的通气、换气功能障碍导致缺氧和(或)二氧化碳潴留。临床上分为:①吸气性呼吸困难:其特点为吸气时呼吸困难显著,重者出现胸骨上窝、锁骨上窝和肋间隙凹陷,即"三凹征";常伴有干咳及高调哮鸣,多见于喉水肿、气管异物、肿瘤或痉挛等引起上呼吸道机械性梗阻。②呼气性呼吸困难:其特点是呼吸费力,呼气时间延长,常常伴有哮鸣音,多见于支气管哮喘、慢性阻塞性肺疾病等。③混合性呼吸困难:吸气和呼气均感费力,呼吸频率增快,呼吸变浅,常常伴有呼吸音减弱或消失,常由重症肺炎、大量胸腔积液和气胸所致。

2. 心源性呼吸困难　最常见的病因是左心衰竭,亦见于右心衰竭、心包积液等。临床常表现为:①劳力性呼吸困难:常在体力活动时发生或加重,休息后缓解或消失,为左心衰竭最早出现症状。②夜间阵发性呼吸困难:患者在夜间已入睡后因突然胸闷、气急而憋醒,被迫坐起,呼吸深快。轻者数分钟后症状逐渐缓解,重者可伴有咳嗽、咳白色泡沫痰、气喘、发绀、肺部哮鸣音,称为心源性哮喘。③端坐呼吸:患者呼吸困难明显,不能平卧,而被迫采取高枕卧位、半卧位或坐位。

3. 中毒性呼吸困难　是指药物或化学物质抑制呼吸中枢引起的呼吸困难，如酸中毒时出现深而大的呼吸困难等。

4. 神经精神性呼吸困难　常引起呼吸变慢、变深，并伴有节律异常，如吸气突然终止、抽泣样呼吸等。精神性呼吸困难常见于癔症患者。

5. 血源性呼吸困难　重症贫血可因红细胞减少，血氧不足而引起气促，尤以活动后加剧；大出血或休克时因缺血及血压下降，刺激呼吸中枢而引起呼吸困难。

二、观察要点

（1）动态观察患者呼吸情况和伴随症状判断呼吸困难类型。

（2）有条件可监测血氧饱和度，动脉血气变化若血氧饱和度降低到94%以下或病情加重，应及时处理。

（3）密切观察呼吸困难改善情况如发绀是否减轻，听诊肺部湿啰音是否减少。

三、护理措施

1. 体位　患者采取身体前倾坐位或半卧位，可使用枕头、靠背架或床边桌等支撑物，以自觉舒适为原则。避免过厚盖被或穿紧身衣服而加重胸部压迫感。

2. 保持呼吸道通畅　指导并协助患者进行有效的咳嗽、咳痰；每1~2h协助翻身1次，并叩背使痰液排出；饮水、口服或雾化吸入祛痰药可湿化痰液，使痰液便于咳出或吸出。

3. 氧疗和机械通气的护理　根据呼吸困难的类型、严重程度不同，进行合理氧疗和机械通气。监测和评价患者的反应，安全管理机械通气系统，预防并发症，满足患者的基本需要。

4. 休息与活动　选择安静舒适、温湿度适宜的环境，合理安排休息和活动量，调整日常生活方式。若病情许可，改变运动方式和有计划地增加运动量，如室内走动、室外散步、快走、慢跑、打太极拳等，逐步提高活动耐力和肺活量。

5. 呼吸训练　如指导患者做缓慢深呼吸、腹式呼吸、缩唇呼吸等，训练呼吸肌，延长呼气时间，使气体能完全呼出。

6. 心理护理　呼吸困难引起患者烦躁不安、恐惧，而这些不良情绪反应又可进一步加重病情。因而医护人员应评估患者的心理状况，安慰患者，使其保持情绪稳定，增强安全感。

四、指导要点

（1）指导患者采取舒适卧位，合理安排休息与活动。

（2）指导患者保持呼吸道通畅，合理氧疗和机械通气。

（3）指导患者做缓慢深呼吸、腹式呼吸、缩唇呼吸等。

（4）指导患者积极配合治疗和护理。

（张　思）

第三节　水　肿

水肿（edema）是指液体在组织间隙过多积聚使组织肿胀，临床上最常见心源性水肿和肾源性水肿。心源性水肿最常见的病因是右心衰竭，特点是水肿首先出现在身体低垂部位，如卧床患者腰骶部、会阴或阴囊部，非卧床患者的足踝部、胫前。用指端加压水肿部位，局部可出现凹陷，称为压陷性水肿。重者可延及全身，出现胸腔积液、腹腔积液。肾源性水肿可分为两大类：①肾炎性水肿：从颜面部开始，重者波及全身，指压凹陷不明显。②肾病性水肿：一般较严重，多从下肢部位开始，常为全身性、体位性和凹陷性，可无高血压及循环瘀血的表现。

一、观察要点

（1）监测尿量：记录24h出入液量，若患者尿量<30mL/h，应立即报告医生。

（2）监测体重：于每天同一时间、着同一服装、用同一体重计，晨起排尿后，早餐前测量患者体重。

（3）观察水肿的消长情况以及胸腔、腹腔和心包积液。

（4）监测生命体征尤其血压。

（5）观察有无急性左心衰竭和高血压脑病的表现。

（6）密切监测实验室检测结果如尿常规、肾小球滤过率、血尿素氮、血肌酐、血浆蛋白、血电解质等。

二、护理措施

1. 休息与体位　休息有利于增加肾血流量，提高肾小球滤过率，促进水钠排出，减轻水肿。下肢水肿明显者，卧床休息时可抬高下肢；轻度水肿者应限制活动，重度水肿者应卧床休息，伴胸腔积液或腹腔积液者宜采取半卧位；阴囊水肿者可用吊带托起。

2. 饮食护理　主要为以下几方面：

（1）钠盐：限制钠盐摄入，每天摄入量以 2～3g 为宜。告知患者及家属限制钠盐摄入的重要性以提高其依从性。限制含钠量高的食物如腌或熏制品等。注意患者口味，提高烹饪技术以促进食欲，如可适当使用醋、葱、蒜、香料、柠檬、酒等。

（2）液体：液体摄入量视水肿程度及尿量而定。若 24h 尿量达 1 000mL 以上，一般不需严格限水，但不可过多饮水。若 24h 尿量小于 500mL 或有严重水肿者应严格限制水钠摄入，重者应量出为入，每天液体入量不应超过前 24h 尿量加上不显性失水量（约 500mL）。液体入量包括饮水、饮食、服药、输液等各种形式或途径进入体内的水分。

（3）蛋白质：低蛋白血症所致水肿者，若无氮质血症，可给予 1.0g/（kg·d）的优质蛋白，优质蛋白是指富含必需氨基酸的动物蛋白如鸡蛋、鱼、牛奶等，但不宜高蛋白饮食，因为高蛋白饮食可致尿蛋白增加而加重病情。有氮质血症的水肿患者，应限制蛋白质的摄入，一般给予 0.6～0.8g/（kg·d）的优质蛋白。慢性肾衰竭患者需根据肾小球滤过率来调节蛋白质摄入量，肾小球滤过率 <50mL/min 时应限制蛋白摄入量。

（4）热量：补充足够的热量以免引起负氮平衡，尤其低蛋白饮食的患者，每天摄入的热量不可低于 126KJ/kg，即 30kcal/kg。

（5）维生素：注意补充机体所需的各种维生素。

3. 皮肤护理　严密观察水肿部位、肛周及受压处皮肤有无发红、水疱或破溃现象。保持床褥清洁、柔软、平整、干燥，严重水肿者使用气垫床。定时协助或指导患者变换体位，膝部及踝部等骨隆突处可垫软枕以减轻局部压力。使用便盆时动作应轻巧，勿强行推、拉，防止擦伤皮肤。嘱患者穿柔软、宽松的衣服。用热水袋保暖时水温不宜过高，防止烫伤。心力衰竭患者常因呼吸困难而被迫采取半卧位或端坐位，其最易发生压疮的部位是骶尾部，应予以保护；保持会阴部清洁干燥，男患者可用托带支托阴囊部。

4. 用药护理　遵医嘱使用利尿剂，密切观察药物的疗效和不良反应。长期使用利尿剂应监测酸碱平衡和血清电解质情况，观察有无低钾血症、低钠血症、低氯性碱中毒。低钾血症通常表现为肌无力、腹胀、恶心、呕吐以及心律失常；低钠血症可出现无力、恶心、肌痛性痉挛、嗜睡和意识淡漠；低氯性碱中毒表现为呼吸浅慢、手足抽搐、肌痉挛、烦躁和谵妄。利尿剂应用过快过猛（如使用大剂量呋塞米）还可导致有效血容量不足，出现恶心、直立性眩晕、口干、心悸等症状。呋塞米等强效利尿剂具有耳毒性，可引起耳鸣、眩晕以及听力丧失，应避免与链霉素等具有相同不良反应的氨基糖苷类抗生素同时使用。

5. 心理护理　水肿可引发患者焦虑、恐惧等不良情绪反应，不利于疾病的康复。因此医护人员应评估患者的心理状况，安慰患者，使其保持情绪稳定，增强安全感，树立战胜疾病的信心。

三、指导要点

（1）指导患者合理休息，定时更换体位，注意保护受压处。

（2）指导患者进低盐、富含优质蛋白和多种维生素、易消化的饮食。

（3）教会患者通过正确测量每天出入液量、体重等评估水肿变化。

（4）向患者详细介绍有关药物的名称、用法、剂量、作用和不良反应，并告诉患者不可擅自加量、减或停药，尤其是使用肾上腺糖皮质激素和环磷酰胺等免疫抑制剂时。

（邓　莉）

第四节　咯　血

咯血（hemoptysis）是指喉及喉以下呼吸道任何部位出血经口排出者，分为大量咯血（＞500mL/d，或1次＞300mL）、中等量咯血（100~500mL/d）、少量咯血（100mL/d）或痰中带血。常见原因是肺结核、支气管扩张症、肺炎和肺癌等。

一、观察要点

（1）患者的生命体征、神志、尿量、皮肤及甲床色泽，及时发现休克征象。

（2）咯血颜色和量，并记录。

（3）止血药物的作用和不良反应。

（4）窒息的先兆症状如咯血停止、发绀、自感胸闷、心慌、大汗淋漓、喉痒有血腥味及精神高度紧张等情况。

二、护理措施

1. 休息　宜卧床休息，保持安静，避免不必要的交谈。静卧休息，可使少量咯血自行停止。大咯血患者应绝对卧床休息，减少翻身，协助患者取患侧卧位，头侧向一边，有利于健侧通气，对肺结核患者还可防止病灶扩散。

2. 心理护理　向患者做必要的解释，使其放松身心，配合治疗，鼓励患者将积血轻轻咯出。

3. 输液护理　确保静脉通路通畅，并正确计算输液速度。

4. 记录　准确记录出血量和每小时尿量。

5. 备齐急救药品及器械　如止血剂、强心剂、呼吸中枢兴奋剂等药物。此外应备开口器、压舌板、舌钳、氧气、电动吸引器等急救器械。

6. 药物应用　如以下内容所述。

（1）止血药物：注意观察用药不良反应。高血压、冠心病患者和孕妇禁用垂体后叶素。

（2）镇静药：对烦躁不安者常用镇静药，如地西泮5~10mg肌内注射。禁用吗啡、哌替啶，以免抑制呼吸。

（3）止咳药：大咯血伴剧烈咳嗽时可少量应用止咳药。

7. 饮食　大咯血者暂禁食，小咯血者宜进少量凉或温的流质饮食，避免饮用浓茶、咖啡、酒精等刺激性饮料。多饮水及多食富含纤维素食物，以保持大便通畅。便秘时可应用缓泻剂以防诱发咯血。

8. 窒息的预防及抢救配合　如以下内容所述。

（1）咯血时嘱患者不要屏气，否则易诱发喉头痉挛。如出血引流不畅形成血块，可造成呼吸道阻塞。应尽量将血轻轻咯出，以防窒息。

（2）准备好抢救用品如吸痰器、鼻导管、气管插管和气管切开包。

（3）一旦出现窒息，应立即开放气道，上开口器立即清除口腔、鼻腔内血凝块，用吸引器吸出呼吸道内的血液及分泌物。

（4）迅速抬高患者床尾，取头低足高位。

（5）如患者神志清醒，鼓励患者用力咳嗽，并用手轻拍患侧背部促使支气管内瘀血排出；如患者神志不清则应迅速将患者上半身垂于床边并一手托扶，另一手轻拍患侧背部。

（6）清除患者口、鼻腔内的瘀血。用压舌板刺激其咽喉部，引起呕吐反射，使其能咯出阻塞咽喉部的血块，对牙关紧闭者用开口器及舌钳协助。

（7）如上述措施不能使血块排出，应立即用吸引器吸出瘀血及血块，必要时立即行气管插管或气管镜直视下吸取血块。给予高浓度氧气吸入。做好气管插管或气管切开的准备与配合工作，以解除呼吸道阻塞。

三、指导要点

（1）告知患者注意保暖，预防上呼吸道感染。
（2）告知患者保持呼吸道通畅，注意引流与排痰。
（3）向患者讲解保持大便通畅的重要性。
（4）告知患者不要过度劳累，避免剧烈咳嗽。
（5）告知患者注意锻炼身体，增强抗病能力，避免剧烈运动。

（邓　莉）

第五节　腹　泻

腹泻（diarrhea）是指正常排便形态改变，频繁排出松散稀薄的粪便甚至水样便。腹泻的发病机制为肠蠕动亢进、肠分泌增多或吸收障碍，多由饮食不当或肠道疾病引起，其他原因有药物、全身性疾病、过敏和心理因素等。小肠病变引起的腹泻粪便呈糊状或水样，可含有未完全消化的食物成分，大量腹泻易导致脱水和电解质丢失，部分慢性腹泻患者可发生营养不良。大肠病变引起的腹泻粪便可含脓血、黏液，病变累及直肠时可出现里急后重。

一、观察要点

（1）观察排便情况及伴随症状。
（2）动态观察体液平衡状态：严密观察患者生命体征、神志、尿量的变化；有无口渴、口唇干燥、皮肤弹性下降、尿量减少、神志淡漠等脱水表现；有无肌肉无力、腹胀、肠鸣音减弱、心律失常等低钾血症的表现；监测生化指标的变化。
（3）观察肛周皮肤排便频繁时，观察肛周皮肤有无损伤、糜烂及感染。
（4）观察止泻药和解痉镇痛药的作用和不良反应。

二、护理措施

1. 休息与活动　急性起病、全身症状明显的患者应卧床休息，注意腹部保暖。
2. 用药护理　腹泻治疗以病因治疗为主，应用止泻药时应观察患者的排便情况，腹泻控制后应及时停药；应用解痉镇痛药如阿托品时，注意药物不良反应如口干、视物模糊、心动过速等。
3. 饮食护理　食少渣、易消化饮食，避免生冷、多纤维、刺激性食物。急性腹泻应根据病情和医嘱，给予禁食、流质、半流质或软食。
4. 肛周皮肤护理　排便后应用温水清洗肛周，保持清洁干燥，必要时涂无菌凡士林或抗生素软膏保护肛周皮肤，促进损伤处愈合。
5. 补充水分或电解质　及时遵医嘱给予液体、电解质和营养物质，以满足患者的生理需要量，补充额外丢失量，恢复和维持血容量。一般可经口服补液，严重腹泻、伴恶心与呕吐、禁食或全身症状显著者经静脉补充水分和电解质。注意输液速度的调节，老年人易因腹泻发生脱水，也易因输液速度过快引起循环衰竭，故老年患者尤其应及时补液并注意输液速度。
6. 心理护理　慢性腹泻治疗效果不明显时，患者往往对预后感到担忧，结肠镜等检查有一定痛苦，某些腹泻如肠易激惹综合征与精神因素有关，故应注意患者心理状况的评估和护理，鼓励患者配合检查和治疗，稳定患者情绪。

三、指导要点

（1）指导患者正确使用热水袋。
（2）指导患者进食少渣、易消化饮食。
（3）指导患者排便后正确护理肛周皮肤。
（4）指导患者积极配合治疗和护理过程。

（邓　莉）

第六节　便　秘

便秘（constipation）是指正常排便形态改变，排便次数减少，排出过干、过硬的粪便，且排便不畅、困难。便秘的主要发病机制是肠道功能受到抑制。其原因为：器质性病变，排便习惯不良，中枢神经系统功能障碍，排便时间受限制，强烈的情绪反应，各类直肠、肛门手术，药物不合理使用，饮食结构不合理，饮水量不足，滥用缓泻剂、栓剂、灌肠，长期卧床，活动减少等。

一、观察要点

（1）排便情况及伴随症状。
（2）患者生命体征、神志等变化，尤其老年患者。
（3）缓泻剂的作用和不良反应。

二、护理措施

1. 合理膳食　多进食促进排便的饮食和饮料，如水果、蔬菜、粗粮等高纤维食物；餐前提供开水、柠檬汁等热饮，促进肠蠕动，刺激排便反射；适当提供易致轻泻的食物如梅子汁等促进排便；多饮水，病情允许情况下每日液体摄入量应不小于 2 000mL；适当食用油脂类食物。

2. 休息与活动　根据患者情况制订活动计划如散步、做操、打太极等。卧床患者可进行床上活动。

3. 提供适当的排便环境　为患者提供单独隐蔽的环境及充裕的排便时间，如拉上围帘或用屏风遮挡；避开查房、治疗、护理和进餐时间，以消除紧张情绪，保持心情舒畅，利于排便。

4. 选取适宜排便姿势　床上使用便盆时，除非有禁忌，最好采取坐姿或抬高床头，利用重力作用增加腹内压促进排便。病情允许时让患者下床上厕所排便。即将手术患者，在手术前有计划地训练其在床上使用便盆。

5. 腹部环形按摩　排便时用手沿结肠解剖位置自右向左环形按摩，可促使降结肠的内容物向下移动，并增加腹内压，促进排便。指端轻压肛门后端也可促进排便。

6. 用药护理　遵医嘱给予口服缓泻药物，对于老年人、儿童应选择作用缓和的泻剂，慢性便秘的患者可选用蓖麻油、番茄叶、大黄等接触性泻剂。使用缓泻剂可暂时解除便秘，但长期使用或滥用又常成为慢性便秘的主要原因。常用的简易通便剂有开塞露、甘油栓等。

7. 灌肠　以上方法均无效时，遵医嘱给予灌肠。

8. 帮助患者重建排便习惯　选择适合自身的排便时间，理想的是早餐后效果最好，因进食刺激大肠蠕动而引起排便反射；每天固定时间排便，并坚持下去，不随意使用缓泻剂及灌肠等方法。

9. 心理护理　应尊重和理解患者，给予心理安慰与支持，帮助其树立信心，配合治疗和护理。

三、指导要点

（1）帮助患者进行增强腹肌和盆部肌肉的运动，以增加肠蠕动和肌张力，促进排便。

（2）指导患者重建正常排便习惯。

（3）指导患者合理膳食，多食水果、蔬菜、粗粮等富含纤维食物。

（4）鼓励患者根据个体情况制订合理的活动计划。

（邓　莉）

第七节　疼　痛

疼痛（pain）是一种复杂的主观感受，是近年来非常受重视的一个常见临床症状之一，也称第5生命体征。疼痛的原因包括：温度刺激、化学刺激、物理损伤、病理改变和心理因素等。疼痛对全身产生影响，可致精神心理方面改变如：抑郁、焦虑、愤怒、恐惧；致生理反应如：血压升高、心率增快、呼吸频率增快、神经内分泌及代谢反应、生化反应；致行为反应，如语言反应、躯体反应等。

个体对疼痛的感受和耐受力存在很大的差异，同样性质、强度的刺激可引起不同个体产生不同的疼痛反应。疼痛阈是指使个体所能感觉到疼痛的最小刺激强度。疼痛耐受力是指个体所能耐受的疼痛强度和持续时间。对疼痛的感受和耐受力受客观和主观因素的影响。其中客观因素包括个体的年龄、宗教信仰与文化、环境变化、社会支持、行为作用以及医源性因素；主观因素包括以往的疼痛经验、注意力、情绪及对疼痛的态度等。

一、观察要点

（1）患者疼痛时的生理、行为和情绪反应。

（2）疼痛的部位、发作的方式、程度、性质、伴随症状、开始时间以及持续时间等。

（3）评估工具的使用：可根据患者的病情、年龄和认知水平选择相应的评估工具。

二、护理措施

1. 减少或消除引起疼痛的原因　若为外伤所致的疼痛，应酌情给予止血、包扎、固定、处理伤口等；胸、腹部手术后，患者会因咳嗽或呼吸引起伤口疼痛，术前应教会患者术后深呼吸和有效咳嗽的方法。

2. 合理运用缓解或解除疼痛的方法　主要分为以下几种：

（1）药物镇痛：是治疗疼痛最基本、最常用的方法。镇痛药物种类很多，主要分3种类型：①阿片类镇痛药：如吗啡、哌替啶、芬太尼等；②非阿片类镇痛药：如水杨酸类、苯胺类、非甾体类药物等；③其他辅助类药物：如激素、解痉药、维生素类药物等。镇痛药物给药途径以无创给药为主，可以选择口服、经直肠给药、经皮肤给药、舌下含服给药法，亦可临时采用肌内注射法、静脉给药法、皮下注射给药法，必要时选择药物输注泵。

对于癌性疼痛的药物治疗，目前临床上普遍采用WHO所推荐的三阶梯镇痛疗法，逐渐升级，合理应用镇痛剂来缓解疼痛。三阶梯镇痛疗法的基本原则是：口服给药、按时给药、按阶梯给药、个体化给药、密切观察药物不良反应及宣教。其内容包括：①第一阶梯：使用非阿片类镇痛药物，适用于轻度疼痛患者，主要给药途径是口服，常用的药物有阿司匹林、对乙酰氨基酚、布洛芬等。②第二阶梯：使用弱阿片类镇痛药物，适用于中度疼痛患者，常用的药物有可待因、右旋丙氧酚、曲马朵等；除了可待因可以口服或肌内注射外，其他均为口服。③第三阶梯：使用强阿片类镇痛药物，主要用于重度和剧烈癌痛患者；常用药物有吗啡、美沙酮等，加非阿片类镇痛药物，可酌情加用辅助药；给药途径上，吗啡和美沙酮均可以口服或肌内注射。患者自控镇痛泵（patient control analgesia，PCA）在患者疼痛时，通过由计算机控制的微量泵主动向体内注射设定剂量的药物，符合按需镇痛的原则，既减轻了患者的痛苦和心理负担，又减少了医务人员的操作。

（2）物理镇痛：常应用冷、热疗法如冰袋、冷湿敷或热湿敷、温水浴、热水袋等。此外，理疗、按摩及推拿也是临床上常用的物理镇痛方法。高热、有出血倾向疾病、结核和恶性肿瘤等患者慎用物

（3）针灸镇痛：根据疼痛部位，针刺相应的穴位，使人体经脉疏通、气血调和，以达到镇痛的目的。

（4）经皮神经电刺激疗法：经皮肤将特定的低频脉冲电流输入人体，可以产生无损伤性镇痛作用。

3. 提供心理社会支持 积极指导家属理解支持患者，并鼓励患者树立战胜疾病的信心。

4. 恰当运用心理护理方法及疼痛心理疗法 心理护理方法包括：减轻心理压力、转移注意力和放松练习。转移注意力和放松练习可减少患者对疼痛的感受强度，常用方法有：参加活动、音乐疗法、有节律地按摩、深呼吸和想象。疼痛的心理疗法是应用心理性的原则和方法，通过语言、表情、举止行为，并结合其他特殊的手段来改变患者不正确的认知活动、情绪障碍和异常行为的一种治疗方法。

5. 采取促进患者舒适的措施 提供良好的采光和通风房间、舒适整洁的床单位、适宜的温湿度等促进患者舒适。

三、指导要点

（1）指导患者准确描述疼痛的性质、部位、持续时间、规律，并选择适合自身的疼痛评估工具。

（2）指导患者客观地向医务人员讲述疼痛的感受。

（3）指导患者正确使用镇痛药物，如用药的最佳时间、用药剂量等，避免药物成瘾。

（4）指导患者学会应对技巧以缓解疼痛。

（邓 莉）

第八节 意识障碍

意识障碍（disorders of consciousness）是指人体对外界环境刺激缺乏反应的一种精神状态。大脑皮质、皮质下结构、脑干网状上行激活系统等部位损害或功能抑制即可导致意识障碍。其可表现为觉醒下降和意识内容改变，临床上常通过患者的言语反应、对针刺的痛觉反应、瞳孔对光反应、吞咽反射、角膜反射等来判断意识障碍的程度。

以觉醒度改变为主的意识障碍包括：①嗜睡：患者表现为睡眠时间过度延长，但能唤醒，醒后可勉强配合检查及回答问题，停止刺激后继续入睡。②昏睡：患者处于沉睡状态，正常外界刺激不能唤醒，需大声呼唤或较强烈的刺激才能觉醒，醒后可做含糊、简单而不完全的答话，停止刺激后很快入睡。③浅昏迷：意识大部分丧失，无自主运动，对声、光刺激无反应，对疼痛刺激尚可出现痛苦表情或肢体退缩等防御反应，角膜反射、瞳孔对光反射、眼球运动和吞咽反射可存在。④中度昏迷：对周围事物及各种刺激均无反应，对剧烈刺激可有防御反应，角膜反射减弱、瞳孔对光反射迟钝、无眼球运动。⑤重度昏迷：意识完全丧失，对各种刺激全无反应，深、浅反射均消失。

以意识内容改变为主的意识障碍包括：①意识模糊：患者表现为情感反应淡漠，定向力障碍，活动减少，语言缺乏连贯性，对外界刺激可有反应，但低于正常水平。②谵妄：是一种急性脑高级功能障碍，患者对周围环境的认识及反应能力均有下降，表现为认知、注意力、定向与记忆功能受损，思维推理迟钝，语言功能障碍，错觉、幻觉，睡眠觉醒周期紊乱等，可表现为紧张、恐惧和兴奋不安，甚至冲动和攻击行为。

其他特殊类型的意识障碍如去皮质综合征、无动性缄默症和植物状态等。

一、观察要点

（1）严密观察生命体征、瞳孔的大小及对光反应。

（2）应用格拉斯哥昏迷评分量表（Glasgow coma scale，GCS）了解昏迷程度，发现变化立即报告医师，并做好护理记录。

（3）观察有无恶心、呕吐及呕吐物量与性状，准确记录出入液量，预防消化道出血和脑疝发生。

二、护理措施

1. 日常生活护理 卧按摩床或气垫床,保持床单位整洁、干燥,减少对皮肤的机械性刺激,定时给予翻身、叩背,预防压疮;做好大小便护理,保持外阴清洁,预防尿路感染;注意口腔卫生,对不能经口进食者应每天口腔护理2~3次,防止口腔感染;对谵妄躁动者加床档,必要时做适当的约束,防止坠床、自伤、伤人;慎用热水袋,防止烫伤。

2. 保持呼吸道通畅 取侧卧位或平卧头偏向一侧,开放气道,取下活动性义齿,及时清除气管内分泌物,备好吸痰用物,随时吸痰,防止舌后坠、窒息、误吸或肺部感染。

3. 饮食护理 给予富含维生素、高热量饮食,补充足够的水分;鼻饲者应定时喂食,保证足够的营养供给;进食时到进食后30min抬高床头可防止食物反流。

4. 眼部护理 摘除隐形眼镜交家属保管。患者眼睑不能闭合时,遵医嘱用生理盐水滴眼后,给予涂眼药膏并加盖纱布。

三、指导要点

指导患者及其家属进行相应的意识恢复训练,如呼唤患者或与患者交谈、让患者听音乐等。

(徐巧巧)

第九节 膀胱刺激征

尿频、尿急、尿痛合称膀胱刺激征,是膀胱、尿道、前列腺炎症的特征性表现。

一、病因

(1)炎症刺激:泌尿、生殖系统炎症、理化因素所引起的炎症。膀胱内肿瘤、结石因素所引起的炎症。
(2)精神神经因素。

二、分诊要点

1. 收集资料 主要分为以下几个方面:
(1)询问病史,详细见图1-1。

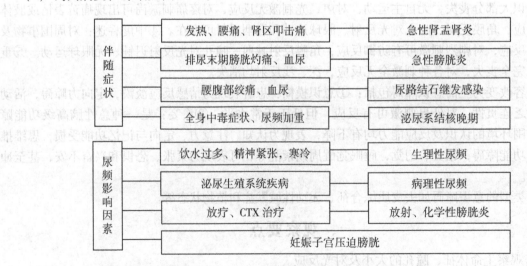

图1-1 膀胱刺激征伴随症状及影响因素

(2)检查、用药、治疗情况:腹部X线片、B超、肾盂造影、膀胱镜检结果;实验室检查结果;抗生素、化疗药使用情况;外院或既往治疗情况。

2. 分诊检查　生命体征；肾区有无叩痛、压痛；输尿管、膀胱有无压痛。

三、观察及处理

（1）急性重症肾盂肾炎、泌尿系统梗阻，晚期出现寒战、高热等全身中毒症状。

1）及时补充液体。

2）遵医嘱及时使用对症药物各抗生素。

3）观察膀胱刺激征和全身症状的改善情况。

（2）交待患者多饮水，注意休息，每天清洗会阴部。

（3）严格做好中段尿标本的采集。

（徐巧巧）

第十节　血　尿

血尿（haematuria）是指尿中红细胞数异常增高。每升尿液中含有1mL以上血液，则可见肉眼血尿。

一、病因

1. 泌尿系统疾病　占95%~98%，包括肾和尿路炎症、结石、肿瘤、机械性损伤、血管病变和先天畸形。

2. 全身性疾病　出血性疾病，感染性疾病，代谢性疾病和免疫因素，药物、毒物、放射线损伤。

3. 炎症　泌尿系统邻近器官炎症的刺激、肿瘤的侵蚀。

4. 其他　特发性血尿和运动性血尿。

二、分诊要点

1. 收集资料　主要分为以下几个方面：

（1）快速观察：患者呼吸、循环、意识情况，判断患者有无休克等急救指征。

（2）询问病史，见图1-2。

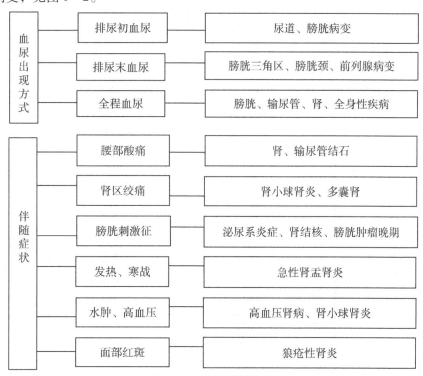

图1-2　血尿伴随症状

（3）检查、用药、治疗情况：X线片、B超、IVP、CT、肾动脉造影结果；实验室检查结果；用药情况：细胞毒性药物；外院诊断、治疗、处理。

2. 分诊检查　基本生命体征，重点是血压；腹部触诊、腰部叩诊；皮肤、黏膜；是否有双下肢及水肿程度。

三、观察及处理

1. 患者出血量大时　处理方法如下：

（1）监测生命体征，密切观察精神志变化、周围末梢循环情况。

（2）开通大静脉，双管快速补液。

（3）急查血常规、血型、配血以备输血。

2. 止血药的使用　观察用药效果及不良反应。判断为上尿路出血时，不宜大剂量使用止血药，以免凝血血块阻塞尿路；用药时特别要观察尿色、尿量变化。

3. 其他　协助患者正确留取标本，及时追查结果；做好各项检查及急诊手术的准备：如膀胱镜，剖腹探查前准备。

（徐巧巧）

第十一节　黄　疸

黄疸（jaundice）是各种原因引起胆红素代谢障碍，导致血液中胆红素，表现为皮肤、黏、巩膜和其他组织、体液黄染。

一、病因

1. 溶血致胆红素生成过多　遗传性红细胞增多症、新生儿溶血、不同血型输血后。

2. 肝细胞损害影响胆红素的生物转化　病毒性肝炎、肝硬化、钩端螺旋体病。

3. 胆管阻塞破损胆红素循环　肝肿瘤、胆结石、先天性胆管闭锁。

二、分诊要点

1. 收集资料　主要分为以下几个方面：

（1）快速观察：患者精神、意识、表情、面色，判断是否有急救指征。

（2）询问病史：发病急、缓；病程长、短；持续性黄疸、间隔性黄疸、反复性黄疸；黄疸的颜色深浅。慢性肝胆病、遗传性疾病、酗酒史、妊娠期、输血史、某些药物或毒物接触史、旅游史、疫区居住史（图1-3）。

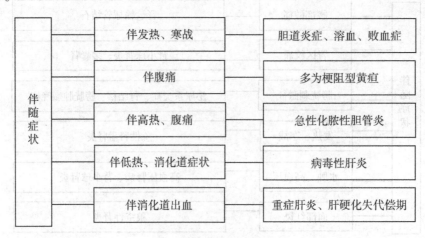

图1-3　黄疸伴随症状

（3）检查、用药、治疗情况：X线片、B超、CT、胆管造影、肝穿刺活栓结果；实验室检查结果；用药情况；外院诊断、治疗、处理经过。

2. 分诊检查　基本生命体征；腹部体征；皮肤黏膜、巩膜。

三、观察及处理

1. 急性溶血性黄疸者　密切观察腹痛、尿色、尿量变化，同时，配合医生迅速控制溶血，静脉滴注激素和免疫抑制药；正确使用利尿药，适当应用碳酸氢钠碱化尿液，预防和治疗肾衰竭。

2. 急性重型肝炎并发消化道出血者　注意生命体征的变化，及时开通静脉作抗休克处理。

3. 其他有药物治疗者　止痛药、退热药等对症药物的使用和效果观察。

4. 怀疑急性病毒性肝炎者　做适当隔离。

（徐巧巧）

第十二节　腹腔积液

腹腔积液（ascites）是指腹腔内游离液体增多，液体量 >100mL。腹腔积液是许多疾病发展到严重阶段的表现之一。

一、病因

1. 心管疾病　充血性心力衰竭，静脉和淋巴回流障碍等。
2. 肝脏病变　病毒性肝炎、硬化、肝癌。
3. 肾脏病变　肾炎、肾病综合征。
4. 营养代谢障碍及内分泌疾病　低蛋白的血症、甲状腺功能减低。
5. 腹膜病变　炎症、肿瘤。

二、分诊要点

1. 收集资料　主要分为以下几个方面：

（1）快速观察腹腔积液程度，患者有无心悸、呼吸困难表现，判断是否腹腔积液造成呼吸、循环系统的压迫。

（2）询问病史（图 1-4）。

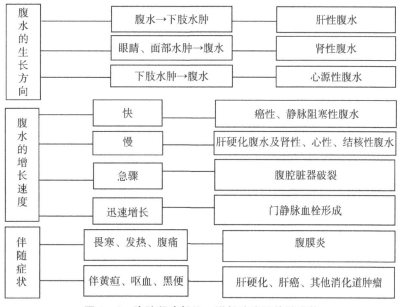

图 1-4　腹腔积液部位、增长速度及伴随症状

（3）检查、用药、治疗情况：X 线片、B 超、CT、MRI 报告；腹腔积液常规、生化的结果；相关专科疾病的用药情况；外院或本院的处理、治疗。

2. 分诊检查　生命体征；腹部形状；其他体征如肝蒂、蜘蛛痣、颈静脉充盈。

三、观察及处理

（1）腹腔积液严重，出现呼吸、心悸等不适时：患者取半卧位并监测或密切观察生命体征。

（2）使用利尿药时，严格记录体重、腹围、症状、出入量、电解质情况。

（3）并发寒战、腹痛时对症用药。

（4）原发病的观察和处理。

（徐巧巧）

第二章

呼吸系统常见疾病的护理

第一节 肺 炎

肺炎（pneumonia）是指终末气道、肺泡和肺间质的炎症，可由病原微生物、理化因素、免疫损伤、过敏及药物所致。细菌性肺炎是最常见的肺炎。自抗生素广泛应用以来，肺炎预后有明显改善，但近年来肺炎总的病死率又有所上升，主要与社会人口老龄化、吸烟、伴有基础疾病、免疫功能低下，加之病原体变迁、医院获得性肺炎发病率增加、病原学诊断困难、不合理使用抗生素导致细菌耐药性增加和部分人群贫困化加剧等因素有关。

一、分类

肺炎可按解剖、病因或患病环境加以分类。

（一）解剖分类

1. 大叶性（肺泡性）肺炎　为肺实质炎症，通常并不累及支气管。病原体先在肺泡引起炎症，继之导致部分或整个肺段、肺叶发生炎症改变。致病菌多为肺炎链球菌。

2. 小叶性（支气管）肺炎　指病原体经支气管入侵，引起细支气管终末细支气管和肺泡的炎症。病原体有肺炎链球菌、葡萄球菌、病毒、肺炎支原体以及军团菌等。常继发于支气管炎、支气管扩张、上呼吸道病毒感染以及长期卧床的危重患者。

3. 间质性肺炎　以肺间质炎症为主，病变累及支气管壁及其周围组织，有肺泡壁增生及间质水肿。可由细菌、支原体、衣原体、病毒或卡氏肺囊虫等引起。

（二）病因分类

1. 细菌性肺炎　如肺炎链球菌、金黄色葡萄球菌、甲型溶血性链球菌、肺炎克雷伯杆菌、流感嗜血杆菌、铜绿假单胞菌等。

2. 非典型病原体所致肺炎　如军团菌、支原体和衣原体等。

3. 病毒性肺炎　如冠状病毒、腺病毒、呼吸道合胞病毒、流感病毒、单纯疱疹病毒等。

4. 真菌性肺炎　如白念珠菌、曲霉、放射菌等。

5. 其他病原体所致的肺炎　如立克次体、弓形虫、原虫－肺吸虫、肺血吸虫等。

6. 理化因素所致的肺炎　如放射性肺炎、胃酸吸入、药物等引起的化学性肺炎等。

（三）患病环境分类

由于病原学检查阳性率低，培养结果滞后，病因分类在临床上应用较为困难，该分类有利于指导经验治疗。

1. 社区获得性肺炎（community acquired pneumonia，CAP）　是指在医院外引起的感染性肺实质炎症，包括具有明确潜伏期的病原体感染而在入院后平均潜伏期内发病的肺炎。常见病原菌为肺炎链球菌、流感嗜血杆菌、卡他莫拉菌和非典型病原体。

2. 医院获得性肺炎（hospital acquired pneumonia，HAP） 亦称为医院内肺炎，是指患者入院时不存在、也不处于潜伏期，而于入院48h后在医院内发生的肺炎。无感染高危因素患者的常见病原体依次为肺炎链球菌、流感嗜血杆菌、金黄色葡萄球菌、大肠杆菌、肺炎克雷伯杆菌等；有感染高危因素患者的常见病原体依次为金黄色葡萄球菌、铜绿假单胞菌、肠杆菌属、肺炎克雷白杆菌等。

二、病因及发病机制

正常的呼吸道免疫防御机制（支气管内黏液－纤毛运载系统、肺泡内吞噬细胞等）使气管隆凸以下的呼吸道保持无菌。肺炎的发生主要由病原体和宿主两个因素决定。如果病原体数量多、毒力强和（或）宿主呼吸道局部和全身免疫防御系统损害，即可发生肺炎。病原体可通过空气吸入、血流播散、邻近感染部位蔓延、上呼吸道定植菌的误吸引起社区获得性肺炎。医院获得性肺炎还可通过误吸胃肠道的定植菌（胃食管反流）和通过人工气道吸入环境中的致病菌引起。

1. 肺炎链球菌肺炎 是由肺炎链球菌或称肺炎球菌引起的肺炎。肺炎链球菌是寄居在口腔及鼻咽部的一种正常菌群，其带菌率随年龄、季节及免疫状态的变化而改变。当机体免疫功能受损时，有毒力的肺炎链球菌侵入人体而致病。其致病力是由于细菌多糖荚膜对组织的侵袭作用，首先引起肺泡壁水肿，白细胞与红细胞渗出，进而含菌的渗出液经肺泡间孔（Cohn）向肺的中央部分扩展，甚至累及几个肺段或整个肺叶。

发病以冬季和初春多见，常与呼吸道病毒感染相平行。患者常为健康的青壮年或老年人与婴幼儿，男性多见。本病约占社区获得性肺炎的半数。除肺炎外，少数患者可发生菌血症或感染性休克，老年人及婴幼儿的病情尤为严重。

2. 葡萄球菌肺炎 是由葡萄球菌引起的急性肺部化脓性炎症。葡萄球菌的致病物质主要是毒素与酶，具有溶血、坏死、杀白细胞和致血管痉挛等作用。其致病力可用血浆凝固酶来测定，阳性者致病力较强，是化脓性感染的主要原因。但其他凝固酶阴性的葡萄球菌亦可引起感染。随着医院内感染的增多，由凝固酶阴性葡萄球菌引起的肺炎也不断增多。

医院获得性肺炎中，葡萄球菌感染占11%～25%。常发生于有糖尿病、血液病、艾滋病、肝病或慢性阻塞性肺疾病等原有基础疾病者。若治疗不及时或不当，病死率甚高。

3. 肺炎支原体肺炎 是由肺炎支原体引起的呼吸道和肺部的急性炎症。常同时有咽炎、支气管炎和肺炎。肺炎支原体是介于细菌和病毒之间，兼性厌氧、能独立生活的最小微生物。健康人吸入患者咳嗽、打喷嚏时喷出的口鼻分泌物可感染，即通过呼吸道传播。病原体通常吸附于宿主呼吸道纤毛上皮细胞表面，不侵入肺实质，抑制纤毛活动和破坏上皮细胞。其致病性可能与患者对病原体及其代谢产物的过敏反应有关。

支原体肺炎约占非细菌性肺炎的1/3以上，或各种原因引起的肺炎的10%。以秋冬季发病较多，可散发或小流行，患者以儿童和青年人居多，婴儿间质性肺炎亦应考虑本病的可能。

4. 病毒性肺炎 是由上呼吸道病毒感染，向下蔓延所致的肺部炎症。常见病毒为甲、乙型流感病毒、腺病毒、副流感病毒、呼吸道合胞病毒和冠状病毒等。患者可同时受一种以上病毒感染，气道防御功能降低，常继发细菌感染。病毒性肺炎为吸入性感染，常有气管－支气管炎。呼吸道病毒通过飞沫与直接接触而迅速传播，可爆发或散发流行。

病毒性肺炎约占需住院的社区获得性肺炎的8%，大多发生于冬春季节。密切接触的人群或有心肺疾病者、老年人等易受感染。

5. 真菌性肺炎 肺部真菌感染是最常见的深部真菌病。真菌感染的发生是机体与真菌相互作用的结果，最终取决于真菌的致病性、机体的免疫状态及环境条件对机体与真菌之间关系的影响。广谱抗生素、糖皮质激素、细胞毒药物及免疫抑制剂的广泛使用，人免疫缺陷病毒（HIV）感染和艾滋病增多，使肺部真菌感染的机会增加。

真菌多在土壤中生长，孢子飞扬于空气中，极易被人体吸入而引起肺真菌感染（外源性）；或使机体致敏，引起表现为支气管哮喘的过敏性肺泡炎。有些真菌为寄生菌，如念珠菌和放线菌，当机体免疫力降低时可引起感染。静脉营养疗法的中心静脉插管如留置时间过长，白念珠菌能在高浓度葡萄糖中生长，引起念珠菌感染中毒症。空气中到处有曲霉属孢子，在秋冬及阴雨季节，储藏的谷草发热霉变时更多。若大量吸入可能引起急性气管－支气管炎或肺炎。

三、临床表现

1. 肺炎链球菌肺炎　常有受凉、淋雨、疲劳、醉酒、病毒感染等诱因。多有上呼吸道感染的前驱症状。起病急骤，有寒战、高热，体温常在数小时内上升至39～40℃，可呈稽留热，高峰在下午或傍晚。患侧胸痛，可放射至肩部或腹部，随深呼吸或咳嗽加剧。痰少，可带血或呈铁锈色。食欲锐减，偶有恶心、呕吐、腹胀、腹泻，可被误诊为急腹症。严重感染时，可伴发休克、急性呼吸窘迫综合征及神经精神症状，表现为烦躁不安、呼吸困难和不同程度的意识障碍等。

患者呈急性病容，面颊绯红，鼻翼扇动，口周有单纯疱疹，心率快、发绀。有感染中毒症者，可出现皮肤、黏膜出血点，巩膜黄染。病变早期肺部体征不明显，肺实变时病变处叩诊呈浊音，触觉语颤增强并可闻及异常支气管呼吸音。消散期病变处可闻及湿啰音。炎症累及胸膜可有胸膜摩擦音，累及膈胸膜可有上腹部压痛。重症患者有肠胀气，累及脑膜时有颈抵抗及出现病理反射。

严重感染中毒症患者易发生感染性休克，也称休克型肺炎，老年人较多，表现为血压降低、四肢厥冷、多汗、少尿、发绀、心动过速、心律失常等，而高热、胸痛、咳嗽等症状并不突出。也可出现胸膜炎、脓胸、心包炎、脑膜炎和关节炎等并发症。

2. 葡萄球菌肺炎　起病多急骤，寒战、高热，体温高达39～40℃，胸痛，咳大量脓性痰，带血丝或呈脓血状。全身肌肉和关节酸痛，精神萎靡，病情严重者可出现周围循环衰竭。院内感染者常起病隐袭，体温逐渐上升。老年人症状可不明显。

早期可无体征，晚期可有双肺散在湿啰音。病变较大或融合时可出现肺实变体征。但体征与严重的中毒症状和呼吸道症状不平行。

3. 肺炎支原体肺炎　通常起病缓慢，潜伏期2～3周，症状主要为乏力、咽痛、头痛、咳嗽、发热、食欲不振、肌肉酸痛等。多为刺激性咳嗽，咳少量黏液痰，发热可持续2～3周，体温恢复正常后可仍有咳嗽。偶伴有胸骨后疼痛。

可见咽部充血、颈部淋巴结肿大等体征。肺部可无明显体征，与肺部病变的严重程度不相称。

4. 病毒性肺炎　一般临床症状较轻，与支原体肺炎症状相似。起病较急，发热、头痛、全身酸痛、乏力等较突出。有咳嗽、少痰或白色黏液痰、咽痛等症状。老年人或免疫功能受损的重症患者，可表现为呼吸困难、发绀、嗜睡、精神萎靡，甚至并发休克、心力衰竭和呼吸衰竭，严重者可发生急性呼吸窘迫综合征。

本病常无显著的胸部体征，病情严重者有呼吸浅速、心率增快、发绀、肺部干湿性啰音。

5. 真菌性肺炎　本病多继发于长期应用抗生素、糖皮质激素、免疫抑制剂、细胞毒药物或因长期留置导管、插管等诱发，其症状和体征无特征性变化。

6. 重症肺炎　目前重症肺炎还没有普遍认同的标准，各国诊断标准不一，但都注重肺部病变的范围、器官灌注和氧合状态。我国制定的重症肺炎标准为：①意识障碍。②呼吸频率 > 30 次/分。③$PaO_2 < 60mmHg$、$PaO_2/FiO_2 < 300$，需行机械通气治疗。④血压 < 90/60mmHg。⑤胸片显示双侧或多肺叶受累，或入院48h内病变扩大≥50%。⑥少尿：尿量每小时 < 20mL，或每4h < 80mL，或急性肾衰竭需要透析治疗。

四、处理要点

肺炎治疗的最主要环节是抗感染治疗。根据患者的年龄、有无基础疾病、是否有误吸、住普通病房还是重症监护病房、住院时间长短和肺炎的严重程度等，选择抗生素和给药途径。同时进行辅助支持治疗和对症处理。发生感染性休克时应及时进行抗休克和抗感染等处理。

肺炎的抗感染治疗包括经验性治疗和病原体治疗。对于青壮年和无基础疾病的社区获得性肺炎患者，常选用青霉素类、大环内酯类、第一代头孢菌素和喹诺酮类等；老年人、有基础疾病或需要住院的社区获得性肺炎，常选用第二、三代头孢菌素、β-内酰胺类/β-内酰胺酶抑制剂和喹诺酮类，可联合大环内酯类或氨基糖苷类。医院获得性肺炎常用第二、三代头孢菌素、β-内酰胺类/β-内酰胺酶抑制剂、喹诺酮类和碳青霉烯类。重症肺炎的治疗应早期、联合、足量应用广谱的强力抗菌药物。

1. 肺炎球菌肺炎　首选青霉素 G，用法及剂量视病情轻重及有无并发症而定。对青霉素过敏或耐青霉素者，可用喹诺酮类（如左氧氟沙星）、头孢噻肟等药物。多重耐药菌株感染者，选用万古霉素。疗程通常为 14d，或在退热后 3d 停药或由静脉用药改为口服，维持数日。

2. 葡萄球菌肺炎　治疗要点为早期引流原发病灶，同时选用敏感的抗生素。通常首选耐青霉素酶的半合成青霉素或头孢菌素，如苯唑西林、头孢呋辛等。对甲氧西林耐药株（MRSA）可用万古霉素、替考拉宁等治疗。疗程约 2~3 周，有并发症者需 4~6 周。

3. 肺炎支原体肺炎　首选大环内酯类抗生素，如红霉素，疗程一般为 2~3 周。

4. 病毒性肺炎　以对症治疗为主，板蓝根、黄芪、金银花、连翘等中药有一定的抗病毒作用。对某些重症病毒性肺炎应采用抗病毒药物，如选用利巴韦林（病毒唑）、阿昔洛韦（无环鸟苷）等。

5. 真菌性肺炎　目前尚无理想的药物，两性霉素 B 对多数肺部真菌仍为有效药物，但由于其副反应较多，使其应用受到限制。其他药物尚有氟胞嘧啶、米康唑、酮康唑、制霉菌素等也可选用。

五、常见护理诊断及医护合作性问题

1. 气体交换受损　与肺部炎症、痰液黏稠等引起呼吸面积减少有关。
2. 清理呼吸道无效　与肺部炎症、痰液黏稠、无力咳嗽有关。
3. 体温过高　与致病菌引起肺部感染有关。
4. 疼痛——胸痛　与肺部炎症累及胸膜有关。
5. 知识缺乏　缺乏疾病发生、发展、治疗等相关知识。
6. 潜在并发症　感染性休克。

六、护理措施

（一）一般护理

1. 休息与环境　保持室内空气清新，病室温、湿度适度，环境安静、清洁、舒适。限制患者活动，限制探视，避免因谈话过多影响体力。要集中安排治疗和护理活动，保证足够的休息，以减少氧耗量，缓解头痛、肌肉酸痛、胸痛等症状。

2. 体位指导或协助患者采取合适的体位　对于意识障碍患者，如病情允许可取半卧位，增加肺通气量；或侧卧位，以预防或减少分泌物吸入肺内。注意每 2h 变换体位 1 次，以促进肺扩张，减少分泌物淤积在肺部而引起并发症。

3. 饮食　给予高热量、高蛋白质、高维生素、易消化的流质或半流质饮食，以补充高热引起的营养物质消耗。宜少食多餐，避免压迫膈肌。若有明显麻痹性肠梗阻或胃扩张，应暂时禁食，遵医嘱给予胃肠减压，直至肠蠕动恢复。鼓励患者足量饮水（1~2L/d），以补充发热、出汗和呼吸急促所丢失的水分，并利于痰液排出。轻症者无须静脉补液，脱水严重者可遵医嘱补液，补液有利于加快毒素排泄和热量散发。心脏病或老年人应注意补液速度，过快过多易导致急性肺水肿。

（二）病情观察

监测患者神志、体温、呼吸、脉搏、血压和尿量，并做好记录。尤其应注意密切观察体温的变化。观察有无呼吸困难及发绀，及时适宜给氧。儿童、老年人、久病体弱者的病情变化较快应重点观察，注意是否伴有感染性休克的表现。观察痰液颜色、性状和量，如肺炎球菌肺炎呈铁锈色，葡萄球菌肺炎呈粉红色乳状，厌氧菌感染者痰液多有恶臭等。

（三）对症护理

1. 咳嗽、咳痰的护理　鼓励和协助患者有效咳嗽、排痰，及时清除口腔和呼吸道内痰液、呕吐物。

痰液黏稠不易咳出时，若病情允许可扶患者坐起，给予叩背，协助咳痰；遵医嘱应用祛痰药以及超声雾化吸入，稀释痰液，促进痰的排出。必要时吸痰，预防窒息。吸痰前，注意告知病情。

2. 气急发绀的护理 监测动脉血气分析值，给予吸氧，提高血氧饱和度，改善发绀，增加患者的舒适度。氧流量一般为每分钟 4～6L，若为 COPD 患者，应给予低流量持续吸氧。注意观察患者呼吸频率、节律、深度的变化，有无皮肤色泽和意识状态改变，如果病情恶化，准备气管插管和呼吸机辅助通气。

3. 胸痛的护理 注意维持患者舒适的体位。患者胸痛时，常随呼吸、咳嗽加重，可采取患侧卧位，在咳嗽时可用枕头等物夹紧胸部，必要时用宽胶布固定胸廓，以降低胸廓活动度，减轻疼痛。疼痛剧烈者，遵医嘱应用镇痛、止咳药，缓解疼痛和改善肺通气，如口服可待因。此外可用物理止痛和中药止痛擦剂。物理止痛，如按摩、针灸、经皮肤电刺激止痛穴位或局部冷敷等，可降低疼痛的敏感性。中药止痛擦剂具有操作简便、安全，不良反应小，无药物依赖现象等优点。中药经皮肤吸收，无创伤，且发挥药效快，对轻度疼痛效果好。

4. 其他 鼓励患者经常漱口，做好口腔护理。口唇疱疹者局部涂液状石蜡或抗病毒软膏，防止继发感染。烦躁不安、谵妄、失眠者酌情使用地西泮或水合氯醛，禁用抑制呼吸的镇静药。

（四）感染性休克的护理

1. 观察休克的征象 密切观察生命体征和病情的变化。发现患者神志模糊、烦躁、发绀、四肢湿冷、脉搏细数、脉压变小、呼吸浅快、面色苍白、尿量减少（每小时少于 30mL）等休克早期症状时，及时报告医师，采取救治措施。

2. 环境与体位 应将感染性休克的患者安置在重症监护室，注意保暖和安全。取仰卧中凹位，抬高胸部 20°，抬高下肢 30°，以利于呼吸和静脉回流，增加心排出量。尽量减少搬动。

3. 吸氧 有发绀或 $PaO_2 < 60mmHg$ 应给高流量吸氧，维持动脉氧分压在 60mmHg 以上，改善缺氧状况。

4. 补充血容量 尽快建立两条静脉通路，遵医嘱补充液体，维持有效血容量，减低血液的黏稠度，防止弥散性血管内凝血。补液不宜过多过快，以免引起心力衰竭和肺水肿。随时观察患者全身情况、血压、尿量、尿比重、血细胞比容等，监测中心静脉压，作为调整补液速度的指标，以中心静脉压不超过 $10cmH_2O$、尿量每小时在 30mL 以上为宜。若血容量已补足而 24h 尿量仍 < 400mL、尿比重 < 1.018 时，应及时报告医师，注意是否并发急性肾衰竭。

5. 纠正酸中毒 有酸中毒者，静脉滴注 5% 的碳酸氢钠时，因其配伍禁忌较多，宜单独输入。监测和纠正电解质和酸碱失衡等。

6. 应用血管活性药物的护理 在应用血管活性药物，如多巴胺、间羟胺（阿拉明）时，应注意防止液体溢出血管外，引起局部组织坏死和影响疗效。可应用输液泵单独静脉输入血管活性药物，根据血压随时调整滴速，维持收缩压在 90～100mmHg，保证重要脏器的血液供应，改善微循环。

7. 对因治疗 应联合、足量应用强有力的广谱抗生素控制感染。

8. 病情转归观察 随时监测和评估患者意识、血压、脉搏、呼吸、体温、皮肤、黏膜、尿量的变化，判断病情转归。如患者神志逐渐清醒、皮肤及肢体变暖、脉搏有力、呼吸平稳规则、血压回升、尿量增多，预示病情已好转。

（五）用药护理

遵医嘱及时使用有效抗感染药物，注意观察药物疗效及不良反应。药物治疗 48～72h 后应对病情进行评价，治疗有效表现为体温下降、症状改善、白细胞逐渐降低或恢复正常等。如用药 72h 后病情仍无改善，需及时报告医师并作相应处理。

（六）心理护理

患病前健康状态良好的患者会因突然患病而焦虑不安；病情严重或患有慢性基础疾病的患者则可能出现消极、悲观和恐慌的心理反应。应耐心给患者讲解疾病的有关知识，解释各种症状和不适的原因，说明各项诊疗、护理操作目的、操作程序和配合要点，告知患者大部分肺炎治疗、预后良好。主动询问和关心患者的需要，鼓励患者说出内心感受，与患者进行有效的沟通，帮助患者去除不良心理反应，树立治愈疾病的信心。

（七）健康指导

1. 疾病知识指导　指导患者及家属了解肺炎的病因和诱因，有皮肤疖、痈、伤口感染、毛囊炎、蜂窝织炎时应及时治疗。避免受凉、淋雨、酗酒和过度疲劳，尤其是年老体弱和免疫功能低下者，如糖尿病、慢性肺病、慢性肝病、血液病、营养不良、艾滋病等天气变化时随时增减衣服，预防上呼吸道感染。可注射流感或肺炎免疫疫苗，使之产生免疫力。

2. 生活指导　指导患者要注意休息，劳逸结合，生活有规律。保证摄取足够的营养物质，适当参加体育锻炼，增强机体抗病能力。对意识障碍、慢性病、长期卧床者，应指导家属注意帮助患者经常改变体位、翻身、拍背，鼓励并协助患者咳出痰液，有感染征象时及时就诊。

3. 出院指导　出院后需继续用药者，应指导患者遵医嘱按时服药，向患者介绍所服药物的疗效、用法、疗程、不良反应，防止自行停药或减量。指导患者观察疾病复发症状，如出现发热、咳嗽、呼吸困难等不适表现时，应及时就诊。告之患者随诊的时间及需要准备的有关资料，如 X 线胸片等。

（肖　坤）

第二节　急性呼吸道感染

急性呼吸道感染（acute respiratory tract infection）通常包括急性上呼吸道感染和急性气管－支气管炎。急性上呼吸道感染是鼻腔、咽或喉部急性炎症的总称。一般病情较轻，病程较短，预后良好。但由于发病率高，具有一定的传染性，应积极防治。急性气管－支气管炎是由生物、物理、化学刺激或过敏等因素引起的气管－支气管黏膜的急性炎症。可由急性上呼吸道感染蔓延而来。本病全年皆可发病，但寒冷季节或气候突变时多发。

一、病因及发病机制

1. 急性上呼吸道感染　约有 70% ～80% 由病毒引起。常见病毒有流感病毒、副流感病毒、鼻病毒、腺病毒、呼吸道合胞病毒等。由于感染病毒类型较多，又无交叉免疫，人体产生的免疫力较弱且短暂，同时在健康人群中有病毒携带者，故一个人可有多次发病。细菌感染可伴发或继病毒感染之后发生，常见溶血性链球菌，其次为流感嗜血杆菌、肺炎球菌和葡萄球菌等。偶见革兰阴性杆菌。当全身或呼吸道局部防御功能降低时，尤其是老幼体弱或有慢性呼吸道疾病者更易患病，原已存在于上呼吸道或从外入侵的病毒或细菌迅速繁殖，通过含有病毒的飞沫或被污染的用具传播，引起发病。

2. 急性气管－支气管炎　①感染：导致急性气管－支气管炎的主要原因为上呼吸道感染的蔓延，感染可由病毒或细菌引起，亦可为衣原体和支原体感染。②物理、化学性刺激：如过冷空气、粉尘、刺激性气体或烟雾的吸入使气管－支气管黏膜受到急性刺激和损伤，引起炎症反应。③过敏反应：吸入花粉、有机粉尘、真菌孢子等致敏原，或对细菌蛋白质过敏，均可引起气管－支气管炎症反应。

二、临床表现

（一）急性上呼吸道感染

1. 普通感冒　以鼻咽部卡他症状为主要表现，俗称"伤风"，又称急性鼻炎或上呼吸道卡他。起病较急，早期有咽干、咽痒或烧灼感，同时或数小时后有打喷嚏、鼻塞、流清水样鼻涕，2～3d 后分泌物变稠，伴咽痛、耳咽管炎、流泪、味觉迟钝、声嘶、少量咳嗽、低热不适、轻度畏寒和头痛。检查可见鼻腔黏膜充血、水肿、有分泌物，咽部轻度充血。本病常能自限，一般经 5～7d 痊愈。

2. 病毒性咽炎和喉炎　临床特征为咽部发痒和灼热感、声嘶、讲话困难、咳嗽时胸骨下疼痛，咳嗽、无痰或痰呈黏液性，有发热和乏力，可闻及干性或湿性啰音。伴有咽下疼痛时，常提示。有链球菌感染，体检发现咽部明显充血和水肿、局部淋巴结肿大且触痛，提示流感病毒和腺病毒感染，腺病毒咽炎可伴有眼结合膜炎。

3. 疱疹性咽峡炎 常为柯萨奇病毒A引起，夏季好发。临床表现有明显咽痛、发热，病程约一周。可见咽充血，软腭、腭垂、咽及扁桃体表面可见灰白色疱疹和浅表溃疡，周围有红晕。多见儿童，偶见于成人。

4. 咽结合膜热 主要由柯萨奇病毒、腺病毒等引起。常发生于夏季，多与游泳有关，儿童多见。表现为发热、咽痛、畏光、流泪、咽及结合膜明显充血。病程 4 ~ 6d。

5. 细菌性咽 - 扁桃体炎 常见为溶血性链球菌感染所致，其次为流感嗜血杆菌、肺炎球菌、葡萄球菌等引起。起病迅速，咽痛明显、畏寒发热，体温可高达 39℃ 以上。检查可见咽部明显充血，扁桃体充血肿大，其表面有黄色点状渗出物，颌下淋巴结肿大、压痛，肺部无异常体征。

本病可并发急性鼻窦炎、中耳炎、急性气管 - 支气管炎。部分患者可继发心肌炎、肾炎、风湿性关节炎等。

（二）急性气管 - 支气管炎

起病急，常先有上呼吸道感染的表现，全身症状一般较轻，可有发热，38℃ 左右，多于 3 ~ 5d 降至正常。咳嗽、咳痰为最常见的症状，常为阵发性咳嗽，先为干咳或少量黏液性痰，随后可转为黏液脓性或脓性痰液，痰量增多，咳嗽加剧，偶可痰中带血。咳嗽、咳痰可延续 2 ~ 3 周才消失，如迁延不愈，则可演变为慢性支气管炎。呼吸音常正常，两肺可听到散在干、湿性啰音。

三、辅助检查

1. 血常规 病毒感染者白细胞正常或偏低，淋巴细胞比例升高；细菌感染者白细胞计数和中性粒细胞增高，可有核左移现象。

2. 病原学检查 可做病毒分离和病毒抗原的血清学检查，确定病毒类型，以区别病毒和细菌感染。做细菌培养及药物敏感试验，可判断细菌类型，并可指导临床用药。

3. X 线检查 胸部 X 线多无异常改变。

四、处理要点

1. 对症治疗 选用抗感冒复合剂或中成药减轻发热、头痛，减少鼻、咽充血和分泌物，如对酰氨基酚（扑热息痛）、银翘解毒片等。干咳者可选用右美沙芬、喷托维林（咳必清）等；咳嗽有痰可选用复方氯化铵合剂、溴己新（必嗽平），或雾化祛痰。咽痛者可含服喉片或草珊瑚片等。气喘者可用平喘药，如特布他林、氨茶碱等。

2. 抗病毒药物 早期应用抗病毒药有一定疗效，可选用利巴韦林、奥司他韦、金刚烷胺、吗啉胍和抗病毒中成药等。

3. 抗菌药物 如有细菌感染，最好根据药物敏感试验选择有效抗菌药物治疗，常可选用大环内酯类、青霉素类、氟喹诺酮类及头孢菌素类。

五、常见护理诊断及医护合作性问题

1. 舒适的改变——鼻塞、流涕、咽痛、头痛 与病毒和（或）细菌感染有关。

2. 体温过高 与病毒和（或）细菌感染有关。

3. 清理呼吸道无效 与呼吸道感染、痰液黏稠有关。

4. 睡眠形态紊乱 与剧烈咳嗽、咳痰影响休息有关。

5. 潜在并发症 鼻窦炎、中耳炎、心肌炎、肾炎、风湿性关节炎。

六、护理措施

（一）一般护理

注意呼吸道患者的隔离，减少探视，防止交叉感染，患者咳嗽或打喷嚏时应避免对着他人。多饮水，补充足够的热量，给予清淡易消化、富含营养的食物。嘱患者适当卧床休息，特别是在发热期间。部分患者往往因剧烈咳嗽而影响正常的睡眠，可给患者提供容易入睡的休息环境，保持病室空气流通、适当的温度和湿度，周围环境安静，关闭门窗。指导患者运用促进睡眠的方式，如睡前泡脚、听音乐等。必要时可遵医嘱给予镇咳、祛痰或镇静药物。

（二）病情观察

注意疾病流行情况、鼻咽部发生的症状、体征及血常规和 X 线胸片改变。警惕并发症，如耳痛、耳鸣、听力减退、外耳道流脓等提示中耳炎；如发热、头痛剧烈、伴脓涕、鼻窦有压痛等提示鼻窦炎；如恢复期出现胸闷、心悸、眼睑水肿、腰酸和关节痛等提示心肌炎、肾炎或风湿性关节炎，应及时就诊。

（三）对症护理

1. 高热护理　密切监测体温，体温超过 37.5℃，应每 4h 测体温 1 次，注意观察体温过高的早期症状和体征，体温突然升高或骤降时，应随时测量和记录，并及时报告医师。体温＞39℃时，应采取物理降温，如在额头上冷敷湿毛巾、温水擦浴、酒精擦拭、冰水灌肠等。如降温效果不好可遵医嘱选用适当的解热剂进行降温。患者出汗后应及时更换衣服和被褥，保持皮肤的清洁和干燥，并注意保暖。鼓励多饮水。

2. 保持呼吸道通畅　保持呼吸道通畅，清除气管、支气管内分泌物，减少痰液在气管、支气管内的聚积。应指导患者采取舒适的体位，运用深呼吸进行有效咳嗽。注意咳痰情况，如痰的颜色、性状、量、气味及咳嗽的频率及程度。如痰液较多且黏稠，可嘱患者多饮水，或遵医嘱给予雾化吸入治疗，以湿润气道、利于痰液排出。

（四）用药护理

应根据医嘱选用药物，并告知患者药物的作用、可能发生的不良反应和服药的注意事项，如按时服药；应用抗生素者，注意观察有无迟发过敏反应发生；对于应用解热镇痛药者注意避免大量出汗引起虚脱等。发现异常及时就诊等。

（五）心理护理

急性呼吸道感染预后良好，多数患者于一周内康复，仅少数患者可因咳嗽迁延不愈而发展为慢性支气管炎，患者一般无明显心理负担。但如果咳嗽较剧烈，加之伴有发热，可能会影响患者的休息、睡眠，进而影响工作和学习，使患者产生急于缓解咳嗽等症状的焦虑情绪。护理人员应与患者进行耐心、细致的沟通，通过对病情的客观评价，解除患者的心理顾虑，去除不良心理反应，树立治疗疾病的信心。

（六）健康指导

1. 疾病知识指导　指导患者和家属了解引起疾病的诱发因素及本病的有关知识。机体抵抗力低，易咳嗽、咳痰的患者，寒冷季节或气候骤然变化时，应注意保暖，外出时可戴口罩，避免寒冷空气对气管、支气管的刺激。积极预防和治疗上呼吸道感染，症状改变或加重时应及时就诊。

2. 生活指导　平时应加强耐寒锻炼，增强体质，提高机体免疫力。生活要有规律，避免过度劳累。保持室内空气新鲜、阳光充足。少去人群密集的公共场所。戒烟、酒。

（肖　坤）

第三节　支气管哮喘

支气管哮喘（bronchial asthma，简称哮喘）是由嗜酸性粒细胞、肥大细胞、T淋巴细胞等多种炎性细胞和细胞组分参与的气道慢性炎症性疾病。这种慢性炎症导致气道高反应性和广泛多变的可逆性气流受限，并引起反复发作性的喘息、气急、胸闷或咳嗽等症状，常在夜间和（或）清晨发作和加重，多数患者可自行缓解或治疗后缓解。支气管哮喘如贻误诊治，随病程的延长可产生气道不可逆性狭窄和气道重塑。因此，合理的防治至关重要。

哮喘是全球性疾病，全球约有1.6亿患者，我国患病率为1%～4%，其中儿童患病率高于青壮年，城市高于农村，老年人群的患病率有增高趋势。成人男女患病率相近，约40%的患者有家族史。

一、病因和发病机制

（一）病因

本病的确切病因不清。目前认为哮喘是多基因遗传病，受遗传因素和环境因素双重影响。

1. 遗传因素　哮喘发病具有明显的家族集聚现象，临床家系调查发现，哮喘患者亲属患病率高于群体患病率，且亲缘关系越近患病率越高；病情越严重，其亲属患病率也越高。

2. 环境因素　主要包括：①吸入性变应原：如尘螨、花粉、真菌、动物毛屑、二氧化硫、氨气等各种特异和非特异性吸入物。②感染：如细菌、病毒、原虫、寄生虫等。③食物：如鱼、虾、蟹、蛋类、牛奶等。④药物：如普萘洛尔（心得安）、阿司匹林等；⑤其他：气候改变、运动、妊娠等都可能是哮喘的激发因素。

（二）发病机制

哮喘的发病机制非常复杂（图2-1），变态反应、气道炎症、气道反应性增高及神经等因素及其相互作用被认为与哮喘的发病关系密切。其中气道炎症是哮喘发病的本质，而气道高反应性是哮喘的重要特征。根据变应原吸入后哮喘发生的时间，可分为速发性哮喘反应（IAR）、迟发性哮喘反应（LAR）和双相型哮喘反应（DAR）。IAR在吸入变应原的同时立即发生反应，15～30min达高峰，2h逐渐恢复正常。LAR约在吸入变应原6h左右发作，持续时间长，症状重，常呈持续性哮喘表现，为气道慢性炎症反应的结果。

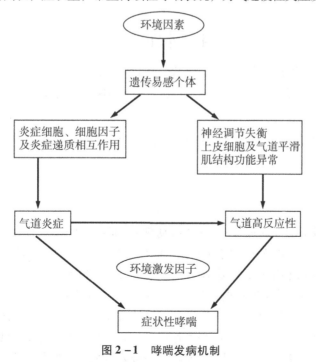

图2-1　哮喘发病机制

二、病理

疾病早期，无明显器质性改变，随疾病进展，肉眼可见肺膨胀及肺气肿，支气管及细支气管内含有黏稠痰液及黏液栓，黏液栓塞局部可出现肺不张。支气管壁平滑肌增厚、黏膜及黏膜下血管增生、黏膜水肿，气道上皮下有肥大细胞、嗜酸性粒细胞、淋巴细胞等多种炎性细胞浸润。

三、临床表现

（一）症状

哮喘发作前常有干咳、呼吸紧迫感、连打喷嚏、流泪等先兆表现；典型表现为发作性呼气性呼吸困难或发作性胸闷和咳嗽。严重者呈强迫坐位或端坐呼吸，甚至出现发绀等；干咳或咳大量泡沫样痰，有时仅以咳嗽为唯一的症状（咳嗽变异性哮喘）。哮喘症状可在数分钟内发作，经数小时至数日，用支气管舒张药或自行缓解。在夜间及凌晨发作和加重常是哮喘的特征之一。有些青少年，在运动时出现胸闷、咳嗽和呼吸困难（运动性哮喘）。

（二）体征

发作时胸部呈过度充气征象，双肺可闻及广泛的哮鸣音，以呼气相为主，呼气音延长。严重者可有辅助呼吸肌收缩加强、心率加快、奇脉、胸腹反常运动和发绀。严重哮喘发作时，哮鸣音可不出现，称之为寂静胸。非发作期可无阳性体征。

（三）分期及病情评价

根据临床表现哮喘分为急性发作期、慢性持续期和缓解期。缓解期系指经过或未经治疗症状、体征消失，肺功能恢复到急性发作前水平，并维持 4 周以上。以下介绍急性发作期和慢性持续期。

1. 急性发作期　是指气促、咳嗽、胸闷等症状突然发生，常有呼吸困难，以呼气流量降低为其特征，常因接触变应原等或治疗不当所致。

2. 慢性持续期　在哮喘非急性发作期，哮喘患者仍有不同程度的哮喘症状或 PEF 降低。

（四）并发症

发作时可并发气胸、纵隔气肿、肺不张；反复发作和感染可并发慢性支气管炎、肺气肿和肺源性心脏病。

四、处理要点

目前尚无根治的方法。治疗的目的为控制症状，防止病情恶化，尽可能保持肺功能正常，维持正常活动能力（包括运动），避免治疗不良反应，防止不可逆气道阻塞，避免死亡。

（一）脱离变应原

找到引起哮喘发作的变应原或其他非特异刺激因素，并使患者迅速脱离，这是防治哮喘最有效的方法。

（二）药物治疗

1. 缓解哮喘发作

（1）β_2 肾上腺素受体激动剂（简称 β_2 受体激动剂）：是控制哮喘急性发作症状的首选药物，短效 β_2 受体激动剂起效较快，但药效持续时间较短，一般仅维持 4~6h，常用药物有沙丁胺醇（又名舒喘宁、全特宁）、特布他林（博利康尼，喘康速）等。长效 β_2 受体激动剂作用时间均在 10~12h 以上，且有一定抗炎作用，如福莫特罗（奥克斯都宝）、沙美特罗（施立稳）及丙卡特罗（美普清）等，用药方法可采用定量气雾剂（MDI）吸入、干粉吸入、持续雾化吸入等，也可用口服或静脉注射。首选吸入法，因药物直接作用于呼吸道，局部浓度高且作用迅速，所用剂量较小，全身性不良反应少。常用沙丁胺醇或特布他林，每日 3~4 次，每次 1~2 喷。干粉吸入方便较易掌握。持续雾化吸入多用于重症和儿童患者，方法简单易于配合。β_2 激动剂的缓（控）释型口服制剂，用于防治反复发作性哮喘和夜间哮喘。注射用药，用于严重哮喘，一般每次用量为沙丁胺醇 0.5mg，只在其他疗法无效时使用。

（2）茶碱类：是目前治疗哮喘的有效药物，通过抑制磷酸二酯酶，提高平滑肌细胞内的 cAMP 浓度，拮抗腺苷受体，刺激肾上腺分泌肾上腺素，增强呼吸肌的收缩；同时具有气道纤毛清除功能和抗炎作用。口服氨茶碱一般剂量每日 $6 \sim 10mg/kg$，控（缓）释茶碱制剂，可用于夜间哮喘。静脉给药主要应用于重、危症哮喘，静脉注射首次剂量 $4 \sim 6mg/kg$，注射速度不超过 $0.25mg/（kg \cdot min）$，静脉滴注维持量为 $0.6 \sim 0.8mg/（kg \cdot h）$，日注射量一般不超过 1.0g。

（3）抗胆碱药：胆碱能受体（M 受体）拮抗剂，有舒张支气管及减少痰液的作用。常用异丙托溴铵吸入或雾化吸入，约 10min 起效，维持 $4 \sim 6h$；长效抗胆碱药噻托溴铵作用维持时间可达 24h。

2. 控制哮喘发作

（1）糖皮质激素：是当前控制哮喘发作最有效的药物。可分为吸入、口服和静脉用药。吸入治疗是目前推荐长期抗感染治疗哮喘的最常用的方法。常用吸入药物有倍氯米松、氟替卡松、莫米松等，起效慢，通常需规律用药一周以上方能起效。口服药物用于吸入糖皮质激素无效或需要短期加强的患者。有泼尼松、泼尼松龙，起始 $30 \sim 60mg/d$，症状缓解后逐渐减量至 $\leqslant 10mg/d$。然后停用，或改用吸入剂。在重度或严重哮喘发作时，提倡及早静脉给药。

（2）白三烯（LT）拮抗剂：具有抗炎和舒张支气管平滑肌的作用。常用药物如扎鲁斯特 20mg，每日 2 次，或孟鲁司特 10mg，每日 1 次口服。

（3）其他：色苷酸钠是非糖皮质激素抗炎药物。对预防运动或过敏原诱发的哮喘最为有效。色苷酸钠雾化吸入 $3.5 \sim 7mg$ 或干粉吸入 20mg，每日 $3 \sim 4$ 次。酮替酚和新一代组胺 H_1 受体拮抗剂阿司咪唑、曲尼斯特等对轻症哮喘和季节性哮喘有效，也可与 β_2 受体激动剂联合用药。

（三）急性发作期的治疗

急性发作的治疗目的是纠正低氧血症，尽快缓解气道阻塞，恢复肺功能，预防进一步恶化或再次发作，防止并发症。一般根据哮喘的分度进行综合性治疗。

1. 轻度　每日定时吸入糖皮质激素（$200 \sim 500\mu g$ 倍氯米松）。出现症状时可间断吸入短效 β_2 受体激动剂。效果不佳时可加服 β_2 受体激动剂控释片或小量茶碱控释片（200mg/d），或加用抗胆碱药如异丙托溴铵气雾剂吸入。

2. 中度　每日增加糖皮质激素吸入剂量（$500 \sim 1\,000\mu g$ 倍氯米松）；规则吸入 β_2 受体激动剂或口服其长效药，或联用抗胆碱药，也可加服白三烯拮抗剂，若不能缓解，可持续雾化吸入 β_2 受体激动剂（或联用抗胆碱药吸入），或口服糖皮质激素（<60mg/d），必要时可静脉注射氨茶碱。

3. 重度至危重度　持续雾化吸入 β_2 受体激动剂，或合用抗胆碱药；或静脉滴注氨茶碱或沙丁胺醇，加服白三烯拮抗剂。静脉滴注糖皮质激素，常用有琥珀酸氢化可的松（$4 \sim 6h$ 起效，$100 \sim 400mg/d$）、甲泼尼松（$2 \sim 4h$ 起效，$80 \sim 160mg/d$）。地塞米松因在体内半衰期较长、不良反应较多，宜慎用。待病情控制和缓解后，改为口服给药。注意维持水、电解质及酸碱平衡，纠正缺氧，如病情恶化缺氧状态不能改善时，进行机械通气。

（四）哮喘的长期治疗

哮喘经过急性期治疗后，其症状一般都能得到控制，但哮喘的慢性炎症病理生理改变仍然存在，因此，必须根据哮喘的不同病情程度制定合适的长期治疗方案。

1. 间歇至轻度持续　根据个体差异吸入 β_2 受体激动剂或口服 β_2 受体激动剂以控制症状。小剂量茶碱口服也能达到疗效。亦可考虑每日定量吸入小剂量糖皮质激素（$\leqslant 500\mu g/d$）。在运动或对环境中已知抗原接触前吸入 β_2 受体激动剂、色苷酸钠或口服 LT 拮抗剂。

2. 中度持续　每日定量吸入糖皮质激素（$500 \sim 1\,000\mu g/d$）。除按需吸入 β_2 受体激动剂，效果不佳时合用吸入型长效 β_2 受体激动剂，口服 β_2 受体激动剂控释片、口服小剂量控释茶碱或 LT 拮抗剂等，亦可同时吸入抗胆碱药。

3. 重度持续 每日吸入糖皮质激素量>1 000μg/d。应规律吸入 β₂ 受体激动剂或口服 β₂ 受体激动剂、茶碱控释片，或 β₂ 受体激动剂联用抗胆碱药，或合用 LT 拮抗剂口服，若仍有症状，需规律口服泼尼松或泼尼松龙，长期服用者，尽可能将剂量维持于≤10mg/d。

（五）免疫疗法

分为特异性和非特异性两种，前者又称脱敏疗法（或称减敏疗法）。通常采用特异性变应原（如螨、花粉、猫毛等）作定期反复皮下注射，剂量由低至高，以产生免疫耐受性，使患者脱敏。非特异性免疫疗法，如注射卡介苗、转移因子、疫苗等生物制品抑制变应原反应的过程。目前采用基因工程制备的人重组抗 IgE 单克隆抗体治疗中重度变应性哮喘，已取得较好效果。

五、护理评估

询问患者发病原因，是否与接触变应原、受凉、气候变化、精神紧张、妊娠、运动有关；评估患者的临床表现如喘息、呼吸困难、胸闷，或咳嗽的程度、咳痰能力、持续时间、诱发或缓解因素；询问有无哮喘家族史；既往治疗经过，是否进行长期规律的治疗；是否掌握药物吸入技术等。在身体评估方面，注意患者的生命体征、意识状态，有无发绀、大汗淋漓。观察有无辅助呼吸肌参与呼吸，听诊肺部呼吸音，有无哮鸣音；同时，注意对患者呼吸功能试验、动脉血气分析、痰液及胸部 X 线检查等结果的评估。此外，还应注意评估患者的心理状态，有无焦虑、恐惧情绪，有无家庭角色或地位的改变，评估家属对疾病的认知程度及对患者的支持程度、经济状况和社区保健情况。

六、常见护理诊断及医护合作性问题

1. 低效性呼吸形态 与支气管痉挛、气道炎症、黏液分泌增加、气道阻力增加有关。
2. 清理呼吸道无效 与支气管痉挛、痰液黏稠及气道黏液栓形成有关。
3. 知识缺乏 缺乏正确使用吸入器的相关知识。
4. 潜在并发症 自发性气胸、纵隔气肿、肺不张。

七、护理目标

患者呼吸困难缓解，能进行有效呼吸；痰液能排出；能正确使用雾化吸入器；无并发症发生。

八、护理措施

（一）一般护理

1. 环境与体位 提供安静、舒适、温湿度适宜的环境，保持室内清洁、空气流通。病室不宜布置花草，避免使用羽绒或蚕丝织物。发作时，协助患者采取舒适的半卧位或坐位，或用过床桌使患者伏桌休息，以减轻体力消耗。

2. 饮食护理 大约20%的成年人和50%的哮喘患儿可因不适当饮食而诱发或加重哮喘。护理人员应帮助患者找出与哮喘发作的有关食物。哮喘患者的饮食以清淡、易消化、高蛋白、富含维生素 A、维生素 C、钙食物为主，如哮喘发作与进食某些异体蛋白如鱼、虾、蟹、蛋类、牛奶等有关，应忌食；某些食物添加剂如酒石黄、亚硝酸盐（制作糖果、糕点用于漂白、防腐）也可诱发哮喘发作，应当引起注意。慎用或忌用某些引起哮喘的药物，如阿司匹林或阿司匹林的复方制剂。戒酒、戒烟。哮喘发作时，患者呼吸增快、出汗，极易形成痰栓阻塞小支气管，若无心、肾功能不全时，应鼓励患者饮水 2 000~3 000mL/d，必要时，遵医嘱静脉补液，注意输液速度。

3. 保持身体清洁舒适 哮喘患者常会大量出汗，应每日以温水擦浴，勤换衣服和床单，保持皮肤的清洁、干燥和舒适。协助并鼓励患者咳嗽后用温水漱口，保持口腔清洁。

4. 氧疗护理 重症哮喘患者常伴有不同程度的低氧血症存在，应遵医嘱给予吸氧，吸氧流量为每分钟 1~3L，吸氧浓度一般不超过40%。为避免气道干燥和寒冷气流的刺激而导致气道痉挛，吸入的氧气应尽量温暖湿润。

（二）病情观察

观察哮喘发作的前驱症状，如鼻咽痒、喷嚏、流涕、眼痒等黏膜过敏症状；哮喘发作时，观察患者意识状态、呼吸频率、节律、深度及辅助呼吸肌是否参与呼吸运动等，监测呼吸音、哮鸣音变化，监测动脉血气分析和肺功能情况，了解病情和治疗效果。呼吸困难时遵医嘱给予吸氧，注意氧疗效果；哮喘发作严重时，如经治疗病情无缓解，做好机械通气准备工作；加强对急性期患者的监护，尤其在夜间和凌晨易发生哮喘的时间段内，严密观察有无病情变化。

（三）用药护理

1. β_2 受体激动剂　指导患者按医嘱用药，不宜长期规律、单一、大量使用，否则会引起气道 β_2 受体功能下调，药物减效；由于本类药物（特别是短效制剂）无明显抗炎作用，故宜与吸入激素等抗炎药配伍使用。口服沙丁胺醇或特布他林时，观察有无心悸、骨骼肌震颤等不良反应。静脉点滴沙丁胺醇注意滴速 $2\sim4\mu g/min$，并注意有无心悸等不良反应。

2. 糖皮质激素　吸入治疗药物全身性不良反应少，少数患者可出现口腔念珠菌感染、声音嘶哑或呼吸道不适，指导患者吸药后必须立即用清水充分漱口以减轻局部反应和胃肠吸收。全身用药应注意肥胖、糖尿病、高血压、骨质疏松、消化性溃疡等不良反应，口服用药宜在饭后服用，以减少对胃肠道黏膜的刺激。气雾吸入糖皮质激素可减少其口服量，当用吸入剂替代口服剂时，通常需同时使用两周后逐步减少口服量，指导患者不得自行减量或停药。

3. 茶碱类　其主要不良反应为胃肠道、心脏和中枢神经系统的毒性反应。氨茶碱用量过大或静脉注射（滴注）速度过快可引起恶心、呕吐、头痛、失眠、心律失常，严重者引起室性心动过速，抽搐乃至死亡。静脉注射时浓度不宜过高，速度不宜过快，注射时间宜在 10min 以上，以防中毒症状发生，观察用药后疗效和不良反应，最好在用药中监测血药浓度，其安全有效浓度为 $6\sim15\mu g/mL$。发热、妊娠、小儿或老年有心、肝、肾功能障碍及甲状腺功能亢进者慎用。合用西咪替丁（甲氰米胍）、喹诺酮类、大环内酯类药物等可影响茶碱代谢而使其排泄减慢，应减少用量。茶碱缓释片或茶碱控释片由于药片有控释材料，不能嚼服，必须整片吞服。

4. 其他　色苷酸钠及尼多酸钠，少数病例可有咽喉不适、胸闷、偶见皮疹，孕妇慎用。抗胆碱药吸入后，少数患者可有口苦或口干感。白三烯调节剂的主要不良反应是较轻微的胃肠道症状，少数有皮疹、血管性水肿、转氨酶升高，停药后可恢复正常。

（四）吸入器的正确使用

1. 定量雾化吸入器（MDI）　MDI 的使用需要患者协调呼吸动作，正确使用是保证吸入治疗成功的关键。①介绍雾化吸入的器具：根据患者文化层次、学习能力，提供雾化吸入器的学习资料。②MDI 使用方法：打开盖子，摇匀药液，深呼气至不能再呼时，张口，将 MDI 喷嘴置于口中，双唇包住咬口，以慢而深的方式经口吸气，同时以手指按压喷药，至吸气末屏气 10s，使较小的雾粒沉降在气道远端，然后缓慢呼气，休息 3min 后可再重复使用一次。指导患者反复练习，医护人员演示，直至患者完全掌握。③特殊 MDI 的使用：对不易掌握 MDI 吸入方法的儿童或重症患者，可在 MDI 上加储物罐（spacer），可以简化操作，增加吸入到下呼吸道和肺部的药物量，减少雾滴在口咽部沉积引起刺激，增加雾化吸入疗效。

2. 干粉吸入器　较常用的有蝶式吸入器、都宝装置和准纳器。

（1）蝶式吸入器：指导患者正确将药物转盘装进吸入器中，打开上盖至垂直部位（刺破胶囊），用口唇含住吸嘴用力深吸气，屏气数秒钟。重复上述动作 3～5 次，直至药粉吸尽为止。完全拉出滑盘，再推回原位（此时旋转转盘至一个新囊泡备用）。

（2）都宝装置：使用时移去瓶盖，一手垂直握住瓶体，另一手握住底盖，先右转再向左旋转至听到"喀"的一声。吸入前先呼气，然后含住吸嘴，仰头，用力深吸气，屏气 5～10s。

（3）准纳器：使用时一手握住外壳，另一手的大拇指放在拇指柄上向外推动至完全打开，推动滑竿直至听到"咔嗒"声，将吸嘴放入口中，经口深吸气，屏气10s。

（五）心理护理

研究证明，精神因素在哮喘的发生发展过程中起重要作用，培养良好的情绪和战胜疾病的信心是哮喘治疗和护理的重要内容。哮喘患者的心理表现类型多种多样，可有抑郁、焦虑、恐惧、性格的改变（如悲观、失望、孤独、脆弱、躁动、敌对、易于冲动、神经质、自卑等）、社会工作能力的下降（如自信心及适应能力下降、交际减少等）或自主神经紊乱的表现，如多汗、头晕、眼花、食欲减退、手颤、胸闷、气短、心悸等。针对哮喘患者心理障碍的情况，护理人员应体谅和同情患者的痛苦，尤其对于慢性哮喘治疗效果不佳的患者更应关心，给予心理疏导和教育，向患者解释避免不良情绪的重要性，多用鼓励性语言，减轻患者的心理压力，提高治疗的信心和依从性。

（六）健康指导

1. 疾病知识指导 通过教育使患者能懂得哮喘虽不能彻底治愈，但只要坚持充分的正规治疗，完全可以有效地控制哮喘的发作，即患者可达到没有或仅有轻度症状，能坚持日常工作和学习。

2. 识别和避免触发因素 针对个体情况，指导患者有效控制可诱发哮喘发作的各种因素，如避免摄入引起过敏的食物；室内布局力求简洁，避免使用地毯、种植花草、不养宠物；经常打扫房间，清洗床上用品；避免接触刺激性气体及预防呼吸道感染；避免进食易引起哮喘的食物；避免强烈的精神刺激和剧烈的运动；避免大笑、大哭、大喊等过度换气动作；在缓解期应加强体育锻炼、耐寒锻炼及耐力训练，以增强体质。

3. 自我监测病情 识别哮喘加重的早期情况，学会哮喘发作时进行简单的紧急自我处理方法，学会利用峰流速仪来监测最大呼气峰流速（PEFR），做好哮喘日记，为疾病预防和治疗提供参考资料。峰流速仪是一种可随身携带，能测量PEFR的一种小型仪器。使用方法是，取站立位，尽可能深吸一口气，然后用唇齿部分包住口含器后，以最快的速度，用一次最有力的呼气吹动游标滑动，游标最终停止的刻度，就是此次峰流速值。峰流速测定是发现早期哮喘发作最简便易行的方法，在没有出现症状之前，PEFR下降，提示早期哮喘的发生。

临床实验观察证实，每日测量的PEFR与标准的PEFR进行比较，不仅能早期发现哮喘发作，还能判断哮喘控制的程度和选择治疗措施。如果PEFR经常地、有规律地保持在80%～100%，为安全区，说明哮喘控制理想；如果PEFR 50%～80%，为警告区，说明哮喘加重，需及时调整治疗方案；如果PEFR<50%，为危险区，说明哮喘严重，需要立即到医院就诊。

4. 用药指导 哮喘患者应了解自己所用的每种药的药名、用法及使用时的注意事项，了解药物的主要不良反应及如何采取相应的措施来避免。指导患者或家属掌握正确的药物吸入技术。一般先用β_2受体激动剂，后用糖皮质激素吸入剂。与患者共同制定长期管理、防止复发的计划。坚持定期随访保健，指导正确用药，使药物不良反应减至最少，β_2受体激动剂使用量减至最小，甚至不用也能控制症状。

5. 心理–社会指导 保持有规律的生活和乐观情绪，积极参加体育锻炼，最大程度恢复劳动能力，特别向患者说明发病与精神因素和生活压力的关系。动员与患者关系密切的力量，如家人或朋友参与对哮喘患者的管理；为其身心健康提供各方面的支持，并充分利用社会支持系统。

九、护理评价

患者呼吸平稳，肺部听诊呼吸音正常，哮鸣音消失。动脉血气检测结果维持在正常范围；患者能摄入足够的液体，痰液稀薄，容易咳出；患者能描述使用吸入器的目的、注意事项、正确掌握使用方法。

（肖　坤）

第四节　支气管扩张症

支气管扩张症（bronchiectasis）是由于急、慢性呼吸道感染和支气管阻塞后，反复发生支气管炎症，致使支气管壁结构破坏，引起的支气管异常和持久性扩张。主要症状为慢性咳嗽，咳大量脓性痰和（或）反复咯血。

一、病因与发病机制

1. 支气管－肺组织感染和支气管阻塞　①支气管－肺组织感染：包括细菌、真菌、分枝杆菌、病毒感染等。②支气管阻塞：包括外源性压迫、肿瘤、异物、黏液阻塞等，可导致肺不张。两者相互影响，促使支气管扩张的发生和发展。

继发于肺结核的多见于上肺叶；继发于支气管肺组织感染病变的支气管扩张常见于下肺，尤以左下肺多见。

2. 先天性发育障碍和遗传因素　原发性免疫缺陷病或继发性免疫缺陷病、先天性疾病（α_1－抗胰蛋白酶缺乏、纤毛缺陷、囊性纤维化）、先天性结构缺损（黄甲综合征、软骨缺陷）、移植术后等会损伤宿主气道清除机制和防御功能，使其清除分泌物的能力下降，易发生感染和炎症。

3. 支气管外部的牵拉作用　肺组织的慢性感染或结核病灶愈合后的纤维组织牵拉，也可导致支气管扩张。

二、临床表现

1. 症状　持续或反复的咳嗽、咳痰或咳脓痰（痰量估计：轻度，少于 10mL/d；中度，10～150mL/d；重度，多于 150mL/d），反复咯血，如有反复肺部感染，可出现发热、乏力、食欲缺乏等慢性感染中毒症状。感染时痰液静置后分层：上层为泡沫，下悬脓性成分，中层为混浊黏液，下层为坏死组织沉淀物。如患者仅以反复咯血为唯一症状则为干性支气管扩张。

2. 体征　早期或干性支气管扩张肺部体征可无异常，病变重或继发感染时，在下胸部、背部可闻及固定而持久的局限性粗湿啰音，有时可闻及哮鸣音，部分患者伴有杵状指（趾）。出现肺气肿、肺源性心脏病等并发症时有相应体征。

三、辅助检查

1. 实验室检查　痰液检查显示含有丰富的中性粒细胞、多种微生物，痰涂片及细菌培养结果可指导抗生素治疗。

2. 影像学检查　胸部 X 线检查示囊状支气管扩张的气道表现为显著的囊腔，纵切面可显示"双轨征"，横切面显示"环形阴影"，并可见气道壁增厚。胸部 CT 检查横断显示扩张的支气管。

3. 其他检查　纤维支气管镜检查有助于发现患者的出血、扩张或阻塞部位。肺功能检查可以证实有弥漫性支气管扩张或相关的阻塞性肺病导致的气流受限。

四、治疗要点

支气管扩张症的治疗原则是保持呼吸道通畅，控制感染，改善气流受限，处理咯血，积极治疗基础疾病，必要时手术治疗。

五、护理措施

1. 一般护理

（1）环境：尽量避免搬动患者，减少肺活动度。小量咯血者以静卧休息为主，大量咯血患者绝对卧床休息。取患侧卧位，头偏一侧。痰量多或咯血的患者应保持口腔清洁、舒适，及时清理咳出物及污染的衣物、被褥。

（2）饮食护理：①提供高热量、高蛋白、高维生素饮食，避免冰冷食物诱发咳嗽，少量多餐。②鼓励多饮水，每日1 500mL以上，以保证呼吸道黏膜的湿润与黏膜病变的修复，有利于痰液的排出。③大量咯血者应禁食；少量咯血者宜进少量温、凉流食，因过冷或过热食物均易诱发或加重咯血。④多吃富含纤维素的食物，以保持大便通畅，避免排便腹压增加而引起再度咯血。

2. 病情观察　①详细观察咳嗽和咳痰、咯血的情况，准确记录痰液的颜色、量、性状，痰液静置后是否有分层现象。②观察咯血频次、量、性质及出血的速度，生命体征及意识状态的变化。记录24h咯血量。③观察患者有无胸闷、气促、呼吸困难、发绀、面色苍白、出冷汗、烦躁不安等窒息征象。

3. 对症护理

（1）咳嗽、咳痰的护理：指导患者有效咳嗽、更换卧位、叩背、正确的体位引流进行排痰（图2-2）。

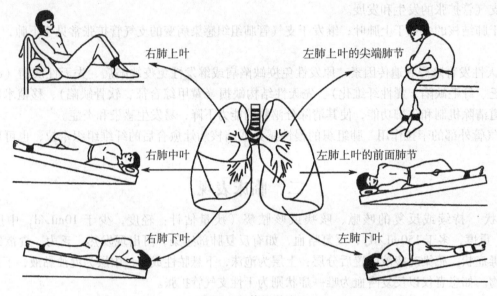

右肺上叶　　左肺上叶的尖端肺节

右肺中叶　　左肺上叶的前面肺节

右肺下叶　　左肺下叶

图2-2　体位引流

体位引流：①引流前准备：向患者解释体位引流的目的、过程和注意事项，监测生命体征，肺部听诊以明确病变部位；引流前15min遵医嘱给予支气管扩张剂或进行雾化吸入稀释痰液。②引流体位：引流的体位取决于分泌物潴留的部位和患者的耐受程度；首先引流上叶，然后引流下叶后基底段，如果有两个以上需引流的部位，应引流痰液较多的部位。头外伤、胸部创伤、咯血、严重心血管疾病和病情不稳定者，不宜采取头低位进行体位引流。③引流时间：一般于晨起或饭前、饭后1~2h进行；每天1~3次，每次15~20min。④引流中护理：引流时应有护士或家人协助，观察患者有无出汗、脉搏细弱、头晕、疲劳、面色苍白等，如患者出现心率超过120次/min、心律失常、高血压、低血压、眩晕或发绀，应立即停止引流并通知医生。在体位引流过程中，协助患者在保持引流体位时进行咳嗽，鼓励并指导患者做腹式深呼吸，辅以胸部叩击或震荡等措施，提高引流效果。⑤引流后护理：帮助患者取舒适体位，处理污物，协助漱口，保持口腔清洁，观察患者咳痰的情况，听诊肺部呼吸音的改变，评价体位引流的效果。

（2）咯血的护理：①鼓励患者将气管内痰液和积血轻轻咳出，保持呼吸道通畅。咯血时协助轻轻拍击健侧背部，嘱患者不要屏气，以免诱发喉头痉挛，使血液引流不畅形成血块，导致窒息。②对大咯血及意识不清的患者，应在病床边备好急救的物品，一旦缓和出现窒息的征象，应立即取头低脚高位，头偏向一侧，轻拍背部，迅速清除口咽部的血块，或直接刺激咽部以咳出血块，必要时用吸痰管进行机械吸引，并给予高流量吸氧。③做好气管插管或气管切开的准备和配合工作，以解除呼吸道阻塞。

4. 用药的护理　①抗生素、支气管扩张药物等按照相应的内容进行护理。②垂体后叶素可收缩小动脉，减少肺血流量，从而减轻咯血，但也能引起子宫、肠道平滑肌收缩和冠状动脉收缩，故冠心病、高血压患者及孕妇忌用。静脉输液速度不宜过快，以免引起恶心、便意、心悸、面色苍白等不良反应。

③年老体弱、肺功能不全者在应用镇静药和镇咳药后，应注意观察呼吸中枢和咳嗽反射受抑制情况，以早期发现因呼吸抑制导致的呼吸衰竭和不能咯出血块而发生窒息。

5. 心理护理　注意患者有无焦虑、忧郁等不良情绪。评估家属对疾病的认识程度和态度，以及家庭、社会的支持情况。痰量多或咯血的患者应安排专人护理并安慰患者。咯血后嘱患者漱口，擦净血迹，防止因口咽部异味刺激引起剧烈咳嗽而诱发再度咯血。及时清理患者咯出的血块及污染的衣物、被褥，有助于稳定情绪，增加安全感，避免因精神过度紧张而加重病情。对精神极度紧张、咳嗽剧烈的患者，可遵医嘱给予小剂量镇静药或镇咳剂。

6. 健康指导　教会患者清除痰液的方法。积极预防呼吸道感染，避免受凉、酗酒以及吸烟，减少刺激性气体吸入等。

（肖　坤）

第五节　呼吸衰竭

呼吸衰竭（respiratory failure）简称呼衰，是指各种原因引起的肺通气和（或）换气功能严重障碍，以致在静息状态下亦不能维持足够的气体交换，导致低氧血症伴（或不伴）高碳酸血症，从而引起一系列病理生理改变和相应临床表现的综合征。

一、病因与发病机制

1. 常见的病因　①气道阻塞性病变；②肺组织病变；③肺血管疾病；④胸廓与胸膜病变；⑤神经肌肉病变等导致低氧血症和高碳酸血症。

2. 呼吸衰竭对机体的影响　呼吸衰竭时发生的低氧血症和高碳酸血症，通常先引起各系统器官的功能和代谢发生一系列代偿适应反应，以改善组织的供氧，调节酸碱平衡和适应已经发生改变的内环境。当呼吸衰竭进入严重阶段时，则出现代偿不全，表现为各系统器官严重的功能和代谢紊乱直至衰竭。

（1）对中枢神经系统的影响

1）缺氧对中枢神经系统的影响：①通常完全停止供氧4～5min可引起不可逆的脑损害。②PaO_2降至60mmHg，可引起注意力不集中、视力下降和智力减退。③降至40～50mmHg可致头痛、烦躁不安、定向力和记忆力障碍、精神错乱、嗜睡、谵妄等。④低于30mmHg可引起意识丧失，甚至昏迷。⑤低于20mmHg数分钟可致神经细胞不可逆性损伤。

2）二氧化碳增加对中枢神经系统的影响：①轻度二氧化碳增加，对皮质下层刺激加强，间接引起皮质兴奋；②二氧化碳潴留可影响脑细胞代谢，降低脑细胞兴奋性，抑制大脑皮质活动，使中枢神经处于麻醉状态（又称二氧化碳麻醉）。

3）肺性脑病：由于缺氧和二氧化碳潴留导致的神经精神障碍综合征。

（2）对呼吸系统的影响：①缺氧对呼吸中枢产生的直接作用是抑制作用，$PaO_2 < 30$mmHg，抑制作用占优势；$PaO_2 < 60$mmHg，主要通过颈动脉窦和主动脉体化学感受器，反射性兴奋呼吸中枢，但若缺氧缓慢加重，反射作用会较迟钝。②二氧化碳是强有力的呼吸中枢兴奋剂，$PaCO_2$轻度增加时，通气量可明显增加，但$PaCO_2 > 80$mmHg，会对呼吸中枢产生抑制和麻醉作用。

（3）对循环系统的影响：缺氧和二氧化碳潴留均可引起反射性心率加快、心肌收缩力增强、心排血量增加，最终致肺源性心脏病，严重心律失常或心脏骤停。长期慢性缺氧可导致心肌纤维化、心肌硬化。$PaCO_2$轻、中度升高，皮下浅表毛细血管和小静脉扩张。

（4）对消化系统和肾功能的影响：缺氧可直接或间接损害肝细胞，使丙氨酸氨基转移酶升高；也使肾血管痉挛、肾血流量减少，导致肾功能不全；严重缺氧可出现胃肠黏膜糜烂、坏死、溃疡和出血。

（5）对酸碱平衡和电解质的影响：严重缺氧造成高钾血症和细胞内酸中毒。急性二氧化碳潴留使血pH迅速下降，加重酸中毒；慢性二氧化碳潴留时，造成低氯血症。

二、分类

1. 按照动脉血气分析结果分类 ①Ⅰ型呼衰：$PaO_2 < 60mmHg$，$PaCO_2$ 降低或正常，见于换气功能障碍的疾病；②Ⅱ型呼衰：$PaO_2 < 60mmHg$，伴 $PaCO_2 > 50mmHg$，系肺泡通气不足所致，若还伴有换气功能障碍，则缺氧更为严重。

2. 按照起病急缓分类 ①急性呼衰：某些突发致病因素使通气和（或）换气功能迅速出现严重障碍，在短时间内发展为呼衰，如不及时抢救将危及生命。②慢性呼衰：由于呼吸和神经肌肉系统的慢性疾病，导致呼吸功能损害逐渐加重，经较长时间发展为呼衰。

3. 按照发病机制分类 ①泵衰竭：由呼吸泵（驱动或制约呼吸运动的神经、肌肉及胸廓）功能障碍引起，主要表现为Ⅱ型呼衰。②肺衰竭：由肺组织、气道阻塞和肺血管病变引起，主要表现为Ⅰ型呼衰。

三、临床表现

除呼吸衰竭原发病的症状和体征外，主要是缺氧和二氧化碳潴留引起的呼吸困难和多脏器功能障碍。

1. 呼吸困难 急性呼吸衰竭早期表现为呼吸频率加快，重者出现"三凹征"；中枢性呼吸衰竭表现为潮式呼吸或间歇呼吸等；慢性呼吸衰竭轻者表现为呼吸费力伴呼气延长，重者呼吸浅快；并发二氧化碳麻醉时转为浅慢呼吸或潮式呼吸。

2. 发绀 $SaO_2 < 90\%$ 时，在口唇、甲床等处出现发绀。发绀程度与还原血红蛋白含量相关，红细胞增多者发绀更明显，贫血者不明显。

3. 精神神经症状 急性呼吸衰竭可迅速出现精神错乱、狂躁、昏迷、抽搐等症状。慢性呼吸衰竭随二氧化碳潴留表现为先兴奋后抑制现象，兴奋可表现为烦躁不安、失眠、昼夜颠倒，抑制表现为神志淡漠、肌肉震颤、间歇抽搐、昏睡、昏迷、腱反射减弱或消失等。

4. 循环系统表现 早期出现心率增快、血压升高、心排血量增多致洪脉，后期可并发肺源性心脏病，出现右心衰的表现，可出现少尿以及二氧化碳潴留而导致的外周浅表静脉充盈、皮肤充血、温暖多汗、搏动性头痛。

5. 消化和泌尿系统表现 严重呼吸衰竭可损害肝、肾功能，出现应激性溃疡、上消化道出血。

四、辅助检查

1. 实验室检查 在海平面、标准大气压、静息状态、呼吸空气条件下，动脉血气分析 $PaO_2 < 60mmHg$，或伴 $PaCO_2 > 50mmHg$。

2. 影像学检查 胸部 X 线、CT 和放射性核素肺通气/灌注扫描、肺血管造影等有助于分析呼吸衰竭的原因。

3. 其他 肺功能检测有助于判断原发病的种类和严重程度，纤维支气管镜检查可以明确大气道情况、取得病理学证据。

五、治疗要点

治疗原则为在保持呼吸道通畅的前提下，迅速纠正缺氧、二氧化碳潴留和酸碱失衡所致的代谢紊乱，积极治疗原发病，消除诱因及防治多器官功能损害。

（1）保持呼吸道通畅：包括清除呼吸道分泌物及异物，缓解支气管痉挛，建立人工气道。

（2）氧疗：急性呼吸衰竭氧疗的原则是保证 PaO_2 迅速提高到 60mmHg 或脉搏容积血氧饱和度（SpO_2）>90% 的前提下，尽量减低吸氧浓度。Ⅰ型呼衰可给予较高浓度（$FiO_2 > 35\%$）吸氧；Ⅱ型呼衰应给予低浓度（$FiO_2 < 35\%$）持续吸氧。

（3）增加通气量、改善二氧化碳潴留：原则是保持气道通畅，适当提高 FiO_2，可应用呼吸兴奋剂，常用药有尼可刹米、洛贝林。必要时给予机械通气。

（4）积极纠正酸碱平衡失调。

（5）其他：包括积极的病因治疗，重症患者抢救和监测，预防和治疗并发症。

六、护理措施

1. 一般护理　患者需卧床休息以降低氧耗量，取半卧位或坐位，趴伏在床桌上，以利于增加肺泡通气量；机械通气患者可采取俯卧位辅助通气，以改善氧合。

2. 病情观察　密切观察生命体征，注意呼吸状况、循环状况、意识状况以及消化系统、泌尿系统及精神神经症状，监测体液平衡状况、血气分析及电解质和酸碱平衡情况，及时发现肺性脑病及休克；注意尿量及粪便颜色，及时发现上消化道出血。病情严重者应转至ICU及时发现病情变化。

3. 对症护理

（1）低氧的护理：①根据其基础疾病、呼衰的类型和缺氧的严重程度选择适当的给氧方法和FiO_2。②常用鼻导管、鼻塞、面罩给氧或配合机械通气行气管内给氧。鼻导管和鼻塞法用于轻度和Ⅱ型呼衰的患者；简单面罩用于缺氧较严重的Ⅰ型呼衰和急性呼吸窘迫综合征（acute respiratory distress syndrome，ARDS）患者；无重复呼吸面罩用于有严重低氧血症、呼吸状态极不稳定的Ⅰ型呼衰和ARDS患者；文丘里面罩尤适用于COPD所致的呼衰，且能按需调节FiO_2。③若呼吸困难缓解、神志转清、发绀减轻、心率减慢、尿量增多、皮肤转暖，提示氧疗有效。④若患者神志清楚、呼吸频率正常、发绀消失、精神好转、$PaO_2 > 60mmHg$、$PaCO_2 < 50mmHg$，可终止氧疗，停止吸氧前需由间断吸氧逐渐过渡到完全终止吸氧。

（2）呼吸困难的护理：①及时清除痰液：鼓励清醒患者用力咳痰，对于痰液黏稠患者，要加强雾化吸入，稀释痰液，定时协助咳嗽无力者翻身、拍背，以促进排痰；对昏迷患者可采取机械吸痰，保持呼吸道通畅；②遵医嘱应用支气管扩张剂，如氨茶碱等；③对病情重或昏迷患者气管插管或气管切开，使用机械通气治疗。

4. 用药的护理　及时准确用药，并观察疗效和不良反应。①对烦躁不安、夜间失眠患者，慎用镇静药，以防引起呼吸抑制。②在纠酸的同时给予盐酸精氨酸和氯化钾以防产生代谢性碱中毒。③呼吸兴奋剂主要用于以中枢抑制为主、通气量不足所致的呼吸衰竭。使用中必须保持呼吸道通畅；静脉滴注速度不宜过快，注意患者神志、呼吸频率、节律、幅度及血气分析结果的变化；不可突然停药；若出现恶心、呕吐、烦躁、面色潮红、皮肤瘙痒、肌肉颤动等现象，提示药物过量，应及时减量或停药。

5. 心理护理　患者由于呼吸困难致用力呼吸仍不能满足机体需要，表现出烦躁不安和焦虑或恐惧；特别是当由于通气障碍导致出现"二氧化碳麻醉"而采用机械通气，必须依赖他人提供帮助和照顾时，易出现情绪低落，甚至拒绝配合治疗及护理，部分患者因昏迷而对外界环境全无反应。注意家属对患者的支持情况及家庭经济情况等。

（肖　坤）

第六节　肺血栓栓塞

肺血栓栓塞症（pulmonary thromboembolism，PTE）是指来自静脉系统或右心的血栓阻塞肺动脉或其分支所致的疾病，以肺循环和呼吸功能障碍为主要临床表现和病理生理特征。肺栓塞（pulmonary embolism，PE）是以各种栓子阻塞肺动脉系统为其发病原因的一组疾病或临床综合征的总称，包括PTE、脂肪栓塞综合征、羊水栓塞、空气栓塞等。肺动脉发生栓塞后，若其支配区的肺组织因血流受阻或中断而发生坏死，称为肺梗死（pulmonary infarction，PI）。引起PTE的血栓主要来源于深静脉血栓形成（deep venous thrombosis，DVT）。PTE常为DVT的并发症。PTE与DVT共属于静脉血栓栓塞症，是一种疾病过程在不同部位、不同阶段的表现，两者合称为静脉血栓栓塞症（venous thromboembolism，VTE）。

一、病因与发病机制

PTE 的血栓由来源于上、下腔静脉径路或右心腔，其中大部分来源于下肢深静脉。近年来，由于颈内和锁骨下静脉留置导管和静脉内化疗的增加，使来源于上腔静脉径路的血栓较以前有所增多。

1. 危险因素 ①任何可以导致静脉血液淤滞、静脉系统内皮损伤和血液高凝状态的因素都可使 DVT 和 PTE 发生的危险性增加。原发性危险因素由遗传变异引起；继发性危险因素是指后天获得的易发生 DVT 和 PTE 的多种病理和病理生理改变。②年龄可作为独立的危险因素，随着年龄的增长，DVT 和 PTE 的发病率逐渐增加。

2. 发病机制 外周静脉血栓形成后，如果血栓脱落，即可随静脉血流移行至肺动脉内，形成 PTE。急性肺栓塞发生后，血栓机械性堵塞肺动脉及由此引发的神经、体液因素的作用，可导致呼吸和循环功能的改变，如出现低氧血症、代偿性过度通气（低碳酸血症）或相对性低肺泡通气等。

二、临床表现

1. 症状

（1）呼吸困难：不明原因的呼吸困难和气促，活动后明显，为 PTE 最常见的症状。

（2）其他表现：胸痛、突发的一过性晕厥、咳嗽、咯血，也可有心悸、腹痛、烦躁不安、惊恐甚至濒死感。

2. 体征 患者可有发热以及呼吸系统和循环系统相关体征。

3. 深静脉血栓形成的表现 若存在 DVT，则主要表现为患肢肿胀、周径增粗、疼痛或压痛、皮肤色素沉着，行走后患肢易疲劳或肿胀加重，但约半数以上的下肢 DVT 患者无自觉症状和明显体征。

4. 临床分型 可按发病缓急分为急性肺血栓栓塞症和慢性肺血栓栓塞症，急性肺血栓栓塞症主要表现为循环系统功能衰竭，慢性肺血栓栓塞症主要表现为肺动脉高压相关临床表现。

三、辅助检查

1. 实验室检查 若血浆 D - 二聚体（D - dimer）低于 $500\mu g/L$，对 PTE 有重要的鉴别诊断价值。动脉血气分析表现为低氧血症、低碳酸血症。

2. 影像学检查 首选多排 CT 肺血管造影，造影剂过敏者可选用放射性核素肺通气/灌注扫描、磁共振成像（MRI）。X 线胸片、超声心动图、下肢血管超声等检查也有辅助作用。不明原因的 PTE 患者，应进行隐源性肿瘤筛查。

四、治疗要点

急症给予对症处理、呼吸循环支持治疗，如无禁忌证给予抗凝治疗，大面积 PTE 病例给予溶栓治疗。常用抗凝药物为肝素和华法林；常用的溶栓药物有尿激酶（UK）、链激酶（SK）、重组组织型纤溶酶原激活剂（rt - PA）等。还可使用肺动脉血栓摘除术、肺动脉导管碎解和抽吸血栓、放置腔静脉滤器等。

五、护理措施

（一）一般护理

1. 休息 指导患者绝对卧床休息，协助患者翻身、饮水、进食以及大小便等；指导患者采用深慢呼吸和放松等方法减轻恐惧心理，保证患者休息，以降低患者氧耗量。

2. 卧位 呼吸困难的患者，可给予床头抬高 30°，使膈肌下降，增加通气。高度疑诊或确诊 PTE 患者注意不要过度屈曲下肢。急性肺栓塞溶栓后，下肢深静脉血栓松动，极易脱落，要绝对卧床 2 周，不能做双下肢用力的动作及双下肢按摩。

（二）病情观察

对高度疑诊或确诊 PTE 患者，可收入重症监护病房进行严密监测，包括：①意识状态；②呼吸状态；③心电活动：肺动脉栓塞时可导致心电图的改变，持续、动态的心电监测，有利于肺栓塞的诊断，以及溶栓治疗效果的观察；④循环状态：并注意保持 24h 出入液量的平衡。

（三）对症护理

1. 低氧的护理　有低氧血症的患者，保持氧气供需平衡可经鼻导管或面罩吸氧。

2. 疼痛的护理　胸痛严重者可以适当使用镇痛药物，但如果存在循环障碍，应避免使用具有血管扩张作用的阿片类制剂，如吗啡。

3. 消除再栓塞的危险因素　①急性期：除绝对卧床外，患者还需避免下肢过度屈曲。一般在充分抗凝的前提下卧床时间为 2~3 周，患者大小便也需在床上解决，外出检查时要用平车运送。保持大便通畅，避免便秘、咳嗽等，以免增加腹腔压力，影响下肢静脉血液回流。指导患者及家属严禁挤压、按摩、热敷患肢，以防止下肢血管压力突然升高，使血栓再次脱落，形成新的危及生命的栓塞。②恢复期：溶栓后为避免栓子脱落，造成再栓塞，患者仍需卧床休息。护士可指导患者进行适当的下肢运动或被动关节活动，穿抗血栓袜，避免加重下肢循环障碍的因素。③观察下肢深静脉血栓形成的征象：局部皮肤有无颜色改变，每天测量和记录双侧下肢周径，以观察溶栓和抗凝治疗的效果。④检查是否存在 Homan 征阳性（轻轻按压膝关节并取屈膝、踝关节急速背曲时出现腘窝部、腓肠肌疼痛），及早发现血栓性静脉炎。

（四）用药护理

1. 溶栓制剂

（1）溶栓治疗的主要并发症是出血，最常见的出血部位为血管穿刺处，严重的出血包括腹膜后出血和颅内出血，一旦发生，预后差，近半数死亡。故应注意：①用药前应充分评估出血的危险性，必要时应抽血交叉备血，做好输血准备，备好急救药品和器材；溶栓前留置外周静脉套管针，以方便溶栓中取血监测，避免反复穿刺血管；溶栓开始前加压包扎已经进行血管穿刺的部位；静脉穿刺部位压迫止血应加大力量并延长按压时间。②在溶栓治疗过程中和治疗结束后均应严密观察患者的意识状态、血氧饱和度的变化，血压过高或偏低都应及时报告医生给予适当处理。③观察皮肤及黏膜、尿液等是否有出血征象；血管穿刺的部位是否有血肿形成；患者有无头痛、腹部或背部的疼痛等。④溶栓结束后，应每 2~4h 测定 1 次 PT 或 APTT，当其水平降至正常值的 2 倍时，应开始肝素抗凝治疗。

（2）过敏反应及抗体形成：SK 对人体具有抗原性，应用后可发生过敏反应，用药之前应预防性的应用糖皮质激素。

（3）再栓塞：治疗期间绝对卧床，保持大便通畅，防止栓子再次脱落形成再栓塞。

2. 抗凝药物

（1）肝素或低分子肝素：肝素的并发症主要为：①出血：为抗凝治疗最重要的并发症，可表现为皮肤紫斑、咯血、血尿或穿刺部位、胃肠道、阴道出血等，故用药前应评估出血的危险性。抗凝过程中 APTT 宜维持在正常值的 1.5~2.5 倍。②肝素诱导的血小板减少症（heparin - induced thrombocytopenia，HIT）：治疗第 1 周应每 1~2d、第 2 周起每 3~4d 监测血小板计数，若出现血小板迅速或持续降低达 30% 以上，或血小板计数 $< 100 \times 10^9/L$，应停用肝素。低分子肝素与普通肝素的抗凝作用相仿，但低分子肝素引起出血和 HIT 的发生率低，只需根据体重给药，无须监测 APTT 和调整剂量。③肝素为糖类制品，偶有过敏反应，早期大量使用时有出现骨质疏松的报道。

（2）华法林：华法林的疗效主要通过监测国际标准化比率（INR），INR 未达到治疗水平时每天监测，达到治疗水平时每周监测 2~3 次，共监测 2 周，以后每周监测 1 次或更少。华法林的主要不良反应是出血，发生出血时可用维生素 K 拮抗。在用华法林治疗的前几周还可能引起血管性紫癜，导致皮肤坏死，需注意观察。

（五）心理护理

PTE 急性发病，症状的出现较突然，并迅速达到较严重的程度，加之要绝对卧床休息和反复抽血化验，患者会出现紧张、焦虑、恐惧等心理反应，应对患者进行心理护理。

（六）健康指导

1. 住院指导　①指导患者严格按病情需要进行卧床休息；抬高下肢、避免下肢弯曲，使用加压弹力袜、下肢间歇序贯加压充气泵和腔静脉滤器增进下肢静脉的血液回流；要避免腹压增加的因素，以免造成血栓脱落。②鼓励患者适当增加液体摄入，防止血液浓缩。③若突然出现胸痛、呼吸困难、一侧肢体疼痛、肿胀等，或出现皮肤瘀斑、牙龈出血、眼结膜出血、血尿等，应及时通知医护人员。

2. 出院指导　①指导患者遵医嘱严格按剂量服用抗凝治疗药物；并指导患者学会自我观察出血征象，如皮肤瘀斑、牙龈出血、眼结膜出血、血尿等。②养成良好的生活习惯，平时生活中注意下肢的活动，有下肢静脉曲张者可穿弹力袜等，避免下肢深静脉血液滞留，血栓复发；如长时间垂腿静坐如乘长途车、乘飞机也应经常活动下肢，或适当走动，以减轻下肢血液淤滞，促进回流；卧床时应抬高患肢至心脏以上水平可促进下肢静脉血液回流。

（石秀梅）

第七节　慢性阻塞性肺疾病

慢性阻塞性肺疾病（chronic obstructive pulmonary disease，COPD）是一种具有气流受限特征的肺部疾病，气流受限不完全可逆，呈进行性发展，但是可以预防和治疗，主要累及肺部，也可以引起肺外各器官的损害。

一、病因与发病机制

1. 个体因素　遗传因素（如 α_1 - 抗胰蛋白酶缺乏等）、哮喘和气道高反应性是慢性阻塞性肺疾病的危险因素。

2. 环境因素　吸烟、职业性粉尘和化学物质、空气污染、生物燃料烟雾、感染。

二、临床表现

1. 症状　本病起病缓慢、病程较长。主要症状是：①呼吸困难；②慢性咳嗽；③咳痰；④喘息和胸闷；⑤其他，如体重下降、食欲缺乏等。

2. 体征　早期体征可无异常，随着疾病进展出现桶状胸、呼吸浅快，严重者可有缩唇呼吸、胸腹矛盾运动、前倾坐位等；叩诊呈过清音、心浊音界缩小、肺下界和肝浊音界下降；听诊两肺呼吸音减弱，呼气延长，部分患者可闻及干性啰音和（或）湿性啰音。

3. 并发症　COPD 可并发慢性呼吸衰竭、自发性气胸、慢性肺源性心脏病。

三、分级与分期

1. COPD 的严重程度分级　根据第一秒用力呼气容积占用力肺活量的百分比（FEV₁/FVC）、第一秒用力呼气容积占预计值百分比（FEV₁% 预计值）将 COPD 的严重程度分为 I 级（轻度）、II 级（中度）、III 级（重度）和 IV 级（极重度）。

2. COPD 病程分期　①急性加重期：指在短期内咳嗽、咳痰、气短和（或）喘息加重、脓痰量增多，可伴发热等症状。②稳定期：指咳嗽、咳痰、气短等症状稳定或轻微。

四、辅助检查

1. 实验室检查　动脉血气分析早期无异常，随病情进展可出现低氧血症、高碳酸血症、酸碱平衡失调等，用于判断呼吸衰竭的类型。COPD 并发细菌感染时，血白细胞升高，核左移。痰培养可能检出病原菌。

2. 影像学检查　早期胸片可无变化，可逐渐出现肺纹理增粗、紊乱等非特异性改变。可出现肺气肿改变，其对 COPD 诊断特异性不高，可作为确定肺部并发症及鉴别其他肺部疾病的检查。

3. 肺功能检查　是判断气流受限的主要客观指标。吸入支气管扩张剂后 $FEV_1/FVC < 70\%$，可确定为持续气流受限。肺总量（TLC）、功能残气量（FRC）、残气量（RV）升高，肺活量（VC）减低，表明肺过度充气。

五、治疗要点

1. 稳定期治疗

（1）教育与劝导吸烟的患者戒烟，脱离粉尘环境。

（2）药物治疗：①支气管舒张药：短期应用可以缓解症状，长期规律应用可预防和减轻症状，常选用沙丁胺醇、沙美特罗、异丙托溴铵等定量吸入剂，茶碱缓（控）释片。②祛痰药：盐酸氨溴索或羧甲司坦。③对 $FEV_1 < 50\%$ 预计值并有并发症或反复加重的 COPD 患者可规律性吸入糖皮质激素。

（3）长期家庭氧疗（long term oxygen therapy，LTOT）：对 COPD 慢性呼吸衰竭者可提高生活质量和生存率。目标是在海平面水平、静息状态下、患者 $PaO_2 > 60mmHg$ 和（或）SaO_2 升至 90%。LTOT 的指征是：①$PaO_2 \leq 55mmHg$ 或 $SaO_2 \leq 88\%$，有或没有高碳酸血症。②PaO_2 $55 \sim 70mmHg$ 或 $SaO_2 < 89\%$，并有肺动脉高压、心力衰竭所致的水肿或红细胞增多症，持续低流量鼻导管吸氧，$1 \sim 2L/min$，每天 15h 以上。

（4）康复治疗：呼吸生理治疗、肌肉训练、营养支持、精神治疗和教育等。

（5）外科治疗：肺大泡切除、肺减容术、支气管镜肺减容术、肺移植术。

2. 急性加重期治疗　根据病情严重程度决定门诊或住院治疗。给予控制性氧疗；给予抗生素、糖皮质激素、支气管舒张药、祛痰药等；对症处理，必要时可使用机械通气治疗。

六、护理措施

1. 一般护理

（1）运动与休息：患者采取舒适的体位，如可取半卧位或坐位，以利呼吸。视病情进行适当的活动，以不感到疲劳、不加重症状为宜；极重度患者宜采取身体前倾位，使辅助呼吸肌参与呼吸。

（2）饮食：①给予高热量、高蛋白、高维生素饮食。②正餐进食量不足时，应安排少食多餐，避免在餐前和进餐时过多饮水。③腹胀的患者应进软食，细嚼慢咽，避免进食产气食物，如汽水、啤酒、豆类、马铃薯和胡萝卜等；避免进食易引起便秘的食物，如油煎食物、坚果等。

2. 病情观察　观察咳嗽、咳痰的情况，呼吸困难的程度，监测动脉血气和水、电解质、酸碱平衡情况。

3. 对症护理

（1）低氧的护理：①呼吸困难伴低氧血症者，一般采用鼻导管持续低流量吸氧，氧流量 $1 \sim 2L/min$，应避免吸入氧气浓度过高而引起二氧化碳潴留。②提倡进行每天持续 15h 以上的长期家庭氧疗，不但能改善缺氧症状，还有助于降低肺循环阻力，减轻肺动脉高压和右心负荷。③氧疗有效的指标：患者呼吸困难减轻、呼吸频率减慢、发绀减轻、心率减慢、活动耐力增加。

（2）咳嗽、咳痰的护理：详见肺炎的护理。

4. 用药的护理　①观察抗生素、支气管舒张药和祛痰药物疗效及不良反应。②可待因具有麻醉性中枢镇咳作用，不良反应包括：恶心、呕吐、便秘、有成瘾的可能，可因抑制咳嗽而加重呼吸道阻塞。③喷托维林是非麻醉性中枢镇咳药，不良反应有口干、恶心、腹胀、头痛等。

5. 呼吸无力的护理　呼吸生理治疗、肌肉训练可以改善患者活动能力，提高生活质量。

（1）缩唇呼吸：缩唇呼吸的技巧是通过缩唇形成的微弱阻力来延长呼气时间，增加气道压力，延缓气道塌陷。患者闭嘴经鼻吸气，然后通过缩唇（吹口哨样）缓慢呼气，同时收缩腹部（图 2 - 3）。吸气与呼气时间比为 1：2 或 1：3。缩唇大小程度与呼气流量：以能使距口唇 15~20cm 处，与口唇等高点水平的蜡烛火焰随气流倾斜又不至于熄灭为宜。

（2）膈式或腹式呼吸：患者可取立位、平卧位或半卧位，两手分别放于前胸部与上腹部。用鼻缓慢吸气时，膈肌最大程度下降，腹肌松弛，腹部凸出，手感到腹部向上抬起。呼气时用口呼出，腹肌收缩，膈肌松弛，膈肌随腹腔内压增加而上抬，推动肺部气体排出，手感到腹部下降（图 2 - 4）。

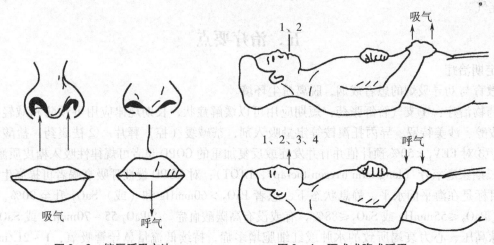

图 2 - 3 缩唇呼吸方法　　　　　图 2 - 4 膈式或腹式呼吸

另外，可以在腹部放置小枕头、杂志或书锻炼腹式呼吸。如果吸气时，物体上升，证明是腹式呼吸。缩唇呼吸和腹式呼吸每天训练 3~4 次，每次重复 8~10 次。腹式呼吸要增加能量消耗，因此指导患者只能在疾病恢复期如出院前进行训练。

（3）有效咳嗽：用力呼气以促进分泌物清除。

（4）全身性运动：包括步行、登楼梯、踏车等。

6. 健康指导

（1）住院指导：戒烟是预防 COPD 的重要措施，应劝导患者戒烟；避免粉尘和刺激性气体的吸入；避免和呼吸道感染患者接触。

（2）出院指导：①出院后继续用药者，应遵医嘱按疗程服药。定期随访进行肺通气功能的监测，识别使病情恶化的因素。②指导家庭氧疗患者和家属注意供氧装置周围严禁烟火，防止氧气燃烧爆炸；定期更换、清洁、消毒氧疗装置。③在呼吸道传染病流行期间，尽量避免去人群密集的公共场所，在潮湿、大风、严寒气候时，避免室外活动，根据气候变化及时增减衣物，避免受凉感冒，预防呼吸道感染。④教会患者和家属依据呼吸困难与活动之间的关系，判断呼吸困难的严重程度，学会自我控制病情的技巧，如腹式呼吸及缩唇呼吸锻炼等。

（3）接种疫苗：流行性感冒（流感）疫苗有灭活疫苗和减毒活疫苗，应根据每年预测的流感病毒种类制备，该疫苗可降低慢性阻塞性肺疾病患者的病情严重程度和病死率，可每年接种 1 次（秋季）或 2 次（秋、冬季）。

（石秀梅）

第八节　慢性支气管炎

慢性支气管炎是气管、支气管黏膜及其周围组织的慢性非特异性炎症。临床上以咳嗽、咳痰或伴有喘息及反复发作为主要症状，每年发病持续 3 个月，连续 2 年或 2 年以上，排除具有咳嗽、咳痰、喘息症状的其他疾病（如肺结核、肺尘埃沉着症、肺脓肿、心脏病、心功能不全、支气管扩张、支气管哮喘、慢性鼻咽炎、食管反流综合征等疾患）。

本病是常见病，多见于中老年人，随着年龄的增长，患病率递增，50 岁以上的患病率高达 15%。本病流行与吸烟、地区和环境卫生等有密切关系。吸烟者患病率远高于不吸烟者。北方气候寒冷患病率高于南方。工矿地区大气污染严重，患病率高于一般城市。

一、护理评估

1. 健康史　护士应询问患者起病的原因及诱因，有无呼吸道感染及吸烟等病史，有无变应原接触史；询问患者的工作生活环境，有无有害气体、烟雾、粉尘等的吸入史。有无受凉、感冒、过度劳累而引起急性发作或加重。

2. 身体评估　包括症状和体征的评估以及疾病的分型和分期。

（1）症状：缓慢起病，病程长，反复急性发作而病情加重。主要症状为咳嗽、咳痰，或伴有喘息。急性加重系指咳嗽、咳痰、喘息等症状突然加重。急性加重的主要原因是呼吸道感染，病原体可以是病毒、细菌、支原体和衣原体等。

1）咳嗽：一般晨间咳嗽为主，睡眠时有阵咳或排痰。

2）咳痰：一般为白色黏液和浆液泡沫痰，偶见痰中带血。清晨排痰较多，起床后或体位变动后可刺激排痰。伴有细菌感染时，则变为黏液脓性痰，痰量亦增加。

3）喘息或气急：喘息明显者称为喘息性支气管炎，部分可能伴支气管哮喘。若伴肺气肿时可表现为劳动或活动后气急。

（2）体征：早期多无异常体征。急性发作期可在背部或双肺底听到干、湿啰音，咳嗽后可减少或消失。如并发哮喘可闻及广泛哮鸣音并伴呼气期延长。

（3）分型：分为单纯型和喘息型两型。单纯型的主要表现为咳嗽、咳痰；喘息型除有咳嗽、咳痰外尚有喘息，常伴有哮鸣音，喘鸣于睡眠时明显，阵咳时加剧。

（4）分期：按病情进展分为三期。

1）急性发作期：指一周内出现脓性或黏液脓性痰，痰量明显增加，或伴有发热等炎症表现，或指一周内"咳""喘""痰"症状中任何一项明显加剧。

2）慢性迁延期：患者有不同程度的"咳""痰""喘"症状，迁延达一个月以上。

3）临床缓解期：经治疗或临床缓解，症状基本消失或偶有轻微咳嗽，痰液量少，持续 2 个月以上者。

3. 心理 - 社会状况　慢性支气管炎患者早期由于症状不明显，尚不影响工作和生活，患者往往不重视，感染时治疗也不及时。由于病程长，反复发作，患者易出现烦躁不安、忧郁、焦虑等情绪，易产生不利于恢复呼吸功能的消极因素。

4. 辅助检查

（1）血液检查：细菌感染时偶可出现白细胞总数和（或）中性粒细胞增多。

（2）痰液检查：可培养出致病菌涂片可发现革兰阳性菌或革兰阴性菌，或大量破坏的白细胞和已破坏的杯状细胞。

（3）胸部 X 线检查：早期无异常。反复发作引起支气管壁增厚，细支气管或肺泡间质炎症细胞浸润或纤维化。

（4）呼吸功能检查：早期无异常，随病情发展逐渐出现阻塞性通气功能障碍，表现为：第一秒用力呼气量占用力肺活量比值（FEV_1/FVC）<60%；最大通气量（MBC）<80% 预计值等。

二、治疗原则

急性发作期和慢性迁延期患者，以控制感染及对症治疗（祛痰、镇咳、平喘）为主；临床缓解期，以加强锻炼，增强体质，避免诱发因素，预防复发为主。

1. 急性加重期的治疗

（1）控制感染：根据病原菌类型和药物敏感情况选择药物治疗。

（2）镇咳、祛痰：常用药物有氯化铵、溴己新、喷托维林等。

（3）平喘：有气喘者可加用解痉平喘药，如氨茶碱和茶碱缓释剂，或长效 β_2 激动剂加糖皮质激素吸入。

2. 缓解期治疗

（1）戒烟，避免有害气体和其他有害颗粒的吸入。

（2）增强体质，预防感冒。

（3）反复呼吸道感染者，可试用免疫调节剂或中医中药。

三、护理措施

1. 环境　保持室内空气流通、新鲜，避免感冒受凉。

2. 饮食　合理安排食谱，给予高蛋白、高热量、高维生素、易消化的食物，多吃新鲜蔬菜、水果，避免过冷过热及产气食物，以防腹胀影响膈肌运动。注意食物的色、香、味。水肿及心力衰竭患者要限制钠盐的摄入，痰液较多者忌用牛奶类饮料，以防引起痰液黏稠不易排出。

3. 用药护理　遵医嘱使用抗炎、祛痰、镇咳药物，观察药物的疗效和不良反应。对痰液较多或年老体弱者以抗炎、祛痰为主，避免使用中枢镇咳药，如可卡因，以免抑制咳嗽中枢，加重呼吸道阻塞，导致病情恶化。可待因有麻醉性中枢镇咳作用，适用于剧烈干咳者，有恶心、呕吐、便秘等不良反应，应用不当可能成瘾；喷托维林是非麻醉性中枢镇咳药，用于轻咳或少量痰液者，无成瘾性，有口干、恶心、头痛等不良反应；溴己新使痰液中黏多糖纤维断裂，痰液黏度降低，偶见恶心、转氨酶升高等不良反应，胃溃疡者慎用。

4. 保持呼吸道通畅　要教会患者排痰技巧，指导患者有效咳嗽的方法。每日定时给予胸部叩击或胸壁震颤，协助排痰。并鼓励患者多饮水，根据机体每日需要量、体温、痰液黏稠度，估计每日水分补充量，每日至少饮水 1 500mL，使痰液稀释，易于排出。痰多黏稠时可予雾化吸入，湿化呼吸道以促使痰液顺利咳出。

5. 改善呼吸状况　缩唇腹式呼吸；肺气肿患者可通过腹式呼吸以增强膈肌活动来提高肺活量，缩唇呼吸可减慢呼气，延缓小气道陷闭而改善呼吸功能，因而缩唇腹式呼吸可有效地提高患者的呼吸功能。患者取立位，亦可取坐位或卧位，一只手放在前胸，另一只手放在腹部，先缩唇，腹内收，胸前倾，由口徐徐呼气，此时切勿用力，然后用鼻吸气，并尽量挺腹，胸部不动。呼、吸时间之比为 2：1 或 3：1，7~8 次/min，每天锻炼 2 次，10~20min/次。

6. 心理护理　对年老患者应加强心理护理，帮助其克服年老体弱的悲观情绪。患者病程长加上家人对患者的支持也常随病情进展而显得无力，患者多有焦虑、抑郁等心理障碍。护士应聆听患者的倾诉，做好患者与家属的沟通、心理疏导，让患者进行适当的文体活动。引导其进行循序渐进的锻炼，如气功、太极拳、户外散步等，将有助于增强老年人的机体免疫能力。为患者创造有利于治疗、康复的最佳心理状态。

四、健康教育

1. 指导患者和家属　患者应了解疾病的相关知识，积极配合康复治疗。

2. 加强管理

（1）环境因素：消除及避免烟雾、粉尘和刺激性气体的吸入，避免接触过敏原或去空气污染、人多的公共场所；生活在空气清新、适宜温湿度、阳光充足的环境中，注意防寒避暑。

（2）个人因素：制定有效的戒烟计划；保持口腔清洁；被褥轻软、衣服宽大合身，沐浴时间不宜过长，防止晕厥等。

（3）饮食营养：足够的热量、蛋白质、维生素和水分，增强食欲。

3. 加强体育锻炼，增强体质，提高免疫能力　锻炼应量力而行，循序渐进，以患者不感到疲劳为宜；可进行散步、慢跑、太极拳、体操、有效的呼吸运动等。

4. 防止感染　室内用食醋 2~10mL/m²，加水 1~2 倍稀释后加热蒸熏，1h/次，每天或隔天 1 次，有一定的防止感冒作用。劝告患者在发病季节前应用气管炎疫苗、核酸等，从而增强免疫功能，以减少患者感冒和慢性支气管炎的急性发作。

5. 帮助患者加强身体的耐寒锻炼　耐寒锻炼需从夏季开始，先用手按摩面部，后用冷水浸毛巾拧干后擦头面部，渐及四肢。体质好、耐受力强者，可全身大面积冷水摩擦，持续到 9 月份，以后继续用冷水按摩面颈部，最低限度冬季也要用冷水洗鼻部，以提高耐寒能力，预防和减少本病发作。

（石秀梅）

第九节　肺脓肿

肺脓肿是由多种病原菌引起肺实质坏死的肺部化脓性感染。早期为肺组织的化脓性炎症，继而坏死、液化，由肉芽组织包绕形成脓肿。临床特征为高热、咳嗽和咳大量脓臭痰。胸部 X 线显示 1 个或多发的含气液平的空洞，如多个直径小于 2cm 的空洞则称为坏死性肺炎。本病可见于任何年龄，青壮年男性及年老体弱有基础疾病者多见。自抗生素广泛应用以来，肺脓肿发病率明显降低。

病原体常为上呼吸道、口腔的定植菌，包括需氧、厌氧和兼性厌氧菌。90% 肺脓肿患者并发厌氧菌感染。常见的其他病原体包括金黄葡萄球菌、化脓性链球菌、肺炎克雷伯杆菌和铜绿假单胞菌。根据感染途径，肺脓肿可分为三种类型：吸入性肺脓肿、继发性肺脓肿和血源性肺脓肿。

一、护理评估

（一）健康史

了解患者有无意识障碍、肺部感染，及齿、口、鼻咽部感染等相关病史；询问有无手术、劳累、醉酒、受凉和脑血管病等病史，及身体其他部位的感染病史；了解细菌的来源和脓肿的发生方式。

（二）身体评估

1. 症状　急性起病，畏寒、高热，体温达 39～40℃，伴有咳嗽、咳黏痰或黏液脓性痰。炎症累及壁层胸膜可引起胸痛，且与呼吸有关。病变范围大时可出现气促。此外还有精神不振、全身乏力、食欲减退等全身中毒症状。如感染控制不及时，可于发病的 10～14d，突然咳出大量脓臭痰及坏死组织，每日可达 300～500mL，静置后可分为 3 层。偶有 1/3 患者有不同程度的咯血，偶有中、大量咯血而突然窒息致死。一般在咳出大量脓痰后，体温明显下降，全身中毒症状随之减轻，数周内一般情况逐渐恢复正常。肺脓肿破溃到胸膜腔，可出现突发性胸痛、气急，出现脓气胸。部分患者缓慢发病，仅有一般的呼吸道感染症状。血源性肺脓肿多先有原发病灶引起的畏寒、高热等全身脓毒症的表现。经数日或数周后才出现咳嗽、咳痰，痰量不多，极少咯血。慢性肺脓肿患者常有咳嗽、咳脓痰、反复发热和咯血，持续数周到数日。可有贫血、消瘦等慢性中毒症状。

2. 体征　与肺脓肿的大小和部位有关。初起时肺部可无阳性体征，或患侧可闻及湿啰音；病变继续发展，可出现肺实变体征，可闻及支气管呼吸音；肺脓腔增大时，可出现空嗡音；病变累及胸膜可闻及胸膜摩擦音或呈现胸腔积液体征。血源性肺脓肿多无阳性体征。慢性肺脓肿常有杵状指（趾）。

（三）心理 - 社会状况

急性肺脓肿起病急，症状明显，患者易产生紧张不安的情绪；慢性肺脓肿病程长，破坏了正常的工作、生活秩序，咳出大量脓性臭痰，无论对本人还是其他人都是一种不良刺激，患者常出现情绪抑郁，表现为悲观、失望、焦虑等。

（四）辅助检查

1. 血常规检查　急性肺脓肿血白细胞总数可达（2～3）×10^{10}/L，中性粒细胞在 90% 以上，核明显左移，常有中毒颗粒。慢性患者的白细胞可稍有升高或正常，红细胞和血红蛋白减少。

2. 痰细菌学检查　气管深部痰标本细菌培养可有厌氧菌和（或）需氧菌存在。

3. 胸部 X 线检查 X 线胸片早期可见大片浓密模糊浸润阴影，边缘不清或团片状浓密阴影。脓肿形成，脓液排出后，可见圆形透亮区及液平面。经脓液引流和抗生素治疗后，周围炎症先吸收，最后可仅残留纤维条索状阴影。血源性肺脓肿典型表现为两肺外侧有多发球形致密阴影，大小不一，中央有小脓腔和气液平面。

4. 纤维支气管镜检查 有助于明确病因、病原学诊断及治疗。

二、治疗原则

本病的治疗原则是抗菌药物治疗和脓液引流。

1. 抗菌药物治疗 一般选用青霉素。对青霉素过敏或不敏感者，可用林可霉素、克林霉素或甲硝唑等药物。若疗效不佳，要注意根据细菌培养和药物敏感试验结果选用有效抗菌药物。

2. 脓液引流 是提高疗效的有效措施。痰液黏稠不易咳出者可用祛痰药或雾化吸入生理盐水、祛痰药或支气管舒张剂以利痰液引流。身体状况较好者可采取体位引流排痰。

3. 支气管肺泡灌洗术（bronchoalveolar lavage，BAL） 是一种介入性操作，在纤维支气管镜直视下操作，能有效清除肺脓肿腔内的脓性分泌物，并可直接注入抗生素。

4. 手术治疗 略。

三、护理措施

1. 环境 肺脓肿患者咳痰量大，常有厌氧菌感染，痰有臭味，应保持室内空气流通，同时注意保暖，如有条件最好住单间。

2. 饮食护理 由于脓肿的肺组织在全身消耗严重的情况下修复困难，机体需要较强的支持疗法，应加强营养，给予高蛋白、高维生素、高热量、易消化饮食，食欲欠佳者应少量多餐。

3. 咳嗽、咳痰的护理 肺脓肿患者通过咳嗽排出大量脓痰。应鼓励患者进行有效的咳嗽，经常活动和变换体位，以利痰液排出。鼓励患者增加液体摄入量，以促进体内的水化作用，使脓痰稀释而易于咳出。要注意观察痰的颜色、性质、气味和静置后是否分层。准确记录 24h 痰液排出量。当发现血痰时，应及时报告医生，若痰中血量较多，要严密观察病情变化，并准备好抢救药品和用品，嘱患者头偏向一侧，最好取患侧卧位，注意大咯血或窒息的发生。

4. 体位引流的护理 体位引流有利于大量脓痰排出体外，根据病变部位采用肺段、支气管引流的体位，使支气管内痰液借重力作用，经支气管、气管排出体外。对脓痰甚多，且体质虚弱的患者应做监护，以免大量脓痰涌出但无力咳出而窒息。年老体弱、呼吸困难明显者或在高热、咯血期间不宜行体位引流。必要时，应用负压吸引器给予经口吸痰或支气管镜抽吸排痰。痰量不多，中毒症状严重，提示引流不畅，应积极进行体位引流。发绀、呼吸困难、胸痛明显者，应警惕脓气胸。

5. 口腔护理 肺脓肿患者高热时间较长，唾液分泌减少，口腔黏膜干燥；又因咳大量脓臭痰，利于细菌繁殖，易引起口腔炎及黏膜溃疡；而大量抗生素的应用，易诱发真菌感染。因此要在晨起、饭后、体位引流后、临睡前协助患者漱口，做好口腔护理。

6. 用药护理 遵医嘱给予抗生素、祛痰药、支气管扩张剂，或给予雾化吸入。以利痰液稀释、排出。

7. 心理护理 本病患者常有焦虑、抑郁、内疚等不良心理状态。护理人员应富有同情心和责任感，向患者解释肺脓肿的有关知识，多进行安慰，对患者提出的问题耐心解答，建立，良好的护患关系，使患者能积极主动配合治疗，以缩短疗程，争取早日彻底康复。

四、健康教育

1. 疾病预防指导 让患者了解肺脓肿的感染途径，彻底治疗口腔、上呼吸道慢性感染病灶如龋齿、化脓性扁桃体炎、鼻窦炎、牙周溢脓等，以防止病灶分泌物吸入肺内，诱发感染。重视口腔清洁，经常漱口，多饮水，预防口腔炎的发生。积极治疗皮肤外伤感染、痈、疖等化脓性病灶，不挤压痈、疖，防止血源性肺脓肿的发生。不酗酒。

2. 疾病知识指导

（1）教会患者有效咳嗽、体位引流的方法，及时排出呼吸道异物，防止吸入性感染，保持呼吸道通畅，促进病变的愈合。

（2）指导慢性病、年老体弱患者家属经常为患者翻身、叩背，促进痰液排出，疑有异物吸入时要及时清除。

（3）肺脓肿患者的抗生素治疗需时较长，才能治愈，防止病情反复。患者及家属应了解其重要性，遵从治疗计划。

（石秀梅）

第十节　肺结核

肺结核是由结核分枝杆菌引起的肺部慢性传染性疾病。结核分枝杆菌可侵及全身多个脏器，以肺结核最常见。临床常有低热、盗汗、消瘦、乏力及咳嗽、咯血等表现。

肺结核在当今仍然是严重危害人类健康的主要传染病，是全球关注的公共卫生和社会问题，也是我国重点控制的主要疾病之一。20 世纪 60 年代起，化学治疗成为控制结核病的有效方法，使新发结核病治愈率达 95% 以上。但 20 世纪 80 年代中期以来，结核病出现全球恶化趋势，WHO 于 1993 年宣布结核病处于"全球紧急状态"，动员和要求各国政府大力加强结核病的控制工作。在我国，结核病总的疫情虽有明显下降，但流行形势仍十分严峻。中国是世界上结核病疫情负担最重的 22 个国家之一，疫情呈"三高一低"，即患病率高、死亡率高、耐药率高、年递减率低，全国有近半的人口曾受结核分枝杆菌感染，2000 年统计结果显示，活动性肺结核患者约 500 万，占世界结核患者总数的 1/4，每年因结核病死亡的人数约 13 万，是全国十大死亡病因之一。因此结核病的防治仍然是一个严重的、需要高度重视的公共卫生和社会问题。

一、护理评估

（一）健康史

护士应注意询问患者家族史、个人健康史等情况，有无与结核患者亲密接触史，家族中有无结核患者，是否有同室生活、共同进餐的情况；有无麻疹、糖尿病、艾滋病、慢性疾病、营养不良或使用糖皮质激素、免疫抑制剂等状况；了解病程经过、以往诊断和治疗情况。

（二）身体评估

1. 症状　包括呼吸系统症状和全身症状。

（1）呼吸系统症状

1）咳嗽咳痰：是肺结核最常见症状。咳嗽较轻，干咳或少量黏液痰。有空洞形成时，痰量增多，若合并其他细菌感染，痰可呈脓性。

2）咯血：1/3 ~ 1/2 的患者有咯血。咯血量多少不定，多数患者为少量咯血，少数为大咯血。

3）胸痛：结核累及胸膜时可表现为胸痛，为胸膜性胸痛，且随呼吸运动和咳嗽加重。

4）呼吸困难：多见于干酪样肺炎和大量胸腔积液患者，也可见于纤维空洞性肺结核的患者。

（2）全身症状：发热为最常见症状，多为长期午后潮热，即下午或傍晚体温开始升高，翌晨降至正常。部分患者有乏力、盗汗、食欲减退和体重减轻等全身性症状。育龄妇女可有月经不调或闭经。

2. 体征　取决于病变性质和范围。病变范围小或位置深者，可以没有任何体征；渗出性病变范围较大或干酪样坏死时，则可以有肺实变体征，如触觉语颤增强、叩诊浊音、听诊闻及支气管呼吸音和细湿啰音。当有较大范围的纤维条索形成时，气管向患侧移位，患侧胸廓塌陷、叩诊浊音、听诊呼吸音减弱并可闻及湿啰音。结核性胸膜炎时有胸腔积液体征：气管向健侧移位，患侧胸廓望诊饱满、触觉语颤减弱、叩诊实音，听诊呼吸音消失。支气管结核可有局限性哮鸣音。

（三）心理 - 社会状况

了解患者及家属对结核病知识了解的程度，评估患者因患病及隔离治疗是否表现有焦虑、忧郁、恐惧、悲观、自卑、孤独、退缩等心理变化，评估患者的社会支持系统；家庭成员对患者的态度、关心程度，照顾的方式，经济状况等。

（四）辅助检查

1. 痰结核分枝杆菌检查　是确诊肺结核、制定化学治疗方案和考核治疗效果的主要依据。痰涂片抗酸染色镜检快速简便，若抗酸杆菌阳性，肺结核诊断基本可成立。痰培养更为精确，常作为结核病诊断的金标准。

2. 影像学检查　胸部 X 线检查是诊断肺结核的重要方法，可以发现早期轻微的结核病变，确定病变范围、部位、形态、密度与周围组织的关系。CT 检查易发现隐蔽的病变，而减少微小病变的漏诊。

3. 结核菌素试验　用于检出结核分枝杆菌感染，而不能检出结核病。WHO 和国际防痨和肺病联合会推荐使用的结核菌素为纯蛋白衍化物（purified protein derivative，PPD）以便于国际间结核感染率的比较。通常在左前臂屈侧中部皮内注射 0.1mL（5U），试验后 48 ~ 72h 观察和记录结果，测量皮肤硬结的横径和纵径，得出平均直径 =（横径 + 纵径）/2，而不是红晕的直径，硬结直径≤4mm 为阴性，5 ~ 9mm 为弱阳性，10 ~ 19mm 为阳性，≥20mm 或局部出现水疱、坏死和淋巴管炎为强阳性反应。

结核菌素实验阳性仅表示有结核分枝杆菌感染，并不一定现在患病，若呈强阳性，常提示活动性结核病。结核菌素实验对婴幼儿的诊断价值大于成人，3 岁以下强阳性反应者，应视为有新近感染的活动性肺结核，如果 2 年内结核菌素反应从 <10mm 增加至 10mm 以上，并增加 6mm 以上时可认为有新近感染。

结核菌素试验阴性除见于机体未感染结核分枝杆菌，还见于结核感染后 4 ~ 8 周以内，处于变态反应前期；免疫力下降或免疫受抑制，如应用糖皮质激素、淋巴细胞免疫系统缺陷、麻疹、百日咳、严重结核病和危重患者。

二、治疗原则

1. 抗结核化学药物治疗（简称化疗）　化学治疗的主要作用在于迅速杀死病灶中大量繁殖的结核分枝杆菌，使患者由传染性转为非传染性。防止获得性耐药变异菌的产生。彻底杀灭结核病变中静止或代谢缓慢的结核分枝杆菌，使患者达到临床治愈和生物学治愈的目的。

（1）化学治疗的原则：早期、规律、全程、适量和联合治疗是化学治疗的原则。整个化疗方案分强化和巩固两个阶段。

（2）常用抗结核药物：常用抗结核药的剂量和主要不良反应见表 2 - 1。

表 2 - 1　常用抗结核药的剂量和主要不良反应

药名（缩写）	每日剂量（g）	间歇疗法一日量（g）	主要不良反应	注意事项
异烟肼（H，INH）	0.3	0.6 ~ 0.8	周围神经炎，偶有肝损害	避免与抗酸药同时服用，注意消化道反应，肢体远端感觉及精神状态
利福平（R，RFP）	0.45 ~ 0.6*	0.6 ~ 0.9	肝损害，变态反应	体液及分泌物会呈橘黄色，使接触镜（隐形眼镜）永久变色；监测肝脏毒性及变态反应；加速口服避孕药、降糖药、茶碱、抗凝血剂等药物的排泄，使药效降低或失败
链霉素（S，SM）	0.75 ~ 1.0（老年人每次 0.75）	0.75 ~ 1.0	听力障碍、眩晕、肾损害，口周麻木，过敏性皮疹等	注意听力变化及有无平衡失调，用药前和用药后 1 ~ 2 个月进行听力检查

药名 （缩写）	每日剂量 （g）	间歇疗法 一日量（g）	主要不良反应	注意事项
吡嗪酰胺 （Z，PZA）	1.5~2.0	2~3	胃肠不适、肝损害、高尿酸 血症、关节痛	警惕肝脏毒性反应，监测肝功能，定期监测ALT； 注意关节疼痛、皮疹等反应，监测血清尿酸
乙胺丁醇 （E，EMB）	0.75~1.0**	1.5~2.0	视神经炎	检查视觉灵敏度和颜色的鉴别力（用药前、用药 后每1~2个月1次）
对氨基水杨 酸钠 （P，PAS）	8~12***	10~12	胃肠反应、变态反应、肝损害	监测不良反应的症状、体征、定期复查肝功能

注：*：体重＜50kg用0.45g，≥50kg用0.6g；S、Z用量亦按体重调节；

**：前2个月25mg/kg，其后减至15mg/kg；

***：每日分2次服用（其他药均为每天1次）。

（3）统一标准化学治疗方案

1）初治涂阳肺结核治疗方案（含初治涂阴有空洞形成或粟粒型肺结核）

a. 每日用药方案：强化期：异烟肼、利福平、吡嗪酰胺和乙胺丁醇，顿服，2个月；巩固期：异烟肼、利福平，顿服，4个月。简写为：2HRZE/4HR。

b. 间歇用药方案：强化期：异烟肼、利福平、吡嗪酰胺和乙胺丁醇，隔日1次或每周3次，2个月；巩固期：异烟肼、利福平，隔日1次或每周3次，4个月。简写为：2HRZE/4HR。

2）复治涂阳肺结核治疗方案

a. 每日用药方案：强化期：异烟肼、利福平、吡嗪酰胺、链霉素和乙胺丁醇，每日1次，2个月；巩固期：异烟肼、利福平和乙胺丁醇，每日1次，4~6个月。巩固期治疗4个月时，痰菌未转阴，可继续延长治疗期2个月。简写为：2HRZSE/（4~6）HRE。

b. 间歇用药方案：强化期：异烟肼、利福平、吡嗪酰胺、链霉素和乙胺丁醇，隔日1次或每周3次，2个月；巩固期：异烟肼、利福平和乙胺丁醇，隔日1次或每周3次，6个月。简写为：2HRZSE/6HRE。

3）初治涂阴肺结核治疗方案

a. 每日用药方案：强化期：异烟肼、利福平、吡嗪酰胺，每日1次，2个月；巩固期：异烟肼、利福平，每日1次，4个月。简写为：2HRZ/4HR。

b. 间歇用药方案：强化期：异烟肼、利福平、吡嗪酰胺，隔日1次或每周3次，2个月；巩固期：异烟肼、利福平，隔日1次或每周3次，4个月。简写为：2HRZ/4HR。

上述间歇方案为我国结核病规划所采用，但必须采用全程督导化疗管理，以保证患者不间断地规律用药。

2. 对症治疗

（1）毒性症状：有效抗结核治疗1~2周，毒性症状可消失，无须特殊处理。高热或大量胸腔积液者可在使用有效抗结核药物同时，加用糖皮质激素，可能减轻炎症和变态反应引起的症状。

（2）咯血：若仅痰中带血或小量咯血，以卧床休息、止咳、镇静等对症治疗为主。可用氨基己酸、氨甲苯酸、酚磺乙胺等药物止血。中等或大量咯血时应严格卧床休息，应用垂体后叶素止血，必要时可经支气管镜局部止血，或插入球囊导管，压迫止血。若咯血量过多，可酌情适量输血。

3. 手术治疗　当前肺结核外科手术治疗主要的适应证是经合理化学治疗无效、多重耐药的厚壁空洞、大块干酪灶、结核性脓胸、支气管胸膜瘘和大咯血保守治疗无效者。

三、护理措施

1. 休息与活动

（1）肺结核患者症状明显，有咯血、高热等严重结核病毒性症状，或结核性胸膜炎伴大量胸腔积液者，应当卧床休息。

（2）恢复期患者可适当增加户外活动，如散步、打太极、做保健操等，充分调动人体内在的自身康复能力，增进机体免疫功能，提高机体的抗病能力。

（3）轻症患者在坚持化学治疗的同时，可进行正常工作，但应避免劳累和重体力劳动，保证充足的睡眠和休息，做到劳逸结合。

（4）痰涂阴性和经有效抗结核治疗4周以上的患者，没有传染性或只有极低的传染性，应鼓励患者过正常的家庭和社会生活，有助于减轻肺结核患者的社会隔离感和因患病引起的焦虑情绪。

2. 饮食　为患者制订全面的饮食营养计划，提供高热量、高蛋白、富含维生素的饮食，如鱼、肉、蛋、牛奶豆制品、蔬菜和水果等；增进食欲，增加饮食的品种，采用患者喜欢的烹调方法；创造一个整洁、安静、舒适的进餐环境，消除疼痛、焦虑等干扰因素，去除不良因素，使患者在轻松、愉快的气氛中享受进食的乐趣；必要时遵医嘱给予静脉补充足够的营养；监测患者体重，判断患者营养状况是否改善。

3. 用药护理

（1）抗结核用药时间至少半年，长的达一年半之久，患者往往难以坚持，应有计划、有目的地向患者及家属逐步介绍有关药物治疗的知识，如借助科普读物帮助患者加深理解。

（2）向患者和家属宣传讲解早期、联合、适量、规律、全程化学治疗的重要性，使患者树立治愈疾病的信心，积极配合治疗，督促患者按医嘱服药、建立按时服药的习惯。

（3）解释药物不良反应时，重视强调药物的治疗效果，让患者认识到发生不良反应的可能性较小，以激励患者坚持全程化学治疗，防止治疗失败而产生耐药结核分枝杆菌，增加治疗的困难和经济负担。如出现巩膜黄染、肝区疼痛、胃肠不适、眩晕、耳鸣等不良反应要及时与医生联系，不要自行停药，大部分不良反应经相应处理可以完全消失。

4. 病情观察　注意咳嗽、咳痰的颜色、性质、量的变化，观察咯血的程度，及发热、盗汗、消瘦、贫血等全身症状，出现高热、气促、发绀，提示病情严重。

5. 对症处理　发热的患者卧床休息，多饮水，必要时给予物理降温或小剂量解热镇痛药；盗汗的患者注意室内通风，衣被勿太厚，及时用毛巾擦干身体和更换湿衣服、被单等；咳嗽、咳痰的患者适当给予止咳祛痰剂，如复方甘草合剂等；胸痛患者宜取患侧卧位，减少患侧胸廓活动而减轻疼痛。

6. 心理护理　建立良好的护患关系，取得患者及家属的信任和配合；加强对患者及家属的心理咨询和卫生宣传，介绍有关结核病的知识，使之了解只有坚持合理、全程化疗，患者才能完全康复。帮助患者提高机体免疫功能，树立信心，尽快适应环境，消除焦虑、紧张心理；鼓励患者倾诉患病的身心感受，充分调动人体内在的自身康复能力，使患者积极配合治疗，处于接受治疗的最佳心理状态。指导患者和家属学会寻求社会支持。

四、健康教育

（一）结核病预防控制

1. 控制传染源　早期发现患者并登记管理，及时给予合理化学治疗和良好护理，是预防结核病疫情的关键。肺结核病程长、易复发和具有传染性，必须长期随访。掌握患者从发病、治疗到治愈的全过程。

2. 切断传播途径　①有条件的患者应单居一室；涂阳肺结核患者住院治疗时需进行呼吸道隔离，室内保持良好通风，每天用紫外线消毒。②注意个人卫生，严禁随地吐痰，不可面对他人打喷嚏或咳嗽，以防飞沫传播。在咳嗽或打喷嚏时，用双层纸巾遮住口鼻，纸巾焚烧处理，留置于容器中的痰液必须经灭菌处理再弃去。接触痰液后用流水清洗双手。③餐具煮沸消毒或用消毒液浸泡消毒，同桌共餐时使用公筷，以预防传染。④被褥、书籍在烈日下暴晒 6h 以上。⑤患者外出时戴口罩。

3. 保护易感人群　①给未受过结核分枝杆菌感染的新生儿、儿童及青少年接种卡介苗（活的无毒力牛型结核分枝杆菌疫苗），使人体产生对结核分枝杆菌的获得性免疫力。卡介苗不能预防感染，但可减轻感染后发病与病情。②密切接触者应定期到医院进行有关检查，必要时给予预防性治疗。③对受结核分枝杆菌感染易发病的高危人群，如 HIV 感染者、硅沉着病、糖尿病等，可应用预防性化学治疗。

（二）患者指导

1. 休息与活动指导　肺结核患者应注意休息。嘱患者戒烟、限酒；保证营养的补充；合理安排休息，避免劳累；避免情绪波动及呼吸道感染；住处应尽可能保持通风、干燥，有条件者可选择空气新鲜、气候温和处疗养，以促进身体的康复，增加抵抗疾病的能力。

2. 用药指导　抗结核用药时间较长，患者往往难以坚持，只有加强访视宣传，督促用药，取得患者合作，才能保证治疗计划的顺利完成。过早停药或不规则服药是治疗失败的主要原因。向患者介绍结核病的常用治疗方法及持续用药时间，说明用药过程中可能出现的不良反应及用药注意事项、临床表现。一旦出现严重不良反应须随时就医。

3. 指导患者定期随诊　指导患者定期随诊、接受 X 线胸片检查和肝、肾功能检查，了解治疗效果和病情变化，有利于治疗方案的调整，直至疾病痊愈。

（石秀梅）

第三章

循环系统常见疾病的护理

第一节 循环系统常见症状的护理

一、心悸

（一）定义

心悸是指患者自觉心跳或心慌，伴有心前区不适感。由各种原因引起的心动过速、心动过缓及心房颤动等心律失常，均易引起心悸。

正常情况下，人在静态或休息时不会感到自己的呼吸和心跳。如果在静态或休息状态下自觉心脏搏动并有不适感，则为心悸。此时，体格检查可发现心脏搏动增强、心率和心律变化，部分患者亦可正常。心悸是一种常见的临床症状，与患者的敏感性，以及心搏强度、速率或节律的变化有关。

（二）护理评估

1. 病因评估

（1）病史询问：患者有无心慌、心跳、心惊、胸部跳蹦，甚至感到心脏跳到咽喉部等症状；有无与心悸发生有关的心脏病病史或其他疾病病史，了解心功能状态；心悸与气候、环境、体力劳动、情绪、饮食起居、服药的关系。

（2）体格检查：重点了解心脏大小、脉搏、心率、心律与心音的变化，各瓣膜区有无杂音，有无贫血体征，有无甲状腺肿大等。

（3）实验室及其他辅助检查：除血常规、血糖及儿茶酚胺浓度外，应特别注意心电图、甲状腺功能检查的结果。

通过上述病史询问、相关体格检查和实验室及其他辅助检查，判断患者有无心悸，确定其心悸的性质为功能性或器质性。

2. 心悸发作时间、部位、性质、程度及其伴随症状

（1）时间：自第一次发作至今有多长时间，心悸发作的频率，每次发作持续与间隔的时间，突发性、暂时性还是持续性等，一般器质性心脏病引起的持续时间较长。

（2）部位：多数患者心悸位于心前区，少部分位于心尖波动处或胸骨下等，极少数患者从心前区直至咽喉部。

（3）性质和程度：心悸为主观感觉，依个人感受不同，其程度差异也较大。有心律失常引起的心悸，在检查患者的当时其心律失常不一定存在，因此，务必让患者详细陈述其发生心悸当时的主观感觉，如心跳是过快还是过慢、有无不规则样感觉等，帮助鉴别快速型或慢速型心律失常。

（4）伴随症状：心悸是否有前驱症状或伴有胸痛、呼吸困难、头晕、发热等症状，确定心悸的病因。

3. 目前诊断和治疗的情况 引起心悸的原因很多，其性质可能是功能性的，也可能是器质性的，诊断和治疗也会存在很大差异，应仔细询问患者目前的诊断和用药情况，有无采用电学方法（如电复

律、人工心脏起搏)、外科手术或其他治疗方法，疗效如何等。

4. 评估心悸对患者的影响　重点是评估患者目前的睡眠、工作和日常生活有无因心悸而改变，其程度如何，以及有无与心悸有关的情绪改变等。

（三）护理措施

1. 病情观察　注意心悸发生的时间、性质、程度、诱发或使其减轻的因素，以及呼吸困难、胸痛、晕厥等伴随症状的变化，重点观察心脏的体征，尤其是心率、心律的变化。监测心电图的变化及各相关检查的结果。

2. 心理护理　建立相互信任的护患关系，倾听患者的述说，了解患者的心理状态和心理需求，给予患者必要的精神安慰，解除紧张、焦虑的情绪，增强安全感和治疗的信心。对神经症患者更应关心。此外，舒适、安静的环境，有利于患者身心放松。

3. 控制诱发因素　包括限制饮酒、吸烟、饮用刺激性饮料；调整运动强度、工作压力和环境刺激；避免寒冷、刺激性谈话及电视或电影等。

4. 减轻症状

（1）休息：原则上根据心悸原发病的轻重、心功能不全的程度，决定如何休息。严重心律失常（阵发性室上性心动过速，多发、多源、连发的室性期前收缩伴 R on T 现象，Ⅱ度和Ⅲ度房室传导阻滞，发作频繁的窦性停搏等）者应卧床休息，直到心悸好转后再逐渐起床活动。心功能 3 级及以上者，应以绝对卧床休息为主。

（2）体位：心悸明显者卧床时应避免左侧卧位，因左侧卧位较易感觉到心悸；器质性心脏病伴心功能不全者，为减少回心血量和减轻心悸，宜取半坐卧位。衣服宜宽松，以免患者因衣服的束缚而使心悸加重。

（3）吸氧：对心律失常尤其是严重心律失常者，或器质性心脏病引起的心悸伴气急、不能平卧、发绀者，可行面罩或鼻导管吸氧，以增加重要脏器的氧供，提高血氧浓度，改善患者的自觉症状。

5. 饮食　器质性心脏病所致心悸者，应给予少盐、易消化饮食，少量多餐，以减轻水肿及心脏前负荷；多食富含维生素的水果、蔬菜，以利于心肌代谢，防止低钾；控制总热量，以降低新陈代谢，减轻心脏负担；避免饱餐，因饱餐可诱发室性期前收缩、阵发性室上性心动过速等心律失常，加重心悸。

6. 排便护理　养成良好排便习惯，防止便秘发生；适当增加全身运动量，增加直肠血供及肠蠕动，以利排便；做好腹部按摩或仰卧起坐运动，锻炼膈肌、腹肌和提肛肌力，促进排便；避免过久过度无效排便，导致心脏不适、脱肛、痔疮等。

7. 药物治疗的护理　抗心律失常药、强心药、利尿药、扩血管药、降血压药、肾上腺糖皮质激素、抗生素、抗甲状腺药等被用于治疗不同原因的心悸患者。护士应掌握上述药物的药理机制、使用方法和不良反应，用于指导药物疗效和不良反应的观察。

8. 特殊治疗的护理　对做心电监护、床旁血流动力学监测、电复律、人工心脏起搏等特殊检查和治疗的患者，必须做好相应的护理。

9. 健康教育

（1）指导患者正确描述症状，如心悸的时间、性质、程度、伴随症状、诱发或使症状减轻的因素等。

（2）应向患者说明心悸的原因和发生机制，避免过度劳累、精神刺激、情绪激动、饮酒、饮用咖啡和浓茶等可能诱发或加重心悸的因素。

（3）遵照医嘱用药，定期门诊随访。

二、心源性呼吸困难

（一）定义

呼吸困难（dyspnea），是指患者主观感到空气不足、呼吸费力，客观上表现为呼吸运动用力，严重时可出现张口呼吸、鼻翼翕动、端坐呼吸，甚至发绀，辅助呼吸肌参与活动，并伴有呼吸频率、深度与节律的改变。全身重要脏器疾病常伴有呼吸困难。心源性呼吸困难（cardiac dyspnea），又称气促或气急，是患者在休息和轻体力活动中自我感觉到的呼吸异常。循环系统疾病引起的呼吸困难最常见的病因是左心衰竭，也可出现于右心衰竭、心肌病、心包炎、心脏压塞时。由左心衰竭所致的呼吸困难较为严重。

（二）护理评估

1. 病史　询问患者有无心血管疾病、肺部疾病、神经精神性疾病、血液系统疾病及中毒症状等。呼吸困难发生与发展的特点，呼吸困难的表现形式或严重程度，引起呼吸困难的体力活动类型，睡眠情况，何种方法可使呼吸困难减轻，是否有咳嗽、咳痰、咯血、乏力等伴随症状。

2. 症状与体征的评估

（1）评估呼吸频率、节律、深度；脉搏；血压；意识状况；面容与表情；营养状况；体位；皮肤黏膜有无水肿、发绀；颈静脉有无怒张。

（2）胸部体征：两侧肺部是否可闻及湿啰音或哮鸣音，啰音的分布是否可随体位而改变。

（3）心脏检查：心脏有无扩大，心率、心律、心音有无改变，有无奔马律。

3. 相关因素评估

（1）实验室检查：评估血氧饱和度、血气分析，判断患者缺氧程度及酸碱平衡状况。

（2）肺部 X 线检查：有助于判断肺瘀血、肺水肿或肺部感染的严重程度，有无胸腔积液或心包积液。

（3）评估呼吸困难对患者生理心理的影响：是否影响睡眠；随着呼吸困难的逐步加重，对日常生活和机体活动耐力的影响，能否生活自理；患者是否有精神紧张和焦虑不安甚至悲观绝望。

（三）护理措施

1. 调整体位　宜采取半卧位或坐位，尤其夜间睡眠应保持半卧位，以改善呼吸和减少回心血量。发生左心衰竭时，应迅速保持其两腿下垂坐位及给予其他对症措施；避免臂、肩、骶、膝部受压或滑脱，可用枕或软垫支托。可让患者伏于床旁桌上保持半卧位。

2. 氧疗　吸氧可增加血氧浓度，改善组织缺氧，减轻呼吸困难。给予氧气间断或持续吸入，根据缺氧程度调节氧流量，根据病情选择合适的湿化液。

3. 活动与休息　患者应尽量减少活动和不必要的谈话，以减少耗氧量，从而减轻呼吸困难。保持环境干净、整洁、空气流通，患者衣服宽松，盖被松软，减轻憋闷感；提供适合的温度和湿度，有利于患者的放松和休息。呼吸困难加重时，加强生活护理，照顾其饮食起居，注意口腔护理，协助大、小便等，以减轻心脏负荷。

4. 心理护理　多巡视、关心患者，经常和患者接触，了解其心理动态。鼓励患者充分表达自己的感受。告知患者通过避免诱因，合理用药可以控制病情继续进展，缓解症状；相反，焦虑不利于呼吸困难的改善，甚至加重病情。以安慰和疏导，稳定患者情绪，降低其交感神经的兴奋性，使患者心率减慢、心肌耗氧量减少而减轻呼吸困难。

5. 密切观察病情　如观察呼吸困难有无改善，皮肤发绀是否减轻，血气分析结果是否正常。及时发现病情变化，尤其需加强夜间巡视和床旁安全监护。

6. 遵医嘱用药　如给予抗心衰、抗感染等药物治疗，观察药物的不良反应。用药的目的是改善肺泡通气。静脉输液时严格控制滴速，通常是 20~30 滴/分，防止诱发急性肺水肿。准确记录出入量，以了解体液平衡情况。

三、心源性水肿

（一）定义

当人体血管外组织间隙体液积聚过多时称为水肿（edema）。心源性水肿是指由于各种心脏病所致的心功能不全引起体循环静脉瘀血，使机体组织间隙有过多的液体积聚。心源性水肿最常见的病因是右心衰竭或全心衰竭，也可见于渗出性心包炎或缩窄性心包炎。其特点是早期出现在身体低垂部位，如卧床患者的背骶部或非卧床患者的胫前、足踝部，用指端加压水肿部位，局部可出现凹陷，称为压陷性水肿。重者可延及全身，出现胸腔积液、腹腔积液。

（二）护理评估

1. 病因或诱发因素评估　从既往病史中了解水肿的原因，如有无心脏病，是否伴活动后心悸、呼吸困难、不能平卧等。

2. 症状与体征的评估

（1）检查水肿的部位、范围、程度，压之是否凹陷，水肿部位皮肤是否完整。

（2）测量血压、脉搏、呼吸、体重、腹围等反映机体液体负荷量的项目，短时间内体重的骤然增加，也提示组织间隙有水钠潴留的可能。

（3）与水肿原发疾病有关的体征：如有无心脏杂音、颈静脉充盈、肝颈静脉回流征阳性、肝大、脾大等，注意有无胸水体征、腹水体征。

3. 相关因素评估

（1）根据水肿的特点，评估水肿与饮食、体位及活动的关系，导致水肿的原因，饮水量、摄盐量、尿量等。

（2）患者目前休息状况，用药名称、剂量、时间、方法及其疗效。

（3）实验室及其他检查：了解患者有无低蛋白血症及电解质紊乱。

（4）评估患者目前的心理状态：是否因水肿引起躯体不适和形象改变而心情烦躁，或因病情反复而失去信心。

（三）护理措施

1. 休息与体位　嘱患者多卧床休息，下肢抬高，伴胸水或腹水的患者宜采取半卧位。

2. 饮食护理　给予低盐、高蛋白、易消化的饮食。根据心功能不全程度和利尿治疗的效果限制钠盐。应向患者和家属说明钠盐与水肿的关系，告诉他们限制钠盐和养成清淡饮食习惯的重要性，注意患者口味和烹调技巧以促进食欲。根据病情适当限制液体摄入量。

3. 维持体液平衡

（1）观察尿量和体重的变化。

（2）严重水肿且利尿效果不佳时，每日进液量控制在前一天尿量加500mL左右。

（3）输液时应根据血压、心率、呼吸情况调节和控制滴数，以20～30滴/分为宜。

4. 皮肤护理

（1）保持床单清洁、平整、干燥。给患者翻身、使用便盆时动作轻巧，无强行推、拉，防止擦伤皮肤。定时协助和指导患者更换体位，严重水肿者可使用气垫床，预防压疮的发生。

（2）水肿局部血液循环不良，皮肤抵抗力低，感觉迟钝，破损后易感染，注意防护。

（3）用热水袋保暖时，水温不宜太高（<50℃），用毛巾包裹避免烫伤。

（4）肌内注射时应严密消毒皮肤并做深部肌内注射，拔针后用无菌棉球按压避免药液外渗，如有外渗，用无菌敷料包扎。

（5）对水肿明显的部位如骶、踝、足跟等处适当予以抬高，避免长时间受压。

（6）保持会阴部皮肤清洁、干燥，男患者可用托带支托阴囊。

（7）经常观察水肿部位及其他受压处皮肤有无发红、破溃现象；一旦发生压疮，积极按压疮进行处理。

5. 用药护理　遵医嘱使用利尿剂，观察用药后的尿量、体重变化及水肿消退情况，监测药物不良反应及有无电解质紊乱，观察有无低钠、低钾的症状。合理安排用药时间，利尿剂不宜晚间服用，以免夜间因排尿影响患者睡眠。

6. 病情观察　准确记录24h液体出入量，每天用同一台体重秤、在同一时间测量患者体重。注意水肿的分布及程度变化，必要时测量腹围和下肢周径，了解腹水和下肢水肿的消退情况，判断病情发展及对药物治疗的反应。

7. 其他　给予患者及其家人以心理支持，鼓励其坚持治疗，保持积极乐观的心态。

四、心源性晕厥

（一）定义

心源性晕厥是指由于心排血量突然骤减、中断或严重低血压而引起一过性脑缺血、缺氧，表现为突发的短暂意识丧失。

（二）护理评估

1. 病史　向患者询问发作前有无诱因及先兆症状，发作的频率。有无器质性心脏病或其他疾病史，有无服药、外伤史。了解发作时的体位、晕厥持续时间、伴随症状等。

2. 病因评估　通常病因包括严重心律失常和器质性心脏病。常见原因如下。

（1）心律失常：严重的窦性心动过缓、房室传导阻滞、心脏的停搏、阵发性室性心动过速等。

（2）心脏瓣膜病：严重的主动脉狭窄。

（3）心肌梗死。

（4）心肌疾病：梗阻性肥厚型心肌病。

（5）心脏压塞。

（6）其他：左房黏液瘤、二尖瓣脱垂等。

3. 症状与体征的评估

（1）检查患者的生命体征、意识状态，有无面色苍白或发绀，有无心率、心律变化及心脏杂音。

（2）倾听患者晕厥发生前和苏醒后的主诉，有无头晕、心悸等。

（3）肢体活动能力，有无外伤。

4. 相关因素评估

（1）实验室及其他检查：心电图、动态心电图、超声心电图等有助于判断晕厥的原因。

（2）晕厥发生时患者周围环境，看空气是否流通，是否人多嘈杂等，排除外界环境因素。

（3）评估当时周围环境是否安全、是否有利于施救。

（4）评估患者对晕厥发作的心理反应，是否有恐惧、沮丧的心情。

（三）护理措施

1. 发作时的护理　立即平躺于空气流通处，将头部放低，同时松解衣领，注意保暖。尽可能改善脑供血，促使患者较快清醒。

2. 休息与活动　晕厥发作频繁的患者应卧床休息，加强生活护理。嘱患者应避免单独外出，防止意外。

3. 避免诱发因素　嘱患者避免剧烈活动、情绪激动或紧张、快速改变体位等，改善闷热、通风不良的环境，防止晕厥发生。一旦有头晕、黑矇等先兆时立即平卧，以免摔伤。

4. 遵医嘱给予治疗　如心率显著缓慢的患者可予阿托品、异丙肾上腺素等药物或配合人工心脏起搏治疗；对其他心律失常患者可予抗心律失常药物。建议主动脉瓣狭窄、肥厚型心肌病患者有手术指征时尽早接受手术或其他治疗。

5. 心理护理　耐心进行病情解释，宽慰患者，使其精神放松。

（武翠花）

第二节　心力衰竭

在致病因素作用下，心功能必将受到不同程度的影响，即为心功能不全（heart insufficiency）。在疾病的早期，机体能够通过心脏本身的代偿机制以及心外的代偿措施，可使机体的生命活动处于相对恒定状态，患者无明显的临床症状和体征，此为心功能不全的代偿阶段。心力衰竭（heart failure），简称心衰，又称充血性心力衰竭，一般是指心功能不全的晚期，属于失代偿阶段，是指在多种致病因素作用下，心脏泵功能发生异常变化，导致心排血量绝对减少或相对不足，以致不能满足机体组织细胞代谢需要，患者有明显的临床症状和体征的病理过程。常见心力衰竭分类见图3-1。

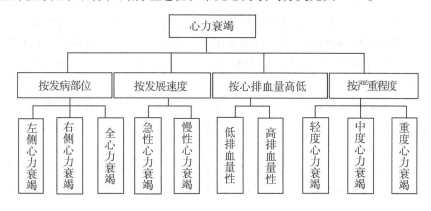

图3-1　心力衰竭的分类

近年来，很多学者将心力衰竭按危险因素和终末等级进行了分类，并指出新的治疗方式可以改善患者的生活质量。

A和B阶段指患者缺乏心力衰竭早期征象或症状，但存在有风险因素或心脏的异常，这些可能包括心脏形态和结构上的改变。

C阶段指患者目前或既往有过心力衰竭的症状，如气短等。

D阶段指患者目前有难治性心力衰竭，并适于进行特殊的进阶治疗，包括心脏移植。

一、病因与发病机制

（一）病因

1. 基本病因　心力衰竭的关键环节是心排血量的绝对减少或相对不足，而心排血量的多少与心肌收缩性的强弱、前负荷和后负荷的高低以及心率的快慢密切相关。因此，凡是能够减弱心肌收缩性、使心脏负荷过度和引起心率显著加快的因素均可导致心力衰竭的发生。

2. 诱因　如下所述。

（1）感染：呼吸道感染为最多，其次是风湿热。女性患者中泌尿道感染亦常见。亚急性感染性心内膜炎也常诱发心力衰竭。

（2）过重的体力劳动或情绪激动。

（3）钠盐摄入过多。

（4）心律失常：尤其是快速性心律失常，如阵发性心动过速、心房颤动等。

（5）妊娠分娩。

（6）输液（特别是含钠盐的液体）或输血过快或过量。

（7）洋地黄过量或不足。

（8）药物作用：如利舍平类、胍乙啶、维拉帕米、奎尼丁、肾上腺皮质激素等。

（9）其他：出血和贫血、肺栓塞、室壁膨胀瘤、心肌收缩不协调，乳头肌功能不全等。

（二）发病机制

心脏有规律的协调的收缩与舒张是保障心排血量的重要前提，其中收缩性是决定心排血量的最关键因素，也是血液循环动力的来源。因此，心力衰竭发病的中心环节，主要是收缩性减弱，但也可见于舒张功能障碍，或二者兼而有之。心肌收缩性减弱的基本机制包括：①心肌结构破坏，导致收缩蛋白和调节蛋白减少。②心肌能量代谢障碍。③心肌兴奋 – 收缩耦联障碍。④肥大心肌的不平衡生长。

二、临床表现与诊断

（一）临床表现

1. 症状和体征 心力衰竭的临床表现与左右心室或心房受累有密切关系。左侧心力衰竭的临床特点主要是由于左心房和（或）左心室衰竭引起肺瘀血、肺水肿；右侧心力衰竭的临床特点是由于右心房和（或）右心室衰竭引起体循环静脉瘀血和钠水潴留。发生左侧心力衰竭后，右心也常相继发生功能损害，最终导致全心心力衰竭。出现右侧心力衰竭后，左心衰竭的症状可有所减轻。

2. 辅助检查 如下所述。

（1）X 线：左侧心力衰竭可显示心影扩大，上叶肺野内血管纹理增粗，下叶血管纹理细，有肺静脉内血液重新分布的表现，肺门阴影增大，肺间质水肿引起肺野模糊，在两肺野外侧可见水平位的 Kerley B 线。

（2）心脏超声：利用心脏超声可以评价瓣膜、心腔结构、心室肥厚以及收缩和舒张功能等心脏完整功能参数。其对心室容积的测定、收缩功能和局部室壁运动异常的检出结果可靠。可检测射血分数，心脏舒张功能。

（3）血流动力学监测：除二尖瓣狭窄外，肺毛细血管楔嵌压的测定能间接反应左房压或左室充盈压，肺毛细血管楔嵌压的平均压，正常值为 $<1.6kPa$（12mmHg）。

（4）心脏核素检查：心血池核素扫描为评价左和右室整体收缩功能以及心肌灌注提供了简单方法。利用核素技术可以评价左室舒张充盈早期相。

（5）吸氧运动试验：运动耐量有助于评价其病情的严重性并监测其进展。运动时最大氧摄入量和无氧代谢阈（AT）。

（二）诊断

1. 急性心力衰竭（AHF） AHF 的诊断主要依靠症状和体征，辅以适当的检查，如心电图、胸部 X 线、生化标志物和超声心动图。

2. 慢性心力衰竭 诊断如下。

（1）收缩性心力衰竭（SHF）：多指左侧心力衰竭，主要判定标准为心力衰竭的症状、左心腔增大、左心室收缩末容量增加和左室射血分数（LVEF）≤40%。近年研究发现 BNP 在心力衰竭诊断中具有较高的临床价值，其诊断心力衰竭的敏感性为 94%，特异性为 95%，为心力衰竭的现代诊断提供重要的方法。

（2）舒张性心力衰竭（DHF）：是指以心肌松弛性、顺应性下降为特征的慢性充血性心力衰竭，往往发生于收缩性心力衰竭前，约占心力衰竭总数的 1/3，欧洲心脏病协会于 1998 年制定了原发性 DHF 的诊断标准，即必须具有以下 3 点：①有充血性心力衰竭的症状和体征。②LVEF≥45%。③有左心室松弛、充盈、舒张期扩张度降低或僵硬度异常的证据。这个诊断原则在临床上往往难以做到，因此 Zile 等经过研究认为只要患者满足以下 2 项就可以诊断为 DHF：①有心力衰竭的症状和体征。②LVEF＞50%。

三、治疗原则

（一）急性心力衰竭

治疗即刻目标是改善症状和稳定血流动力学状态。

（二）慢性心力衰竭

慢性心力衰竭治疗原则：去除病因；减轻心脏负荷；增强心肌收缩力；改善心脏舒张功能；支持疗法与对症处理。治疗目的：纠正血流动力学异常，缓解症状；提高运动耐量，改善生活质量；防治心肌损害进一步加重；降低病死率。

1. 防治病因及诱因 如能应用药物和手术治疗基本病因，则心力衰竭可获改善。如高血压心脏病的降压治疗，心脏瓣膜病及先天性心脏病的外科手术矫治等。避免或控制心力衰竭的诱发因素，如感染，心律失常，操劳过度及甲状腺功能亢进纠正甲状腺功能。

2. 休息 限制其体力活动，以保证有充足的睡眠和休息。较严重的心力衰竭者应卧床休息。

3. 控制钠盐摄入 减少钠盐的摄入，可减少体内水潴留，减轻心脏的前负荷，是治疗心力衰竭的重要措施。在大量利尿的患者，可不必严格限制食盐。

4. 利尿药的应用 可作为基础用药。控制心力衰竭体液潴留的唯一可靠方法。应该用于所有伴有体液潴留的、有症状的心力衰竭患者。但对远期存活率、死亡率的影响尚无大宗试验验证；多与一种ACEI 类或 β 受体阻滞药合用。旨在减轻症状和体液潴留的表现。

5. 血管扩张药的应用 是通过减轻前负荷和（或）后负荷来改善心脏功能。应用小动脉扩张药如肼屈嗪等，可以降低动脉压力，减少左心室射血阻力，增加心排血量。

6. 洋地黄类药物的应用 洋地黄可致心肌收缩力加强，可直接或间接通过兴奋迷走神经减慢房室传导。能改善血流动力学，提高左室射血分数，提高运动耐量，缓解症状；降低交感神经及肾素－血管紧张素－醛固酮（R－A－A）活性，增加压力感受器敏感性。地高辛为迄今唯一被证明既能改善症状又不增加死亡危险的强心药，地高辛对病死率呈中性作用。

7. 非洋地黄类正性肌力药物 虽有短期改善心力衰竭症状作用，但对远期病死率并无有益的作用。研究结果表明不但不能使长期病死率下降，其与安慰剂相比反而有较高的病死率。

8. 血管紧张素转换酶抑制药（ACEI 类） 其作为神经内分泌拮抗药之一已广泛用于临床。可改善血流动力学，直接扩张血管；降低肾素、血管紧张素 II（Ang II）及醛固酮水平，间接抑制交感神经活性；纠正低血钾、低血镁，降低室性心律失常危险，减少心脏猝死（SCD）。

9. β 受体阻滞药 其作为神经内分泌阻断药的治疗地位日显重要。慢性心力衰竭的主要药物是 β 受体阻滞药。可拮抗交感神经及 R－A－A 活性，阻断神经内分泌激活；减缓心肌增生、肥厚及过度氧化，延缓心肌坏死与凋亡；上调 β_1 受体密度，介导信号传递至心肌细胞；通过减缓心率而提高心肌收缩力；改善心肌松弛，增强心室充盈；提高心电稳定性，降低室性心律失常及猝死率。

四、常见护理问题

（一）有急性左侧心力衰竭发作的可能

1. 相关因素 与左心房和（或）左心室衰竭引起肺瘀血、肺水肿有关。

2. 临床表现 突发呼吸困难，尤其是夜间阵发性呼吸困难明显，患者不能平卧，只能端坐呼吸。呼吸急促、频繁，可达 30～40 次/分，同时患者有窒息感，面色灰白、口唇发绀、烦躁不安、大汗淋漓、皮肤湿冷、咳嗽，咳出浆液性泡沫痰，严重时咳出大量红色泡沫痰，甚至出现呼吸抑制、窒息、神志障碍、休克、猝死等。

3. 护理措施 急性左侧心力衰竭发生后的急救口诀：坐位下垂降前荷，酒精高氧吗啡静，利尿扩管两并用，强心解痉激素添。

（二）心排血量下降

1. 相关因素 与心肌收缩力降低、心脏前后负荷的改变、缺氧有关。

2. 临床表现 左、右侧心力衰竭常见的症状和体征均可出现。

3. 护理措施 如下所述。

（1）遵医嘱给予强心、利尿、扩血管药物，注意药效和观察不良反应。

（2）保持最佳体液平衡状态：遵医嘱补液，密切观察效果；限制液体和钠的摄入量；根据病情控制输液速度，一般每分钟 20～30 滴。

（3）根据病情选择适当的体位。

（4）根据患者缺氧程度予（适当）氧气吸入。

（5）保持患者身体和心理上得到良好的休息：限制活动减少氧耗量；为患者提供安静舒适的环境，

限制探视。

（6）必要时每日测体重，记录24h尿量。

（三）气体交换受损

1. 相关因素　与肺循环瘀血，肺部感染，及不能有效排痰与咳嗽相关。

2. 临床表现　如下所述。

（1）劳力性呼吸困难、端坐呼吸、发绀（是指毛细血管血液内还原血红蛋白浓度超过50g/L，是指皮肤、黏膜出现青紫的颜色，以口唇、舌、口腔黏膜、鼻尖、颊部、耳垂和指、趾末端最为明显）。

（2）咳嗽、咳痰、咯血。

（3）呼吸频率、深度异常。

3. 护理措施　如下所述。

（1）休息：为患者提供安静、舒适的环境，保持病房空气新鲜，定时通风换气。

（2）体位：协助患者取有利于呼吸的卧位，如高枕卧位、半坐卧位、端坐卧位。

（3）根据患者缺氧程度给予（适当）氧气吸入。

（4）咳嗽与排痰方法：协助患者翻身、拍背，利于痰液排出，保持呼吸道通畅。

（5）教会患者正确咳嗽、深呼吸与排痰方法：屏气3~5s，用力地将痰咳出来，连续2次短而有力地咳嗽。

1）深呼吸：首先，患者应舒服地斜靠在躺椅或床上，两个膝盖微微弯曲，垫几个枕头在头和肩部后作为支撑，这样的深呼吸练习，也可以让患者坐在椅子上，以患者的手臂做支撑。其次，护理者将双手展开抵住患者最下面的肋骨，轻轻地挤压，挤压的同时，要求患者尽可能地用力呼吸，使肋骨突起，来对抗护理者手的挤压力。

2）年龄较大的心力衰竭患者排痰姿势：年龄较大、排痰困难的心衰患者，俯卧向下的姿势可能不适合他们，因为这样可能会压迫横膈膜，使得呼吸发生困难。可采取把枕头垫得很高，患者身体侧过来倚靠在枕头上，呈半躺半卧的姿势，这样将有助于患者排痰。

（6）病情允许时，鼓励患者下床活动，以增加肺活量。

（7）呼吸状况监测：呼吸频率、深度改变，有无呼吸困难、发绀。血气分析、血氧饱和度改变。

（8）向患者或家属解释预防肺部感染方法：如避免受凉、避免潮湿、戒烟等。

（四）体液过多

1. 相关因素　与静脉系统瘀血致毛细血管压增高，R-A-A系统活性和血管加压素水平，升高使水、钠潴留，饮食不当相关。

2. 临床表现　具体如下。

（1）水肿：表现为下垂部位如双下肢水肿，为凹陷性，起床活动者以足、踝内侧和胫前部较明显。仰卧者则表现为骶部、腰背部、腿部水肿，严重者可发展为全身水肿，皮肤绷紧而光亮。

（2）胸腔积液：全心心力衰竭者多数存在，右侧多见，主要与体静脉压增高及胸膜毛细血管通透性增加有关。

（3）腹水：多发生在心力衰竭晚期，常合并有心源性肝硬化，由于腹腔内体静脉压及门静脉压增高引起。

（4）尿量减少，体重增加。

（5）精神差，乏力，焦虑不安。

（6）呼吸短促，端坐呼吸。

3. 护理措施　如下所述。

（1）水肿程度的评估：每日称体重，一般在清晨起床后排空大小便而未进食前穿同样的衣服、用同样的磅秤测量。如1~2d内体重快速增加，应考虑是否有水潴留，可增加利尿药的用量，应用利尿药后尿量明显增加，水肿消退。体重下降至正常时，体重又称干体重。同时为患者记出入水量。在急性期出量大于入量，出入量的基本平衡，有利于防止或控制心力衰竭。出量为每日全部尿量、大便量、引流量，同时加入呼吸及皮肤蒸发量 600～800mL。入量为饮食、饮水量、水果、输液等，每日总入量为 1 500～2 000mL。

（2）体位：尽量抬高水肿的双下肢，以利于下肢静脉回流，减轻水肿的程度。

（3）饮食护理：予低盐、高蛋白饮食，少食多餐。按病情限制钠盐及水分摄入，重度水肿盐摄入量为 1g/d、中度水肿 3g/d、轻度水肿 5g/d；还要控制含钠高的食物摄入，如腊制品、发酵的点心、味精、酱油、皮蛋、方便面、啤酒、汽水等。每日的饮水量通常一半量在用餐时摄取，另一半量在两餐之间摄入，必要时可给患者行口腔护理，以减轻口渴感。

（4）用药护理：应用强心苷和利尿药期间，监测水、电解质平衡情况，及时补钾。控制输液量和速度。

（5）保持皮肤清洁干燥，保持衣着宽松舒适，床单、衣服干净平整。观察患者皮肤水肿消退情况，定时更换体位，避免水肿部位长时间受压，避免在水肿明显的下肢行静脉输液，防止皮肤破损和压疮形成。

（五）活动无耐力

1. 相关因素 与心排血量减少，组织缺血、缺氧及胃肠道瘀血引起食欲缺乏、进食减少有关。

2. 临床表现 具体如下。

（1）生活不能自理。

（2）活动持续时间短。

（3）主诉疲乏、无力。

3. 护理措施 如下所述。

（1）评估心功能状态。

（2）设计活动目标与计划，以调节其心理状况，促进活动的动机和兴趣。让患者了解活动无耐力原因及限制活动的必要性，根据心功能决定活动量。

（3）循序渐进为原则，逐渐增加患者的活动量，避免使心脏负荷突然增加。

（4）注意监测活动时患者心率、呼吸、面色、发现异常立即停止活动。

（5）在患者活动量允许范围内，让患者尽可能自理，为患者自理活动提供方便条件。①将患者的常用物品放置在患者容易拿到的地方。②及时巡视病房，询问患者有无生活需要，及时满足其需求。③教会患者使用节力技巧。

（6）教会患者使用环境中的辅助设施，如床栏，病区走廊内、厕所内的扶手等，以增加患者的活动耐力。

（7）根据病情和活动耐力限制探视人次和时间。

（8）间断或持续鼻导管吸氧，氧流量 2～3L/min，严重缺氧时 4～6L/min 为宜。

（六）潜在并发症——电解质紊乱

1. 相关因素 如下所述。

（1）全身血流动力学、肾功能及体内内分泌的改变。

（2）交感神经张力增高与 R-A-A 系统活性增高的代偿机制对电解质的影响。

（3）心力衰竭使 $Na^+ - K^+ - ATP$ 酶受抑制，使离子交换发生异常改变。

（4）药物治疗可影响电解质：①袢利尿药及噻嗪类利尿药可导致低钾血症、低钠血症和低镁血症。②保钾利尿药如螺内酯可导致高钾血症。③血管紧张素转换酶抑制药（ACEI）可引起高钾血症，尤其肾功能不全的患者。

2. 临床表现 具体如下。

（1）低钾血症：轻度乏力至严重的麻痹性肠梗阻、肌肉麻痹、心电图的改变（T 波低平、U 波）、心律失常，并增加地高辛的致心律失常作用。

（2）低钠血症：轻度缺钠的患者可有疲乏、无力、头晕等症状，严重者可出现休克、昏迷，甚至死亡。

（3）低镁血症：恶心，呕吐，乏力，头晕，震颤，痉挛，麻痹，严重低镁可导致房性或室性心律失常。

（4）高钾血症：乏力及心律失常。高钾血症会引起致死性心律失常，出现以下 ECG 改变：T 波高尖；P－R 间期延长；QRS 波增宽。

3. 护理措施　如下所述。

（1）密切监测患者的电解质，及时了解患者的电解质变化，尤其是血钾、血钠和血镁。

（2）在服用利尿药、ACEI 等药物期间，密切观察患者的尿量和生命体征变化，观察患者有无因电解质紊乱引起的胃肠道反应、神志变化、心电图改变。

（3）一旦出现电解质紊乱，应立即报告医生，给予相应的处理

1）低钾血症：停用排钾利尿药及洋地黄制剂；补充钾剂，通常应用 10% 枸橼酸钾口服与氯化钾静脉应用均可有效吸收。传统观念认为严重低钾者可静脉补钾，静滴浓度不宜超过 40mmol/L，速度最大为 20mmol/h（1.5g/h），严禁用氯化钾溶液直接静脉推注。但新的观点认为在做好患者生命体征监护的情况下，高浓度补钾也是安全的。

高浓度静脉补钾有如下优点：能快速、有效地提高血钾的水平，防止低钾引起的心肌应激性及血管张力的影响；高浓度静脉补钾避免了传统的需输注大量液体，从而减轻了心脏负荷，尤其适合于心力衰竭等低钾血症患者。

高浓度补钾时的护理：①高浓度静脉补钾必须在严密的监测血清钾水平的情况下和心电监护下进行，需每 1～2h 监测 1 次血气分析，了解血清钾水平并根据血钾提高的程度来调整补钾速度，一般心力衰竭患者血钾要求控制在 4.0mmol/L 以上，＞45mmol/L 需停止补钾。②严格控制补钾速度，最好用微泵调节，速度控制在 20mmol/h 以内，补钾的通道严禁推注其他药物，避免因瞬间通过心脏的血钾浓度过高而致心律失常。③高浓度静脉补钾应在中心静脉管道内输注，严禁在外周血管注射，因易刺激血管的血管壁引起剧痛或静脉炎。④补钾期间应监测尿量＞30mL/h，若尿量不足可结合中心静脉压（CVP）判断血容量，如为血容量不足应及时扩容使尿量恢复。⑤严密观察心电图改变，了解血钾情况，如 T 波低平，ST 段压低，出现 U 波，提示低钾可能，反之 T 波高耸则表示有高钾血症的可能。⑥补钾的同时也应补镁，因为细胞内缺钾的同时多数也缺镁，且缺镁也易诱发心律失常，甚至有人认为即使血镁正常也应适当补镁，建议监测血钾的同时也监测血镁的情况。

2）低钠血症：稀释性低钠血症患者对利尿药的反应很差，血浆渗透压低，因此选用渗透性利尿药甘露醇利尿效果要优于其他利尿药，联合应用强心药和襻利尿药。甘露醇 100～250mL 需缓慢静滴，一般控制在 2～3h 内静脉滴注，并在输注到一半时应用强心药（毛花苷 C），10～20min 后根据患者情况静脉注射呋塞米 100～200mg。

真性低钠血症利尿药的效果很差。应当采用联合应用大剂量襻利尿药和输注小剂量高渗盐水的治疗方法。补钠的量可以参照补钠公式计算。

补钠量（g）=（142mmol/L－实测血清钠）×0.55×体重（kg）/17

根据临床情况，一般第 1d 输入补充钠盐量的 1/4～1/3，根据患者的耐受程度及血清钠的水平决定下次补盐量。具体方案 1.4%～3.0% 的高渗盐水 150mL，30min 内快速输入，如果尿量增多，应注意静脉给予 10% KCl 20～40mL/d，以预防低钾血症。入液量为 1 000mL，每天测定患者体重、24h 尿量、血电解质和尿的实验室指标。严密观察心肺功能等病情变化，以调节剂量和滴速，一般以分次补给为宜。

3）低镁血症：有症状的低镁血症：口服 2～4mmol/kg 体重，每 8～24h 服 1 次。补镁的过程中应注意不要太快，如过快会超过肾阈值，导致镁从尿液排出。无症状者亦应口服补充。不能口服时，也可用 50% 硫酸镁 20mL 溶于 50% 葡萄糖 1 000mL 静脉滴注，缓慢滴注。通常需连续应用 3～5d 才能纠正低镁血症。

4）高钾血症：出现高钾血症时，应立即停用保钾利尿药，纠正酸中毒；静注葡萄糖酸钙剂对抗高钾对心肌传导的作用，这种作用是快速而短暂的，一般数分钟起作用，但只维持不足 1h。如 ECG 改变

持续存在，5min 后再次应用。为了增加钾向细胞内的转移，应用胰岛素 10U 加入 50% 葡萄糖 50mL 静脉滴注可在 10~20min 内降低血钾，此作用可持续 4~6h；应用袢利尿药以增加钾的肾排出；肾功能不全的严重高血钾（>7mmol/L）患者应当立即给予透析治疗。

（七）潜在的并发症——洋地黄中毒

1. 相关因素　与洋地黄类药物使用过量、低血钾等因素有关。

2. 临床表现　具体如下。

（1）胃肠道反应：一般较轻，常见食欲缺乏、恶心、呕吐、腹泻、腹痛。

（2）心律失常：服用洋地黄过程中，心律突然转变，是诊断洋地黄中毒的重要依据。如心率突然显著减慢或加速，由不规则转为规则，或由规则转为有特殊规律的不规则。洋地黄中毒的特征性心律失常有：多源性室性期前收缩呈二联律，特别是发生在心房颤动基础上；心房颤动伴完全性房室传导阻滞与房室结性心律；心房颤动伴加速的交接性自主心律呈干扰性房室分离；心房颤动频发交界性逸搏或短阵交界性心律；室上性心动过速伴房室传导阻滞；双向性交界性或室性心动过速和双重性心动过速。洋地黄引起的不同程度的窦房和房室传导阻滞也颇常见。应用洋地黄过程中出现室上性心动过速伴房室传导阻滞是洋地黄中毒的特征性表现。

（3）神经系统表现：可有头痛、失眠、忧郁、眩晕，甚至神志错乱。

（4）视觉改变：可出现黄视或绿视以及复视。

（5）血清地高辛浓度 >2.0ng/mL。

3. 护理措施　如下所述。

（1）遵医嘱正确给予洋地黄类药物。

（2）熟悉洋地黄药物使用的适应证、禁忌证和中毒反应，若用药前心率 <60 次/分，禁止给药。

用药适应证：心功能 Ⅱ 级以上各种心衰，除非有禁忌证，心功能 Ⅲ、Ⅳ 级收缩性心力衰竭，窦性心律的心力衰竭。

用药禁忌证：预激综合征并心房颤动，二度或三度房室传导阻滞，病态窦房结综合征无起搏器保护者，低血钾。

洋地黄中毒敏感人群：老年人；急性心肌梗死心肌炎、肺心病、重度心力衰竭；肝、肾功能不全；低钾血症、贫血、甲状腺功能减退症。

使地高辛浓度升高的药物：奎尼丁、胺碘酮、维拉帕米。

（3）了解静脉使用毛花苷 C 的注意事项：需稀释后才能使用，成人静脉注射毛花苷 C 洋地黄化负荷剂量为 0.8mg，首次给药 0.2mg 或 0.4mg 稀释后静脉推注，每隔 2~4h 可追加 0.2mg，24h 内总剂量不宜超过 0.8~1.2mg。对于易于发生洋地黄中毒者及 24h 内用过洋地黄类药物者应根据情况酌情减量或减半量给药。推注时间一般 15~20min，推注过程中密切观察患者心律和心率的变化，一旦心律出现房室传导阻滞、长间歇，心率 <60 次/min，均应立即停止给药，并通知医生。

（4）注意观察患者有无洋地黄中毒反应的发生。

（5）一旦发生洋地黄中毒，及时处理洋地黄制剂的毒性反应：①临床中毒患者立即停药，同时停用排钾性利尿药，重者内服不久时立即用温水、浓茶或 1∶2 000 高锰酸钾溶液洗胃，用硫酸镁导泻。②内服通用解毒药或鞣酸蛋白 3~5g。③发生少量期前收缩或短阵二联律时可口服 10% 氯化钾液 10~20mL，每日 3~4 次，片剂有发生小肠炎、出血或肠梗阻的可能，故不宜用。如中毒较重，出现频发的异位搏动，伴心动过速、室性心律失常时，可静脉滴注氯化钾，注意用钾安全。④如有重度房室传导阻滞、窦性心动过缓、窦房阻滞、窦性停搏、心室率缓慢的心房颤动及交界性逸搏心律等，根据病情轻重酌情采用硫酸阿托品静脉滴注、静脉注射或皮下注射。⑤当出现洋地黄引起的各种快速心律失常时如伴有房室传导阻滞的房性心动过速和室性期前收缩等患者，苯妥英钠可称为安全有效的良好药物，可用 250mg 稀释于 20mL 的注射用水或生理盐水中（因为强碱性，不宜用葡萄糖液稀释），于 5~15min 内注射完，待转为窦性心律后，用口服法维持，每次 0.1g，每日 3~4 次。⑥出现急性快速型室性心律失常，如频发室性期前收缩、室性心动过速、心室扑动及心室颤动等，可用利多卡因 50~100mg 溶于

10%葡萄糖溶液 20mL，在 5min 内缓慢静脉注入，若无效可取低限剂量重复数次，间隔 20min，总量不超过 300mg，心律失常控制后，继以 1~3mg/min 静脉滴注维持。

除上述方法外，电起搏对洋地黄中毒诱发的室上性心动过速和引起的完全性房室传导阻滞且伴有阿-斯综合征者是有效而适宜的方法。前者利用人工心脏起搏器发出的电脉冲频率，超过或接近心脏的异位频率，通过超速抑制而控制异位心律；后者是采用按需型人工心脏起搏器进行暂时性右室起搏。为避免起搏电极刺激诱发严重心律失常，应同时合用苯妥英钠或利多卡因。

（八）焦虑

1. 相关因素 与疾病的影响、对治疗及预后缺乏信心、对死亡的恐惧有关。
2. 临床表现 精神萎靡、消沉、失望；容易激动；夜间难以入睡；治疗、护理欠合作。
3. 护理措施 如下所述。
（1）患者出现呼吸困难、胸闷等不适时，守候患者身旁，给患者以安全感。
（2）耐心解答患者提出的问题，给予健康指导。
（3）与患者和家属建立融洽关系，避免精神应激，护理操作要细致、耐心。
（4）尽量减少外界压力刺激，创造轻松和谐的气氛。
（5）提供有关治疗信息，介绍治疗成功的病例，注意正面效果，使患者树立信心。
（6）必要时寻找合适的支持系统，如单位领导和家属对患者进行安慰和关心。

五、健康教育

（一）心理指导

急性心力衰竭发作时，患者因不适而烦躁。护士要以亲切语言安慰患者，告知患者尽量做缓慢深呼吸，采取放松疗法，稳定情绪，配合治疗及护理，才能很快缓解症状。长期反复发病患者，需保持情绪稳定，避免焦虑、抑郁、紧张及过度兴奋，以免诱发心力衰竭。

（二）饮食指导

（1）提供令人愉快、舒畅的进餐环境，避免进餐时间进行治疗。饮食宜少食多餐、不宜过饱，在食欲最佳的时间进食，宜进食易消化、营养丰富的食物。控制钠盐的摄入，每日摄入食盐 5g 以下。对使用利尿药患者，由于在使用利尿药的同时，常伴有体内电解质的排出，容易出现低血钾、低血钠等电解质紊乱，并容易诱发心律失常、洋地黄中毒等，可指导患者多食香蕉、菠菜、苹果、橙子等含钾高的食物。

（2）适当控制主食和含糖零食，多吃粗粮、杂粮，如玉米、小米、荞麦等；禽肉、鱼类，以及核桃仁、花生、葵花子等坚果类含不饱和脂肪酸较多，可多用；多食蔬菜和水果，不限量，尤其是超体重者，更应多选用带色蔬菜，如菠菜、油菜、番茄、茄子和带酸味的新鲜水果，如苹果、橘子、山楂，提倡吃新鲜蔬菜；多用豆油、花生油、菜油及香油等植物油；蛋白质按 2g/kg 供给，蛋白尽量多用黄豆及其制品，如豆腐、豆干、百叶等，其他如绿豆、赤豆。

（3）禁忌食物：限制精制糖，包括蔗糖、果糖、蜂蜜等单糖类；最好忌烟酒，忌刺激性食物及调味品，忌油煎、油炸等烹调方法；少用猪油、黄油等动物油烹调；禁用动物脂肪高的食物，如猪肉、牛肉、羊肉及含胆固醇高的动物内脏、动物脂肪、蛋黄等；食盐不宜多用，每天 2~4g；含钠味精也应适量限用。

（三）作息指导

减少干扰，为患者提供休息的环境，保证睡眠时间。有呼吸困难者，协助患者采取适当的体位。教会患者放松疗法如局部按摩、缓慢有节奏的呼吸或深呼吸等。根据不同的心功能采取不同的活动量。在患者活动耐力许可范围内，鼓励患者尽可能生活自理。教会患者保存体力，减少氧耗的技巧，在较长时间活动中穿插休息，日常用品放在易取放位置。部分自理活动可坐着进行，如刷牙、洗脸等。心力衰竭症状改善后增加活动量时，首先是增加活动时间和频率，然后才考虑增加运动强度。运动方式可采取半坐卧、坐起、床边摆动肢体、床边站立、室内活动、短距离步行。

（四）出院指导

（1）避免诱发因素，气候转凉时及时添加衣服，预防感冒。

（2）合理休息，体力劳动不要过重，适当的体育锻炼以提高活动耐力。

（3）进食富含维生素、粗纤维食物，保持大便通畅。少量多餐，避免过饱。

（4）强调正确按医嘱服药，不随意减药或撤换药的重要性。

（5）定期门诊随访，防止病情发展。

（武翠花）

第三节 高血压

高血压是一种以动脉压升高为主要特征，同时伴有心、脑、肾、血管等靶器官功能性或器质性损害以及代谢改变的全身性疾病。我国目前采用的高血压诊断标准是《2005年中国高血压诊治指南》，是在未用抗高血压药情况下，收缩压≥140mmHg和（或）舒张压≥90mmHg，按血压水平将高血压分为3级。收缩压≥140mmHg和舒张压＜90mmHg单列为单纯性收缩期高血压。患者既往有高血压史，目前正在用抗高血压药，血压虽然低于140/90mmHg，亦应该诊断为高血压。

临床上高血压见于两类疾病，第一类为原发性高血压，又称高血压病，是一种以血压升高为主要临床表现而病因尚不明确的独立疾病（占所有高血压病患者的90%以上）。第二类为继发性高血压，又称症状性高血压，在这类疾病中病因明确，高血压是该种疾病的临床表现之一，血压可暂时性或持续性升高，如继发于急慢性肾小球肾炎、肾动脉狭窄等肾疾病之后的肾性高血压；继发于嗜铬细胞瘤等内分泌疾病之后的内分泌性高血压；继发于脑瘤等疾病之后的神经源性高血压等。下面主要介绍原发性高血压。

一、病因和发病机制

（一）病因

高血压的病因尚未完全明了，可能与下列因素有关。

（1）遗传因素：调查表明，60%左右的高血压病患者均有家族史，但遗传的方式未明。某些学者认为属单基因常染色体显性遗传，但也有学者认为属多基因遗传。

（2）环境因素：包括饮食习惯（如饮食中热能过高以至肥胖或超重，高盐饮食等）、职业、噪声、吸烟、气候改变、微量元素摄入不足和水质硬度等。

（3）神经精神因素：缺少运动或体力活动，精神紧张或情绪创伤与本病的发生有一定的关系。

（二）发病机制

有关高血压的发病原理的学说较多，包括精神神经源学说、内分泌学说、肾源学说、遗传学说以及钠盐摄入过多学说等。各种学说各有其根据，综合起来认为高级神经中枢功能失调在发病中占主导地位，体液、内分泌因素、肾脏以及钠盐摄入过多也参与本病的发病过程。

外界环境的不良刺激以及某些不利的内在因素，引起剧烈、反复、长时间的精神紧张和情绪波动，导致大脑皮质功能障碍和下丘脑神经内分泌中枢功能失调。由此可通过下列几条途径促使周围小动脉痉挛，进而形成高血压：①皮质下血管舒缩中枢形成了以血管收缩神经冲动占优势的兴奋灶，引起细小动脉痉挛，外周血管阻力增加，血压增高。②大脑皮质功能失调可引起神经垂体释放更多的血管升压素，后者可直接引起小动脉痉挛，也可通过肾素－醛固酮系统，引起钠潴留，进一步促使小动脉痉挛。③大脑皮质功能失调也可引起垂体前叶促肾上腺皮质激素（ACTH）和肾上腺皮质激素分泌增加，促使钠潴留。④大脑皮质功能失调还可引起肾上腺髓质激素分泌增多，后者可直接引起小动脉痉挛，也可通过增加心排血量进一步加重高血压。

二、临床表现

（一）一般表现

大多数的高血压患者在血压升高早期仅有轻微的自觉症状，如头痛、头晕、失眠、耳鸣、烦躁、工作和学习精力不易集中，容易出现疲劳等。

（二）并发症

疼痛或出现颈背部肌肉酸痛紧张感。血压持久升高可导致心、脑、肾、血管等靶器官受损的表现。当出现心慌、气促、胸闷、心前区疼痛时表明心脏已受累；出现尿频、多尿、尿液清淡时表明肾脏受累；如果高血压患者突然出现神志不清、呼吸深沉不规则、大小便失禁等提示可能发生脑出血；如果是逐渐出现一侧肢体活动不利、麻木甚至麻痹应当怀疑是否有脑血栓的形成。

（三）高血压危险度分层

据心血管危险因素和靶器官受损的情况　分层如下。

（1）低危组：男性年龄<55岁、女性年龄<65岁，高血压1级、无其他危险因素者，属低危组。典型情况下，10年随访中患者发生主要心血管事件的危险<15%。

（2）中危组：高血压2级或1~2级同时有1~2个危险因素，患者应否给予药物治疗，开始药物治疗前应经多长时间的观察，医生需予十分缜密的判断。典型情况下，该组患者随后10年内发生主要心血管事件的危险15%~20%，若患者属高血压1级，兼有一种危险因素，10年内发生心血管事件危险约15%。

（3）高危组：高血压水平属1级或2级，兼有3种或更多危险因素、兼患糖尿病或靶器官损害或高血压水平属3级但无其他危险因素患者属高危组。典型情况下，他们随后10年间发生主要心血管事件的危险20%~30%。

（4）很高危组：高血压3级同时有1种以上危险因素或兼患糖尿病或靶器官损害，或高血压1~3级并有临床相关疾病。典型情况下，随后10年间发生主要心血管事件的危险≥30%，应迅速开始最积极的治疗。

（四）几种特殊高血压类型

1. 高血压危象　在高血压疾病发展过程中，因为劳累、紧张、精神创伤、寒冷所诱发，出现烦躁不安、心慌、多汗、手足发抖、面色苍白、异常兴奋等临床表现，可伴有心绞痛、心力衰竭，也可伴有高血压脑病的临床表现。血压升高以收缩压升高为主，往往收缩压>200mmHg。

2. 高血压脑病　在高血压疾病发展过程中，因为劳累、紧张、情绪激动等诱发，急性脑血液循环障碍，引起脑水肿和颅内压增高，出现头痛、呕吐、烦躁不安、心跳慢、视物模糊、意识障碍甚至昏迷等临床表现。血压升高以舒张压升高为主，往往舒张压>120mmHg。

3. 恶性高血压　又称急进性高血压，是指舒张压和收缩压均显著增高，病情进展迅速，常伴有视网膜病变，多见于青年人，常常出现头晕、头痛、视物模糊、心慌、气短、体重减轻等临床表现，舒张压常>130mmHg，易并发心、脑、肾等重要脏器的严重并发症，短时间内可因肾衰竭而死亡。

三、治疗

（一）药物治疗

临床上常用的降压药物主要有六大类：利尿药、α受体阻断药、钙通道阻滞药（CCBs）、血管紧张素转换酶抑制药（ACEI）、β受体阻断药以及血管紧张素Ⅱ受体拮抗药（ARBs）。临床试验结果证实几种降血压药物，均能减少高血压并发症。

1. 治疗目标　抗高血压治疗的最终目标是减少心血管和肾脏疾病的发病率和病死率。多数高血压患者，特别是50岁以上者SBP达标时，DBP也会达标，治疗重点应放在SBP达标上。普通高血压患者降至140/90mmHg以下，糖尿病、肾病等高危患者降压目标是＜130/80mmHg以下，老年高血压患者的收缩压降至150mmHg以下。

需要说明的是，降压目标是140/90mmHg以下，而不仅仅是达到140/90mmHg。如患者耐受，还可进一步降低，如对年轻高血压患者可降至130/80mmHg或120/80mmHg。

2. 治疗原则　高血压的治疗应全面考虑患者的血压升高水平、并存的危险因素、临床情况，以及靶器官损害，确定合理的治疗方案。对不同危险等级的高血压患者应采用不同的治疗原则。选择抗高血压药物时应考虑对其他伴随疾病存在有利和不利的影响。

（1）潜在的有利影响：噻嗪类利尿药有助于延缓骨质疏松患者的矿物质脱失。β受体阻断药可治疗心房快速房性心律失常或心房颤动，偏头痛，甲亢（短期应用），特发性震颤或手术期高血压。CCBs治疗雷诺综合征和某些心律失常。α受体阻断药可治疗前列腺疾病。

（2）潜在的不利影响：噻嗪类利尿药慎用于痛风或有明显低钠血症史的患者。β受体阻断药禁用于哮喘、反应性气道疾病、二度或三度心脏传导阻滞。ACEI和ARBs不适于准备怀孕的妇女，禁用于孕妇。ACEI不适于有血管性水肿病史的患者。醛固酮拮抗药和保钾利尿药会导致高钾血症，应避免用于服药前血清钾超过5.0mEq/L的患者。

3. 治疗的有效措施　包括以下几点。

（1）降低高血压患者的血压水平是预防脑卒中及冠心病的根本，只要降低高血压患者的血压水平，就对患者有益处。

（2）由于大多数高血压患者需要两种或以上药物联合应用才能达到目标血压，故提倡小剂量降压药的联合应用或固定剂量复方制剂的应用。

（3）利尿药、β受体阻断药、ACE抑制药、钙通道阻滞药、血管紧张素受体拮抗药及小剂量复方制剂均可作为初始或维持治疗高血压的药物。

（4）推荐应用每日口服1次，降压效果维持24h的降压药，强调长期有规律的抗高血压治疗，达到有效、平稳、长期控制的要求。

（二）非药物治疗

非药物治疗是高血压的基础治疗，主要通过改善不合理的生活方式，减低危险因素水平，进而使血压水平下降。对1级高血压患者，仅通过非药物治疗就有可能使血压降至正常水平。对于必须接受药物治疗的2、3级高血压患者，非药物治疗可以提高药物疗效，减少药物用量，从而降低药物的不良反应，减少治疗费用（表3-1）。

表3-1　防治高血压的非药物措施

措施	目标	收缩压下降范围
减重	减少热量，膳食平衡，增加运动，BMI保持20~24kg/m²	5~20mmHg/减重10kg
膳食限盐	北方首先将每人每日平均食盐量降至8g，以后再降至6g，南方可控制在6g以下	2~8mmHg
减少膳食脂肪	总脂肪＜总热量的30%，饱和脂肪＜10%，增加新鲜蔬菜每日400~500g，水果100g，肉类50~100g，鱼虾类50g蛋类每周3~4枚，奶类每日250g，每日食油20~25g，少吃糖类和甜食	-
增加及保持适当体力活动	一般每周运动3~5次，每次持续20~60min。如运动后自我感觉良好，且保持理想体重，则表明运动量和运动方式会话	4~9mmHg
保持乐观心态，提高应激能力	通过宣教和咨询，提高人群自我防病能力。提倡选择适合个体的体育、绘画等文化活动，增加老年人社交机会，提高生活质量	-
戒烟、限酒	不吸烟；不提倡饮酒，如饮酒，男性每日饮酒精量不超过25g，即葡萄酒小于100~150mL（相当于2~3两），或啤酒小于250~500mL（相当于0.5~1斤），或白酒小于25~50mL（相当于0.5~1两）；女性则减半量，孕妇不饮酒。不提倡饮高度烈性酒。高血压及心脑血管病患者应尽量戒酒	2~4mmHg

注：BMI：体重指数＝体重/身高²（kg/m²）。

（三）特殊人群高血压治疗方案

1. 老年高血压 65 岁以上的老年人中 2/3 以上有高血压，老年人降压治疗强调平缓降压，应给予长效制剂，对可耐受者应尽可能降至 140/90mmHg 以下，但舒张压不宜低于 60mmHg，否则是预后不佳的危险因素。

2. 糖尿病 常合并血脂异常、直立性低血压、肾功能不全、冠心病，选择降压药应兼顾或至少不加重这些异常。

3. 冠心病 高血压合并冠心病的患者发生再次梗死或猝死的机会要高于不合并高血压的冠心病患者，它们均与高血压有直接关系，应积极治疗。研究显示，伴有冠心病的高血压患者，不论选用 β–受体阻断药还是钙通道阻滞药，作为控制血压的一线药物，最后结果是一样的。

4. 脑血管病 对于病情稳定的非急性期脑血管病患者，血压水平应控制在 140/90mmHg 以下。急性期脑血管病患者另作别论。

5. 肾脏损害 血肌酐 <221μmol/L，首选 ACEI，因其对减少蛋白尿及延缓肾病变的进展有利；血肌酐 >265μmol/L 应停用 ACEI，可选择钙通道阻滞药、α 受体阻断药、β 受体阻断药。伴有肾脏损害或有蛋白尿的患者（24h 蛋白尿 >1g），控制血压宜更严格。

6. 妊娠高血压 因妊娠早期的血管扩张作用，在妊娠 20 周前，轻度高血压的患者不需药物治疗，从 16 周至分娩通常使用的较为安全的药物包括：甲基多巴、β 受体阻滞药、肼屈嗪（短期），降低所有的心血管危险因素，须停止吸烟。改变生活方式产生的效果与量和时间有关，某些人的效果更好。

四、高血压病常见护理问题

（一）疼痛

1. 相关因素 与血压升高有关。
2. 临床表现 头部疼痛。
3. 护理措施 如下所述。

（1）评估患者头痛的情况，如头痛程度（长海痛尺）、持续时间、是否伴有恶心、呕吐、视物模糊等伴随症状。

（2）尽量减少或避免引起或加重头痛的因素，保持病室环境安静，减少探视，护理人员做到操作轻、说话轻、走路轻、关门轻，保证患者有充足的睡眠。

（3）向患者讲解引起头痛的原因，嘱患者合理安排工作和休息，避免劳累、精神紧张、情绪激动等，戒烟、酒。

（4）指导患者放松的技巧，如听轻音乐、缓慢呼吸等。

（5）告知患者控制血压稳定和坚持长期、规律服药的重要性，加强患者的服药依从性。

（二）活动无耐力

1. 相关因素 与并发心力衰竭有关。
2. 临床表现 乏力，轻微活动后即感呼吸困难、无力等。
3. 护理措施 如下所述。

（1）告知患者引起乏力的原因，尽量减少增加心脏负担的因素，如剧烈活动等。

（2）评估患者心功能状态，评估患者活动情况，根据患者心功能情况制定合理的活动计划。督促患者坚持动静结合，循序渐进增加活动量。

（3）嘱患者一旦出现心慌、呼吸困难，胸闷等情况应立即停止活动，保证休息，并一次作为最大活动量的指征。

（三）有受伤的危险

1. 相关因素 与头晕、视物模糊有关。
2. 临床表现 头晕、眼花、视物模糊，严重时可出现晕厥。

3. 护理措施　如下所述。

（1）警惕急性低血压反应，避免剧烈运动、突然改变体位，改变体位时动作应缓慢，特别是夜间起床时；服药后不要站立太久，因为长时间的站立会使腿部血管扩张，血流增加，导致脑部供血不足；避免用过热的水洗澡，防止周围血管扩张导致晕厥。

（2）如出现晕厥、恶心、乏力时应立即平卧，头低足高位，促进静脉回流，增加脑部的血液供应。上厕所或外出应有人陪伴，若头晕严重应尽量卧床休息，床上大小便。

（3）避免受伤，活动场所应灯光明亮，地面防滑，厕所安装扶手，房间应减少障碍物。

（4）密切检测血压的变化，避免血压过高或过低。

（四）执行治疗方案无效

1. 相关因素　与缺乏相应治疗知识和治疗长期性、复杂性有关。

2. 临床表现　不能遵医嘱按时服药。

3. 护理措施　如下所述。

（1）告知患者按时服药的重要性，不能血压正常时就自行停药。

（2）嘱患者定期门诊随访，监测血压控制情况。

（3）坚持服药的同时还要注意观察药物的不良反应，如使用利尿药时应注意监测血钾水平，防止低血钾；用 β 受体阻断药应注意其抑制心肌收缩力、心动过缓、支气管痉挛、低血糖等不良反应；使用血管紧张素转换酶（ACE）抑制应注意其头晕、咳嗽、肾功能损害等不良反应。

（五）潜在并发症——高血压危重症

1. 相关因素　与血压短时间突然升高有关。

2. 临床表现　在高血压病病程中，患者血压显著升高，出现头痛、烦躁、心悸、气急、恶心、呕吐、视物模糊等。

3. 护理措施　如下所述。

（1）患者应进入加强监护室，绝对卧床休息，避免一切不良刺激，保证良好的休息环境。持续监测血压和尽快应用适合的降压药。

（2）安抚患者，做好心理护理，严密观察患者病情变化。

（3）迅速减压，静脉输注降压药，1h 使平均动脉血压迅速下降但不超过 25%，在以后的 2~6h 内血压降至 60（100~110）mmHg。血压过度降低可引起肾、脑或冠脉缺血。如果这样的血压水平可耐受和临床情况稳定，在以后 24~48h 逐步降低血压达到正常水平。

（4）急症常用降压药有硝普钠（静脉）、尼卡地平、乌拉地尔、二氮嗪，肼屈嗪、拉贝洛尔、艾司洛尔、酚妥拉明等。用药时注意效果以及有无不良反应，如静滴硝酸甘油等药物时应注意监测血压变化。

（5）向患者讲明遵医嘱按时服药，保证血压稳定的重要性，争取患者及家属的配合。

（6）告知患者如出现血压急剧升高、剧烈头痛。呕吐等不适应及时来院就诊。

（7）协助生活护理，勤巡视病房，勤询问患者的生活需要。

五、健康教育

高血压的健康教育就是根据文化、经济、环境和地理的差异，针对不同的目标人群采用多种形式进行信息的传播，公众教育应着重于宣传高血压的特点、原因和并发症的有关知识；它的可预防性和可治疗性，以及生活方式在高血压的预防和治疗中的作用。尤其应针对不同人群开展不同内容的健康教育。

（一）随访教育

1. 教育诊断　确定患者的目前行为状况、知识、技能水平和学习能力、态度和信念以及近期内患者首先要采取改变的问题。

2. 咨询指导　指导要具体化，行为改变从小量开始，多方面的参与支持，从各方面给患者持续的一致的正面的健康信息可加强患者行为的改变。要加强家庭和朋友的参与全体医务人员的参与。

3. 随访和监测　定期随访患者，及时评价和反馈，并继续设定下一步的目标，可使患者改变的行为巩固和持续下去。一旦开始应用抗高血压药物治疗，多数患者应每月随诊，调整用药直至达到目标血压。2 级高血压或有复杂并发症的患者应增加随访的次数。每年至少监测 1 或 2 次血钾和肌酐。如血压已达标并保持稳定，可每隔 3～6 个月随访 1 次。如有伴随疾病如心力衰竭；或合并其他疾病如糖尿病；或实验室检查的需要均会影响随诊的频率。其他的心血管危险因素也应达到相应的治疗目标，并大力提倡戒烟。由于未控制的高血压患者服用小剂量阿司匹林脑出血的危险增加，只有在血压控制的前提下，才提倡小剂量阿司匹林治疗。

（二）饮食指导

在利尿药及其他降压药问世以前，高血压的治疗主要以饮食为主，随着药物学的发展，饮食治疗逐渐降至次要地位。然而近年来关于高血压病病因和发病机制的研究又促进人们重新评价营养在本病防治中的重要作用。其主要原因是由于：第一，高血压病作为一种常见病，其发生与环境因素，特别是与营养因素密切相关；第二，现有的各种降压药物均有一定的不良反应，而营养治疗不仅具有一定的疗效，而且合乎生理，因此更适宜于大规模人群的防治。

1. 营养因素在高血压痛防治中的作用　如下所述。

（1）钠和钾的摄入与高血压病的发病和防治有关：首先，流行病学方面大量资料表明，高血压病的发病率与居民膳食中钠盐摄入量呈显著正相关；其次，临床观察发现，不少轻度高血压患者，只需中度限制钠盐摄入，即可使其血压降至正常范围。即使是重度或顽固性高血压病患者，低盐饮食也常可增加药物疗效，减少用药剂量。第三，动物实验表明，钠盐摄入过多可使小鸡和大鼠形成高血压，血压增高的程度与盐量成正比。进一步研究还表明，钠盐对血压的影响与遗传因素有关。通过近亲交配所产生的对盐敏感的大鼠，即使喂以钠盐不高的饲料，也可产生高血压。钠盐摄入过多引起高血压的机制尚未明了。据认为可能与细胞外液扩张，心排血量增加，组织过分灌注，以至造成周围血管阻力增加和血压增高。有人发现高血压患者小动脉中每单位干重所含钠盐较正常人为高，这可使动脉壁增厚，血管阻力增加，也可使血管的舒缩性发生改变。

钾不论动物实验或人体观察均提示其具有对抗钠所引起的不利作用。临床观察表明，氯化钾可使血压呈规律性下降，而氯化钠则可使之上升。

（2）水质硬度和微量元素：软水地区高血压的发病率较硬水地区为高，这可能与微量元素镉有关。动物实验已证明，镉可引起大鼠的高血压，而当用镉的螯合剂时则可使其逆转。上海市高血压病研究所发现不论健康人或高血压患者的血压增高与血中镉含量的对数呈正相关。锌具有对抗镉的作用，其含量降低可使血压升高。此外，也有报道提到镁对高血压患者有扩张血管作用，能使大多数类型患者的心排血量增加。

（3）其他因素：包括热能、蛋白质、糖类和脂肪等也与本病的发生和防治有一定的联系。

2. 防治措施　具体如下。

（1）限制钠盐摄入：健康成人每天钠的需要量仅为 200mg（相当于 0.5g 食盐）。WHO 建议每人每日食盐量不超过 6g。我国膳食中约 80% 的钠来自烹调或含盐高的腌制品，因此限盐首先要减少烹调用盐及含盐高的调料，少食各种咸菜及盐腌食品。根据 WHO 的建议，北方居民应减少日常用盐一半，南方居民减少 1/3。

（2）减少膳食脂肪，补充适量优质蛋白质：有流行病学资料显示，即使不减少膳食中的钠和不减重，如果将膳食脂肪控制在总热量 25% 以下，P/S 比值维持在 1，连续 40d 可使男性 SBP 和 DBP 下降 12%，女性下降 5%。有研究表明每周吃鱼 4 次以上与吃鱼最少的相比，冠心病发病率减少 28%。

建议改善动物性食物结构，减少含脂肪高的猪肉，增加含蛋白质较高而脂肪较少的禽类及鱼类。蛋白质占总热量 15% 左右，动物蛋白占总蛋白质 20%。蛋白质质量依次为：奶、蛋；鱼、虾；鸡、鸭；猪、牛、羊肉；植物蛋白，其中豆类最好。

（3）注意补充钾和钙：研究资料表明钾与血压呈明显负相关，中国膳食低钾、低钙，因此要增加含钾多、含钙高的食物，如绿叶菜、鲜奶、豆类制品等。这一点在使用利尿药，特别是当血钾含量偏低时尤为重要。

（4）多吃蔬菜和水果：增加蔬菜或水果摄入，减少脂肪摄入可使 SBP 和 DBP 有所下降。素食者比肉食者有较低的血压，其降压的作用可能基于水果、蔬菜、食物纤维和低脂肪的综合作用。人类饮食应以素食为主，适当肉量最理想。

（5）限制饮酒：尽管有研究表明非常少量饮酒可能减少冠心病发病的危险，但是饮酒和血压水平及高血压患病率之间却呈线性相关，大量饮酒可诱发心脑血管事件发作。因此不提倡用少量饮酒预防冠心病，提倡高血压患者应戒酒，因饮酒可增加服用降压药物的耐药性。如饮酒，建议每日饮酒量应为少量，男性饮酒的酒精不超过 25g，即葡萄酒 <100~150mL，或啤酒 <250~500mL，或白酒 <25~50mL；女性则减半量，孕妇不饮酒。不提倡饮高度烈性酒。WHO 对酒的新建议是越少越好。

（三）心理护理

1. 评估患者　通过问诊了解患者的家庭、社会、文化状况及行为，分析患者的心理，向患者解释造成高血压病最主要的原因及疾病的转归，再向患者说明高血压病可以控制，甚至可以治愈，从而以增强患者战胜疾病的信心。

2. 克服心理障碍　针对中年高血压患者存在的不良心理进行施护。麻痹大意心理：自以为年轻，身强力壮，采取无所谓的态度。针对这种心理首先要唤起患者对疾病的重视，使之认识到防治高血压病的重要性，在调养方法和注意事项上给予正确的引导，使之配合医师治疗，同时给患者制定个体化健康教育计划，并调动家属参与治疗活动，配合医护完成治疗任务，使之早日康复；焦虑、紧张、恐惧心理：一些患者，认为得了高血压病就是终身疾病，而且还会得心脑血管病，于是，久而久之产生焦虑恐惧心理。采取的措施是暗示诱导，应诱导患者使其注意力从一个客体转移到另一个客体，从而打破原来心理上存在的恶性循环，保持乐观情绪，轻松愉快地接受治疗，以达到防病治病的目的。

（四）正确测量血压

血压测量是诊断高血压及评估其严重程度的主要手段，目前主要用以下 3 种方法：

1. 诊所血压　是目前临床诊断高血压和分级的标准方法，由医护人员在标准条件下按统一的规范进行测量。具体要求如下：

（1）选择符合计量标准的水银柱血压计或者经国际标准（BHS 和 AAMD）检验合格的电子血压计进行测量。

（2）使用大小合适的袖带，袖带气囊至少应包裹 80% 上臂。大多数人的臂围 25~35cm，应使用长 35cm、宽 12~13cm 规格气囊的袖带；肥胖者或臂围大者应使用大规格袖带；儿童使用小规格袖带。

（3）被测量者至少安静休息 5min，在测量前 30min 内禁止吸烟或饮咖啡，排空膀胱。

（4）被测量者取坐位，最好坐靠背椅，裸露右上臂，上臂与心脏处在同一水平。如果怀疑外周血管病，首次就诊时应测量左、右上臂血压。特殊情况下可以取卧位或站立位。老年人、糖尿病患者及出现直立性低血压情况者，应加测直立位血压。直立位血压应在卧位改为直立位后 1min 和 5min 时测量。

（5）将袖带缚于被测者的上臂，袖带的下缘应在肘弯上 2.5cm，松紧适宜。将听诊器探头置于肱动脉搏动处。

（6）测量时快速充气，使气囊内压力达到桡动脉搏动消失后再升高 30mmHg（4.0kPa），然后以恒定的速率（2~6mmHg/s）缓慢放气。在心率缓慢者，放气速率应更慢些。获得舒张压读数后，快速放气至零。

（7）在放气过程中仔细听取柯氏音，观察柯氏音第 I 时相（第一音）和第 V 时相（消失音）水银柱凸面的垂直高度。收缩压读数取柯氏音第 I 时相，舒张压读数取柯氏音第 V 时相。<12 岁儿童、妊娠妇女、严重贫血、甲状腺功能亢进、主动脉瓣关闭不全及柯氏音不消失者，以柯氏音第 IV 时相（变音）定为舒张压。

（8）血压单位在临床使用时采用毫米汞柱（mmHg），在我国正式出版物中注明毫米汞柱与千帕斯卡（kPa）的换算关系，1mmHg = 0.133kPa。

（9）应相隔 1 ~ 2min 重复测量，取 2 次读数的平均值记录。如果收缩压或舒张压的 2 次读数相差 5mmHg 以上，应再次测量，取 3 次读数的平均值记录。

2. 自测血压　具体如下。

（1）对于评估血压水平及严重程度，评价降压效应，改善治疗依从性，增强治疗的主动参与，自测血压具有独特优点。且无白大衣效应，可重复性较好。目前，患者家庭自测血压在评价血压水平和指导降压治疗上已经成为诊所血压的重要补充。然而，对于精神焦虑或根据血压读数常自行改变治疗方案的患者，不建议自测血压。

（2）推荐使用符合国际标准的上臂式全自动或半自动电子血压计，正常上限参考值为 135/85mmHg。应注意患者向医生报告自测血压数据时可能有主观选择性，即报告偏差，患者有意或无意选择较高或较低的血压读数向医师报告，影响医师判断病情和修改治疗。有记忆存储数据功能的电子血压计可克服报告偏差。血压读数的报告方式可采用每周或每月的平均值。家庭自测血压低于诊所血压，家庭自测血压 135/85mmHg 相当于诊所血压 140/90mmHg。对血压正常的人建议定期测量血压（20 ~ 29 岁，每 2 年测 1 次；30 岁以上每年至少 1 次）。

3. 动态血压　具体如下。

（1）动态血压监测能提供日常活动和睡眠时血压的情况：动态血压监测提供评价在无靶器官损害的情况下（白大衣效应）高血压的可靠证据，也有助于评估明显耐药的患者，抗高血压药物引起的低血压综合征，阵发性高血压以及自主神经功能失调。动态血压测值常低于诊所血压测值。通常高血压患者清醒时血压≥135/85mmHg，睡眠时≥120/75mmHg。动态血压监测值与靶器官损害的相关性优于诊所血压。动态血压监测能提供血压升高占测量总数的百分比、整体血压负荷及睡眠时血压降低的程度。大多数人在夜间血压下降 10% ~ 20%，如果不存在这种血压下降现象，则其发生心血管事件的危险会增加。

（2）动态血压测量应使用符合国际标准的监测仪：动态血压的正常值推荐以下国内参考标准：24h 平均值 < 130/80mmHg，白昼平均值 < 135/85mmHg，夜间平均值 < 125/75mmHg。正常情况下，夜间血压均值比白昼血压值低 10% ~ 15%。

（3）动态血压监测在临床上可用于诊断白大衣性高血压、隐蔽性高血压、顽固难治性高血压、发作性高血压或低血压，评估血压升高严重程度，但是目前主要仍用于临床研究，如评估心血管调节机制、预后意义、新药或治疗方案疗效考核等，不能取代诊所血压测量。

（4）动态血压测量时应注意以下问题：①测量时间间隔应设定一般为每 30min 测 1 次。可根据需要而设定所需的时间间隔。②指导患者日常活动，避免剧烈运动。测血压时患者上臂要保持伸展和静止状态。③若首次检查由于伪迹较多使读数 < 80% 的预期值，应再次测量。④可根据 24h 平均血压，日间血压或夜间血压进行临床决策参考，但倾向于应用 24h 平均血压。

（五）适量运动

1. 运动的作用　运动除了可以促进血液循环，降低胆固醇的生成外，并能增强肌肉、骨骼，减少关节僵硬的发生，还能增加食欲，促进肠胃蠕动、预防便秘、改善睡眠。

2. 运动的形式　最好养成持续运动的习惯，对中老年人应包括有氧、伸展及增强肌力练习 3 类，具体项目可选择步行、慢跑、太极拳、门球、气功等。

3. 运动强度的控制　每个参加运动的人特别是中老年人和高血压患者在运动前最好了解一下自己的身体状况，以决定自己的运动种类、强度、频度和持续运动时间。运动强度必须因人而异，按科学锻炼的要求，常用运动强度指标可用运动时最大心率达到 180（或 170）减去年龄，如 50 岁的人运动心率为 120 ~ 130 次/分，如果求精确则采用最大心率的 60% ~ 85% 作为运动适宜心率，需在医师指导下进行。运动频度一般要求每周 3 ~ 5 次，每次持续 20 ~ 60min 即可，可根据运动者身体状况和所选择的运动种类以及气候条件等而定。

（六）在医生指导下正确用药

1. 减药　高血压患者一般须终身治疗。患者经确诊为高血压后若自行停药，其血压（或迟或早）终将回复到治疗前水平。但患者的血压若长期控制，可以试图小心、逐步地减少服药数或剂量。尤其是认真地进行非药物治疗，密切地观察改进生活方式进度和效果的患者。患者在试行这种"逐步减药"时，应十分仔细地监测血压。

2. 记录　一般高血压病患者的治疗时间长达数十年，治疗方案会有多次变换，包括药物的选择。最好建议患者详细记录其用过的治疗药物及疗效。医生则更应为经手治疗的患者保存充分的记录，随时备用。

3. 剂量的调整　对大多数非重症或急症高血压，要寻找其最小有效耐受剂量药物，也不宜降压太快。故开始给小剂量药物，经 1 个月后，如疗效不够而不良反应少或可耐受，可增加剂量；如出现不良反应不能耐受，则改用另一类药物。随访期间血压的测量应在每天的同一时间，对重症高血压，须及早控制其血压，可以较早递增剂量和合并用药。随访时除患者主观感觉外，还要做必要的化验检查，以了解靶器官状况和有无药物不良反应。对于非重症或急症高血压，经治疗血压长期稳定达 1 年以上，可以考虑减少剂量，目的为减少药物的可能不良反应，但以不影响疗效为前提。

（1）选择针对性强的降血压药：降血压药物品种很多，个体差异很大，同一种药物不同的患者服用后的效果会因人而异。对医生开的降血压药，护理人员和患者必须了解药物的名称、作用、剂量、用法、不良反应等，并遵照医嘱按时服药。

（2）合适的剂量：一般由小剂量开始，逐渐调整到合适的剂量。晚上睡觉前的治疗剂量，尤其要偏小，因入睡后如果血压降得太低，则易出现脑动脉血栓形成。药品剂量不能忽大忽小，否则血压波动太大，会造成实质性脏器的损伤。

（3）不能急于求成：如血压降得太低，常会引起急性缺血性脑血管病和心脏缺血性疾病的发生。

（4）不要轻易中断治疗：应用降血压药过程中，症状改善后，仍需坚持长期服药，也不可随意减少剂量，必须听从医生的治疗安排。

（5）不宜频繁更换降血压药物：各种降血压药，在人体内的作用时间不尽相同，更换降血压药时，往往会引起血压的波动，换降血压药必须在医生指导下进行，不宜多种药合用，以避免药物不良反应。

（6）患痴呆症或意识不清的老人，护理人员必须协助服药，并帮助管理好药物，以免发生危险。

（7）注意观察不良反应，必要时，采取相应的防范措施。若患者突然出现头痛、多汗、恶心、呕吐、烦躁、心慌等症状，家人协助患者立即平卧抬高头部，用湿毛巾敷在头部；测量血压，若血压过高，应用硝苯地平嚼碎舌下含服等，以快速降血压；如果半小时后血压仍不下降，且症状明显，应立即去医院就诊。

（武翠花）

第四节　心绞痛

心绞痛（angina pectoris）是冠状动脉供血不足，心肌急剧的、暂时的缺血与缺氧引起的综合征。其特点为阵发性的前胸压榨性疼痛感觉，主要位于胸骨后部，可放射至左上肢，常发生于劳累或情绪激动时，持续数分钟，休息或服用硝酸酯制剂后消失。本病多见于男性，多数患者在 40 岁以上，劳累、情绪激动、饱食、受寒、阴雨天气、急性循环衰竭等为常见的诱因。

一、病因

1. 基本病因　对心脏予以机械性刺激并不引起疼痛，但心肌缺血、缺氧则引起疼痛。当冠状动脉的"供血"与心肌的"需氧"出现矛盾，冠状动脉血流量不能满足心肌代谢需要时，引起心肌急剧的、暂时的缺血、缺氧时，即产生心绞痛。

2. 其他病因　除冠状动脉粥样硬化外，主动脉瓣狭窄或关闭不全、梅毒性主动脉炎、肥厚性心肌病、先天性冠状动脉畸形、风湿性冠状动脉炎，都可引起冠状动脉在心室舒张期充盈障碍，引发心绞痛。

二、临床表现与诊断

（一）临床表现

1. 症状和体征　具体如下。

（1）部位：典型心绞痛主要在胸骨体上段或中段之后，可波及心前区，有手掌大小范围，可放射至左肩、左上肢前内侧，达无名指和小指；不典型心绞痛疼痛可位于胸骨下段、左心前区或上腹部，放射至颈、下颌、左肩胛部或右前胸。

（2）性质：胸痛为压迫、发闷，或紧缩性，也可有烧灼感。发作时，患者往往不自觉地停止原来的活动，直至症状缓解。

（3）诱因：典型的心绞痛常在相似的条件下发生。以体力劳累为主，其次为情绪激动。登楼、平地快步走、饱餐后步行、逆风行走，甚至用力大便或将臂举过头部的轻微动作，暴露于寒冷环境、进冷饮、身体其他部位的疼痛，以及恐怖、紧张、发怒、烦恼等情绪变化，都可诱发。晨间痛阈低，轻微劳力如刷牙、剃须、步行即可引起发作；上午及下午痛阈提高，则较重的劳力亦可不诱发。

（4）时间：疼痛出现后常逐步加重，然后在 3～5min 内逐渐消失，一般在停止原活动后缓解。一般为 1～15min，多数 3～5min，偶可达 30min 的，可数天或数星期发作 1 次，亦可 1d 内发作多次。

（5）硝酸甘油的效应：舌下含有硝酸甘油片如有效，心绞痛应于 1～2min 内缓解，对卧位型心绞痛，硝酸甘油可能无效。在评定硝酸甘油的效应时，还要注意患者所用的药物是否已经失效或接近失效。

2. 体征　平时无异常体征，心绞痛发作时常见心律增快、血压升高、表情焦虑、皮肤冷或出汗，有时出现第四或第三奔马律。可有暂时性心尖部收缩期杂音，是乳头肌缺血以致功能失调引起二尖瓣关闭不全所致。

（二）诊断

1. 冠心病诊断　具体如下。

（1）据典型的发作特点和体征，含用硝酸甘油后缓解，结合年龄和存在冠心病易患因素，除外其他原因所致的心绞痛，一般即可建立诊断。

（2）心绞痛发作时心电图：绝大多数患者 ST 段压低 0.1mV（1mm）以上，T 波平坦或倒置（变异型心绞痛者则有关导联 ST 段抬高），发作过后数分钟内逐渐恢复。

（3）心电图无改变的患者可考虑做负荷试验：发作不典型者，诊断要依靠观察硝酸甘油的疗效和发作时心电图的改变；如仍不能确诊，可多次复查心电图、心电图负荷试验或 24h 动态心电图连续监测，如心电图出现阳性变化或负荷试验诱发心绞痛发作亦可确诊。

（4）诊断有困难者可考虑行选择性冠状动脉造影或做冠状动脉 CT：考虑施行外科手术治疗者则必须行选择性冠状动脉造影。冠状动脉内超声检查可显示管壁的病变，对诊断可能更有帮助。

2. 近年对确诊心绞痛的患者主张进行仔细的分型诊断　根据世界卫生组织"缺血性心脏病的命名及诊断标准"，现将心绞痛作如下归类。

（1）劳累性心绞痛：是由运动或其他增加心肌需氧量的情况所诱发的心绞痛。包括 3 种类型。①稳定型劳累性心绞痛：简称稳定型心绞痛，亦称普通型心绞痛。是最常见的心绞痛。指由心肌缺血缺氧引起的典型心绞痛发作，其性质在 1～3 个月内并无改变。即每日和每周疼痛发作次数大致相同，诱发疼痛的劳累和情绪激动程度相同，每次发作疼痛的性质和疼痛部位无改变，用硝酸甘油后也在相同时间内发生疗效。②初发型劳累性心绞痛：简称初发型心绞痛。指患者过去未发生过心绞痛或心肌梗死，而现在发生由心肌缺血缺氧引起的心绞痛，时间尚在 1～2 个月内。有过稳定型心绞痛但已数月不发生心绞痛，再发生心绞痛未到 1 个月者也归入本型。③恶化型劳累性心绞痛：进行型心绞痛指原有稳定型心绞痛的患者，在 3 个月内疼痛的频率、程度、诱发因素经常变动，进行性恶化。可发展为心肌梗死与猝死。

（2）自发性心绞痛：心绞痛发作与心肌需氧量无明显关系，与劳累性心绞痛相比，疼痛持续时间一般较长，程度较重，且不易为硝酸甘油所缓解。包括四种类型：①卧位型心绞痛：在休息时或熟睡时发生的心绞痛，其发作时间较长，症状也较重，发作与体力活动或情绪激动无明显关系，常发生在半夜，偶尔在午睡或休息时发作。疼痛常剧烈难忍，患者烦躁不安、起床走动。硝酸甘油的疗效不明显或仅能暂时缓解。可能与夜梦、夜间血压降低或发生未被察觉的左心室衰竭，以致狭窄的冠状动脉远端心肌灌注不足；或平卧时静脉回流增加，心脏工作量增加，需氧增加等有关。②变异型心绞痛：本型患者心绞痛的性质、与卧位型心绞痛相似，也常在夜间发作，但发作时心电图表现不同，显示有关导联的 ST 段抬高而与之相对应的导联中则 ST 段压低。本型心绞痛是由于在冠状动脉狭窄的基础上，该支血管发生痉挛，引起一片心肌缺血所致。③中间综合征：亦称冠状动脉功能不全。指心肌缺血引起的心绞痛发作历时较长，达 30min 或 1h 以上，发作常在休息时或睡眠中发生，但心电图、放射性核素和血清学检查无心肌坏死的表现。本型疼痛其性质是介于心绞痛与心肌梗死之间，常是心肌梗死的前奏。④梗死后心绞痛：在急性心肌梗死后不久或数周后发生的心绞痛。由于供血的冠状动脉阻塞，发生心肌梗死，但心肌尚未完全坏死，一部分未坏死的心肌处于严重缺血状态下又发生疼痛，随时有再发生梗死的可能。

（3）混合性心绞痛：劳累性和自发性心绞痛混合出现，因冠状动脉的病变使冠状动脉血流储备固定地减少，同时又发生短暂的再减损所致，兼有劳累性和自发性心绞痛的临床表现。有人认为这种心绞痛在临床上实甚常见。

（4）不稳定型心绞痛：在临床上被广泛应用并被认为是稳定型劳累性心绞痛和心肌梗死和猝死之间的中间状态。它包括了除稳定型劳累性心绞痛外的上述所有了类型。其病理基础是在原有病变上发生冠状动脉内膜下出血、粥样硬化斑块破裂、血小板或纤维蛋白凝集、冠状动脉痉挛等除了没有诊断心肌梗死的明确的心电图和心肌酶谱变化外，目前应用的不稳定心绞痛的定义根据以下 3 个病史特征做出。①在相对稳定的劳累相关性心绞痛基础上出现逐渐增强的疼痛。②新出现的心绞痛（通常 1 个月内），由很轻度的劳力活动即可引起心绞痛。③在静息和很轻劳力时出现心绞痛。

三、治疗原则

预防：主要预防动脉粥样硬化的发生和发展。

治疗原则：改善冠状动脉的血供；减低心肌的耗氧；同时治疗动脉粥样硬化。

（一）发作时的治疗

（1）休息：发作时立刻休息，经休息后症状可缓解。

（2）药物治疗：应用作用较快硝酸酯制剂。

（3）在应用上述药物的同时，可考虑用镇静药。

（二）缓解期的治疗

系统治疗，清除诱因、注意休息、使用作用持久的抗动脉粥样硬化药物，以防心绞痛发作，可单独、交替或联合应用。宜尽量避免各种确知足以诱致发作的因素。调节饮食，特别是一次进食不应过饱；禁绝烟酒。调整日常生活与工作量；减轻精神负担；保持适当的体力活动，但以不致发生疼痛症状为度；一般不需卧床休息。

（三）其他治疗

低分子右旋糖酐或羟乙基淀粉注射液，作用为改善微循环的灌流，可用于心绞痛的频繁发作。抗凝药，如肝素；溶血栓药和抗血小板药可用于治疗不稳定型心绞痛。高压氧治疗增加全身的氧供应，可使顽固的心绞痛得到改善，但疗效不易巩固。体外反搏治疗可能增加冠状动脉的血供，也可考虑应用。兼有早期心力衰竭者，治疗心绞痛的同时宜用快速作用的洋地黄类制剂。

（四）外科手术治疗

主动脉-冠状动脉旁路移植手术（coronary artery bypass grafting，CABG）方法：取患者自身的大隐静脉或内乳动脉作为旁路移植材料。一端吻合在主动脉，另一端吻合在有病变的冠状动脉段的远端，引主动脉的血液以改善该冠状动脉所供血的心肌的血流量。

（五）经皮腔内冠状动脉成形术

经皮腔内冠状动脉成形术（percutaneous transluminal coronary angioplasty，PTCA）方法：冠状动脉造影后，针对相应病变，应用带球囊的心导管经周围动脉送到冠状动脉，在导引钢丝的指引下进入狭窄部位；向球囊内加压注入稀释的造影剂使之扩张，解除狭窄。

（六）其他冠状动脉介入性治疗

由于 PTCA 有较高的术后再狭窄发生率，近来采用一些其他成形方法如激光冠状动脉成形术（PTCLA）、冠状动脉斑块旋切术、冠状动脉斑块旋磨术、冠状动脉内支架安置等，期望降低再狭窄发生率。

（七）运动锻炼疗法

谨慎安排进度适宜的运动锻炼有助于促进侧支循环的发展，提高体力活动的耐受量，改善症状。

四、常见护理问题

（一）舒适的改变——心绞痛

1. 相关因素　与心肌急剧、短暂地缺血、缺氧，冠状动脉痉挛有关。
2. 临床表现　阵发性胸骨后疼痛。
3. 护理措施　如下所述。

（1）心绞痛发作时立即停止步行或工作，休息片刻即可缓解。根据疼痛发生的特点，评估心绞痛严重程度（表3-2），制定相应活动计划。频发者或严重心绞痛者，严格限制体力活动，并绝对卧床休息。

表3-2　劳累性心绞痛分级

心绞痛分级	表现
Ⅰ级：日常活动时无症状	较日常活动重的体力活动，如平地小跑步、快速或持重物上三楼、上陡坡等时引起心绞痛
Ⅱ级：日常活动稍受限制	一般体力活动，如常速步行 1.5~2km、上三楼、上坡等即引起心绞痛
Ⅲ级：日常活动明显受损	较日常活动轻的体力活动，如常速步行 0.5~1km、上二楼、上小坡等即引起心绞痛
Ⅳ级：任何体力活动均引起心绞痛	轻微体力活动（如在室内缓行）即引起心绞痛，严重者休息时亦发生心绞痛

（2）遵医嘱给予患者舌下含服硝酸甘油、吸氧，记录心电图，并通知医生。心绞痛频发或严重者遵医嘱使用硝酸甘油静脉微泵推注。由于此类药物能扩张头面部血管，有些患者使用后会出现颜面潮红、头痛等症状，应向患者说明。

（3）用药后动态观察患者胸痛变化情况，同时监测 ECG，必要时进行心电监测。

（4）告知患者在心绞痛发作时的应对技巧：一是立即停止活动；另一是立即含服硝酸甘油。向患者讲解含服硝酸甘油是因为舌下有丰富的静脉丛，吸收见效比口服硝酸甘油快。若疼痛持续 15min 以上不缓解，则有可能发生心肌梗死，需立即急诊就医。

（二）焦虑

1. 相关因素　与心绞痛反复频繁发作、疗效不理想有关。
2. 临床表现　睡眠不佳，缺乏自信心、思维混乱。
3. 护理措施　如下所述。

（1）向患者讲解心绞痛的治疗是一个长期过程，需要有毅力，鼓励其说出内心想法，针对其具体心理情况给予指导与帮助。

（2）心绞痛发作时，尽量陪伴患者，多与患者沟通，指导患者掌握心绞痛发作的有效应对措施。

（3）及时向患者分析讲解疾病好转信息，增强患者治疗信心。

（4）告知患者不良心理状况对疾病的负面影响，鼓励患者进行舒展身心的活动（如听音乐、看报纸）等活动，转移患者注意力。

（三）知识缺乏

1. 相关因素　与缺乏知识来源，认识能力有限有关。

2. 临床表现　患者不能说出心绞痛相关知识，不知如何避免相关因素。

3. 护理措施　如下所述。

（1）避免诱发心绞痛的相关因素：如情绪激动、饱食、焦虑不安等不良心理状态。

（2）告知患者心绞痛的症状为胸骨后疼痛，可放射至左臂、颈、胸，常为压迫或紧缩感。

（3）指导患者硝酸甘油使用注意事项。

（4）提供简单易懂的书面或影像资料，使患者了解自身疾病的相关知识。

五、健康教育

（一）心理指导

告知患者需保持良好心态，因精神紧张、情绪激动、饱食、焦虑不安等不良心理状态，可诱发和加重病情。患者常因不适而烦躁不安，且伴恐惧，此时鼓励患者表达感觉，告知尽量做深呼吸，放松情绪才能使疾病尽快消除。

（二）饮食指导

1. 减少饮食热能　控制体重少量多餐（每天4~5餐），晚餐尤应控制进食量，提倡饭后散步，切忌暴饮暴食，避免过饱；减少脂肪总量，限制饱和脂肪酸和胆固醇的摄入量，增加不饱和脂肪酸；限制单糖和双糖摄入量，供给适量的矿物质及维生素，戒烟戒酒。

2. 在食物选择方面，应适当控制主食和含糖零食　多吃粗粮、杂粮，如玉米、小米、荞麦等；禽肉、鱼类，以及核桃仁、花生、葵花子等坚果类含不饱和脂肪酸较多，可多食用；多食蔬菜和水果，不限量，尤其是超体重者，更应多选用带色蔬菜，如菠菜、油菜、番茄、茄子和带酸味的新鲜水果，如苹果、橘子、山楂，提倡吃新鲜泡菜；多用豆油、花生油、菜油及香油等植物油；蛋白质按劳动强度供给，冠心病患者蛋白质按2g/kg供给。尽量多食用黄豆及其制品，如豆腐、豆干、百叶等，其他如绿豆、赤豆也很好。

3. 禁忌食物　忌烟、酒、咖啡以及辛辣的刺激性食品；少用猪油、黄油等动物油烹调；禁用动物脂肪高的食物，如猪肉、牛肉、羊肉及含胆固醇高的动物内脏、动物脂肪、脑髓、贝类、乌贼鱼、蛋黄等；食盐不宜多用，每天2~4g；含钠味精也应适量限用。

（三）作息指导

制定固定的日常活动计划，避免劳累。避免突发性的劳力动作，尤其在较长时间休息以后。如凌晨起来后活动动作宜慢。心绞痛发作时，应停止所有活动，卧床休息。频发或严重心绞痛患者，严格限制体力活动，应绝对卧床休息。

（四）用药指导

1. 硝酸酯类　硝酸甘油是缓解心绞痛的首选药。

（1）心绞痛发作时可用短效制剂1片舌下含化，1~2min即开始起作用，持续半小时；勿吞服。如药物不易溶解，可轻轻嚼碎继续含化。

（2）应用硝酸酯类药物时可能出现头晕、头胀痛、头部跳动感、面红、心悸，继续用药数日后可自行消失。

（3）硝酸甘油应储存在棕褐色的密闭小玻璃瓶中，防止受热、受潮，使用时应注意有效期，每用6个月须更换药物。如果含服药物时无舌尖麻刺、烧灼感，说明药物已失效，不宜再使用。

（4）为避免直立性低血压所引起的晕厥，用药后患者应平卧片刻，必要时吸氧。长期反复应用会产生耐药性而效力降低，但停用10d以上，复用可恢复效力。

2. 长期服用 β 受体阻滞药者　如使用阿替洛尔（氨酰心安）、美托洛尔（倍他乐克）时，应指导患者用药。

（1）不能随意突然停药或漏服，否则会引起心绞痛加重或心肌梗死。

（2）应在饭前服用，因食物能延缓此类药物吸收。

（3）用药过程中注意监测心率、血压、心电图等。

3. 钙通道阻滞药　目前不主张使用短效制剂（如硝苯地平），以减少心肌耗氧量。

（五）特殊及行为指导

（1）寒冷刺激可诱发心绞痛发作，不宜用冷水洗脸，洗澡时注意水温及时间。外出应戴口罩或围巾。

（2）患者应随身携带心绞痛急救盒（内装硝酸甘油片）：心绞痛发作时，立即停止活动并休息，保持安静。及时使用硝酸甘油制剂，如片剂舌下含服，喷雾剂喷舌底 1～2 下，贴剂粘贴在心前区。如果自行用药后，心绞痛未缓解。应请求协助救护。

（3）有条件者可以氧气吸入，使用氧气时，避免明火。

（4）患者洗澡时应告诉家属，不宜在饱餐或饥饿时进行，水温勿过冷过热，时间不宜过长，门不要上锁，以防发生意外。

（5）与患者讨论引起心绞痛的发作诱因，确定需要的帮助，总结预防发作的方法。

（六）病情观察指导

注意观察胸痛的发作时间、部位、性质、有无放射性及伴随症状，定时监测心率、心律。若心绞痛发作次数增加，持续时间延长，疼痛程度加重，含服硝酸甘油无效者，有可能是心肌梗死先兆，应立即就诊。

（七）出院指导

（1）减轻体重，肥胖者需限制饮食热量及适当增加体力活动，避免采用剧烈运动防治各种可加重病情的疾病，如高血压、糖尿病、贫血、甲亢等。特别要控制血压，使血压维持在正常水平。

（2）慢性稳定型心绞痛患者大多数可继续正常性生活，为预防心绞痛发作，可在1h前含服硝酸甘油 1 片。

（3）患者应随身携带硝酸甘油片以备急用，患者及家属应熟知药物的放置地点，以备急需。

（张育芳）

第五节　心肌梗死

心肌梗死（myocardial infarction）是心肌缺血性坏死。为在冠状动脉病变基础上，发生冠状动脉供血急剧减少或中断，使相应的心肌严重而持久地急性缺血所致。

一、病因和发病机制

1. 病因　基本病因是冠状动脉粥样硬化（偶为冠状动脉痉挛、栓塞、炎症、先天性畸形、外伤、冠状动脉阻塞所致）。造成管腔狭窄和心肌供血不足，而侧支循环尚未建立时，下列原因加重心肌缺血即可发生心肌梗死。在此基础上，一旦冠状动脉血供进一步急剧减少或中断20～30min，使心肌严重而持久地急性缺血达 0.5h 以上，即可发生心肌梗死。

另心肌梗死发生严重心律失常、休克、心力衰竭，均可使冠状动脉血流量进一步下降，心肌坏死范围扩大。

2. 发病机制　冠状动脉病变：血管闭塞处于相应的心肌部位坏死。

二、临床表现

临床表现与梗死面积大小、梗死部位、侧支循环情况密切相关。

1. 先兆 多数患者于发病前数日可有前驱症状，如原有心绞痛近日发作频繁，程度加重，持续时间较久，休息或硝酸甘油不能缓解，甚至在休息中或睡眠中发作。表现为突发上腹部剧痛、恶心、呕吐、急性心力衰竭，或严重律失常。心电图检查可显示 ST 段一过性抬高或降低，T 波高大或明显倒置。

2. 症状 具体如下。

（1）疼痛：最早出现症状。少数患者可无疼痛，起病即表现休克或急性肺水肿。有些患者疼痛部位在上腹部，且伴有恶心、呕吐、易与胃穿孔、急性胰腺炎等急腹症相混淆。

（2）全身症状：发热、心动过速、白细胞增高、红细胞沉降率增快，由坏死物质吸收所引起。一般在疼痛 24～48h 出现，程度与梗死范围呈正相关，体温 38℃左右，很少超过 39℃，持续约 1 周。

（3）胃肠道症状：疼痛可伴恶心、呕吐、上腹胀痛，与迷走神经受坏死物质刺激和胃肠道组织灌注不足等有关。

（4）心律失常：75%～95% 的患者伴有心律失常，以 24h 内为最多见，以室性心律失常最多。

（5）休克：20% 患者，数小时至 1 周内发生，主要原因如下。①心肌遭受严重损害，左心室排血量急剧将低（心源性休克）。②剧烈胸痛引起神经反射性周围血管扩张。③因呕吐、大汗、摄入不足所致血容量不足。

（6）心力衰竭：主要是急性左侧心力衰竭。可在最初几天内发生，或在疼痛、休克好转阶段，为梗死后心脏舒缩力减弱或不协调所致。

急性心肌梗死引起的心力衰竭称为泵衰竭。按 Killip 分级法可分为：Ⅰ级，尚无明显心力衰竭；Ⅱ级，有左侧心力衰竭；Ⅲ级，有急性肺水肿；Ⅳ级，有心源性休克。

3. 体征 具体如下。

（1）心脏体征：心率多增快，第一心音减弱，出现第四心音。若心尖区出现收缩期杂音，多为乳头肌功能不全所致。反应性纤维心包炎者，有心包摩擦音。

（2）血压：均有不同程度的降低，起病前有高血压者，血压可降至正常。

（3）其他：可有心力衰竭、休克体征、心律失常有关的体征。

三、治疗原则

心肌梗死的救治原则为：①挽救濒死心肌，防止梗死扩大，缩小心肌缺血范围。②保护、维持心脏功能。③及时处理严重心律失常、泵衰竭及各种并发症。

（一）监护及一般治疗

1. 休息 卧床休息 1 周，保持安静，必要时给予镇静药。

2. 吸氧 持续吸氧 2～3d，有并发症者需延长吸氧时间。

3. 监测 在 CCU 进行 ECG、血压、呼吸、监测 5～7d。

4. 限制活动 无并发症者，根据病情制定活动计划，详见护理部分。

5. 进食易消化食物 不宜过饱，可少量多餐。保持大便通畅，必要时给予缓泻药。

（二）解除疼痛

尽快止痛，可应用强力止痛药。

（1）哌替啶（度冷丁）50～100mg 紧急肌内注射。

（2）吗啡 5～10mg 皮下注射，必要时 1～2h 后再注射 1 次以后每 4～6h 可重复应用，注意呼吸抑制作用。

（3）轻者：可待因 0.03～0.06g 口服或罂粟碱 0.03～0.06g 肌内注射或口服。

（4）试用硝酸甘油0.3mg，异山梨酯5~10mg舌下含用或静脉滴注，注意心率增快，BP下降等不良反应。

（5）顽固者，人工冬眠疗法。

（三）再灌注心肌

意义：再通疗法是目前治疗AMI的积极治疗措施，在起病3~6h内，使闭塞的冠状动脉再通，心肌得到再灌注，挽救濒死的心肌，以缩小梗死范围，改善预后。

适应证：再通疗法只适于透壁心肌梗死，所以心电图上必须要有2个或2个以上相邻导联ST段抬高>0.1mV，方可进行再通治疗。心肌梗死发病后6h内再通疗法是最理想的；发病6~12h ST段抬高的AMI。

方法：溶栓疗法，紧急施行PTCA，随后再安置支架。

1. 溶栓疗法　具体如下。

（1）溶栓的药物：尿激酶、链激酶、重组组织型纤维蛋白溶酶原激活药（rt-PA）等。

（2）注意事项：①溶栓期间进行严密心电监护：及时发现并处理再灌注心律失常。溶栓3h内心律失常发生率最高，84%心律失常发生在溶栓4h之内。前壁心肌梗死时，心律失常多为室性心律失常，如频发室性期前收缩，加速室性自主心律、室性心动过速、心室颤动等；下壁梗死时，心律失常多发生窦性心动过缓、房室传导阻滞。②血压监测：低血压是急性心梗的常见症状，可由于心肌大面积梗死、心肌收缩力明显降低、心排血量减少所至，但也可能与血容量不足、再灌注性损伤、血管扩张药及合并出血等有关。一般低血压在急性心肌梗死后4h最明显。对单纯的低血压状态，应加强对血压的监测。在溶栓进行的30min内，10min测量1次血压；溶栓结束后3h内，30min测量1次；之后1h测量1次；血压平稳后根据病情延长测量时间。③用药期间注意出血倾向：在溶栓期间应严密观察患者有无皮肤黏膜出血、尿血、便血及颅内出血（观察瞳孔意识），输液穿刺部位有无瘀点、瘀斑、牙龈出血等。溶栓后3d内每天检查1次尿常规、大便隐血和出凝血时间，溶栓次日复查血小板，应尽早发现出血性并发症，早期采取有效的治疗措施。

（3）不宜溶栓的情况：①年龄大于70岁。②ST段抬高，时间>24h。③就诊时严重高血压（>180/110mmHg）。④仅有ST段压低（如非Q心梗，心内膜下心梗）及不稳定性心绞痛。⑤有出血倾向、外伤、活动性溃疡病、糖尿病视网膜病变，脑出血史及6个月内缺血性脑卒中史，夹层动脉瘤，半个月内手术等。

（4）判断再通指标

1）冠状动脉造影直接判断。

2）临床间接判断血栓溶解（再通）指标：①ECG抬高的ST段于2h内回降>50%。②胸痛2h内基本消失。③2h内出现再灌注性心律失常。④血清CK-MB酶峰值提前出现（14h内）。

2. 经皮冠状动脉腔内成形术　如下所述。

（1）补救性PTCA：经溶栓治疗，冠状动脉再通后又再堵塞，或再通后仍有重度狭窄者，如无出血禁忌，可紧急施行PTCA，随后再安置支架。预防再梗和再发心绞痛。

（2）直接PTCA：不进行溶栓治疗，直接进行PTCA作为冠状动脉再通的手段，其目的在于挽救心肌。

适应证：①对有溶栓禁忌或不适宜溶栓治疗的患者，以及对升压药无反应的心源性休克患者应首选直接PTCA。②对有溶栓禁忌证的高危患者，如年龄>70岁、既往有AMI史、广泛前壁心肌梗死以及收缩压<100mmHg、心率>100次/分或Killip分级>Ⅰ级的患者若有条件最好选择直接PTCA。

（四）控制休克

最好根据血流动力学监测结果用药。

1. 补充血容量　估计血容量不足，中心静脉压下降者，用低分子右旋糖酐、10% GS 500mL或0.9% NS 500mL静脉滴入。输液后中心静脉压>18cmH_2O，则停止补充血容量。

2. 应用升压药　补充血容量后血压仍不升，而心排血量正常时，提示周围血管张力不足，此时可用升压药物。多巴胺或间羟胺微泵静脉使用，两者亦可合用。亦可选用多巴酚丁胺。

3. 应用血管扩张药　经上述处理后血压仍不升，周围血管收缩致四肢厥冷时可使用硝酸甘油。

4. 其他措施　纠正酸中毒，保护肾功能，避免脑缺血，必要时应用糖皮质激素和洋地黄制剂。

5. 主动脉内球囊反搏术（intraaortic balloon pumping，IABP）　上述治疗无效时可考虑应用 IABP，在 IABP 辅助循环下行冠脉造影，随即行 PTCA、CABG。

（五）治疗心力衰竭

主要治疗左侧心力衰竭，见心力衰竭的急救。

（六）其他治疗

有助于挽救濒死心肌，防止梗死扩大，缩小缺血范围，根据患者具体情况选用。

1. β 受体阻滞药、钙通道阻滞药，ACE 抑制药的使用　改善心肌重构，防止梗死范围扩大改善预后。

2. 抗凝疗法　口服阿司匹林等药物。

3. 极化液疗法　有利于心脏收缩，减少心律失常，有利 ST 段恢复。极化液具体配置 10% KCl 15mL + 胰岛素 8U + 10% GS 500mL。

4. 促进心肌代谢药物　维生素 C、维生素 B_6、1、6 - 二磷酸果糖、辅酶 Q_{10} 等。

5. 右旋糖酐 40 或羟乙基淀粉　降低血黏度，改善微循环。

（七）并发症的处理

1. 栓塞　溶栓或抗凝治疗。

2. 心脏破裂　乳头肌断裂、VSD 者手术治疗。

3. 室壁瘤　影响心功能或引起严重心律失常者手术治疗。

4. 心肌梗死后综合征　可用糖皮质激素、阿司匹林、吲哚美辛等。

（八）右室心肌梗死的处理

表现为右侧心力衰竭伴低血压者治疗以扩容为主，维持血压治疗，不宜用利尿药。

四、常见护理问题

（一）疼痛

1. 相关因素　与心肌急剧缺血、缺氧有关。

2. 主要表现　胸骨后剧烈疼痛，伴烦躁不安、出汗、恐惧或有濒死感。

3. 护理措施　如下所述。

（1）绝对卧床休息（包括精神和体力）：休息即为最好的疗法之一，病情稳定无特殊不适，且在急性期均应绝对卧床休息，严禁探视，避免精神紧张，一切活动包括翻身、进食、洗脸、大小便等均应在医护人员协助下进行，避免生扯硬拽现象。如果患者焦虑、抑郁情绪严重并有睡眠障碍等表现时，应根据病情选择没有禁忌的镇静药物，如哌替啶等。

（2）做好氧疗管理：心肌梗死时由于持续的心肌缺血缺氧，代谢物积聚或产生多肽类致痛物等，刺激神经末梢，经神经传导至大脑产生痛觉，而疼痛使患者烦躁不安、情绪恶化，加重心肌缺氧，影响治疗效果。若胸闷、疼痛剧烈或症状不缓解、持续时间长，氧流量可控制在 5 ~ 6L/min，待症状消失后改为 3 ~ 4L/min，一般不少于 72h，5d 后可根据情况间断给氧。

（3）患者的心理管理：疾病给患者带来胸闷、疼痛等压抑的感觉，再加上环境的生疏，可使患者恐惧、紧张不安，而这又导致交感神经兴奋引起血压升高，心肌耗氧量增加，诱发心律失常，加重心肌缺血坏死，因此，应了解患者的职业、文化、经济、家庭情况及发病的诱因，关心体贴患者，消除紧张恐惧心理，让患者树立战胜疾病的信心，使患者处于一个最佳心理状态。

（二）恐惧

1. 相关因素　可与下列因素有关。①胸闷不适、胸痛、濒死感。②因病房病友病重或死亡。③病室环境陌生、监护、抢救设备。

2. 主要表现　心情紧张、烦躁不安。

3. 护理措施　如下所述。

（1）消除患者紧张与恐惧心理：救治过程中要始终关心体贴，态度和蔼，鼓励患者表达自己的感受，安慰患者，使之尽快适应环境，进入患者角色。

（2）了解患者的思想状况，向患者讲清情绪与疾病的关系，使患者明白紧张的情绪会加重病情，使病情恶化。劝慰患者消除紧张情绪，使患者处于接受治疗的最佳心理状态。

（3）向患者介绍救治心梗的特效药及先进仪器设备，肯定效果与作用，使患者得到精神上的安慰和对医护人员的信任。在治疗护理过程中做到忙而不乱，紧张而有序，迅速而准确。

（4）给患者讲解抢救成功的例子，使其树立战胜疾病的信心。

（5）针对心理反应进行耐心解释，真诚坦率地为其排忧解难，做好生活护理，给他们创造一个安静、舒适、安全、整洁的休息环境。

（三）自理缺陷

1. 相关因素　与治疗性活动受限有关。

2. 主要表现　日常生活不能自理。

3. 护理措施　如下所述。

（1）心肌梗死急性期卧床期间协助患者洗漱进食、大小便及个人卫生等生活护理。

（2）将患者经常使用的物品放在易拿取的地方，以减少患者拿东西时的体力消耗。

（3）将呼叫器放在患者手边，听到铃响立即给予答复。

（4）提供患者有关疾病治疗及预后的确切消息，强调正面效果，以增加患者自我照顾的能力和信心，并向患者说明健康程序，不要允许患者延长卧床休息时间。

（5）在患者活动耐力范围内，鼓励患者从事部分生活自理活动和运动，以增加患者的自我价值感。

（6）让患者有足够的时间，缓慢地进行自理活动或者在活动过程中提供多次短暂的休息时间；或者给予较多的协助，以避免患者过度劳累。

（四）便秘

1. 相关因素　与长期卧床、不习惯床上排便、进食量减少有关。

2. 主要表现　大便干结，超过2d未排大便。

3. 护理措施　如下所述。

（1）合理饮食：提醒患者饮食要节制，要选择清淡易消化、产气少、无刺激的食物。进食速度不宜过快、少食多餐。

（2）遵医嘱给予大便软化药或缓泻药。

（3）鼓励患者定时排便，安置患者于舒适体位排便。

（4）不习惯于床上排便的患者，应向其讲明病情及需要在床上排便的理由并用屏风遮挡。

（5）告知病患者排便时不要太用力，可用手掌在腹部按乙状结肠走行方向做环形按摩。

（五）潜在并发症——心力衰竭

1. 相关因素　与梗死面积过大、心肌收缩力减弱有关。

2. 主要表现　咳嗽、气短、心悸、发绀，严重者出现肺水肿表现。

3. 护理措施　如下所述。

（1）避免诱发心力衰竭的因素：上感、劳累、情绪激动、感染，不适当的活动。

（2）若突然出现急性左侧心力衰竭，应立即采取急救，详见"心力衰竭"。

（六）潜在并发症——心源性休克

1. 相关因素　与心肌梗死、心排血量减少有关。

2. 主要表现　血压下降，面色苍白、皮肤湿冷、脉细速、尿少。

3. 护理措施　如下所述。

（1）严密观察神志、意识、血压、脉搏、呼吸、尿量等情况并做好记录。

（2）观察患者末梢循环情况，如皮肤温度、湿度、色泽。

（3）注意保暖。

（4）保持输液通畅，并根据心率、血压、呼吸及用药情况随时调整滴速。

（七）潜在并发症——心律失常

1. 相关因素　与心肌缺血、缺氧、电解质失衡有关。

2. 主要表现　室性期前收缩、快速型心律失常、缓慢型心律失常。

3. 护理措施　如下所述。

（1）给予心电监护，监测患者心律、心率、血压、脉搏、呼吸及心电图改变，并做好记录。

（2）嘱患者尽量避免诱发心律失常的因素：如情绪激动、烟酒、浓茶、咖啡等。

（3）向患者说明心律失常的临床表现及感受，若出现心悸、胸闷、胸痛、心前区不适等症状，应及时告诉医护人员。

（4）遵医嘱应用抗心律失常药物，并观察药物疗效及不良反应。

（5）备好各种抢救药物和仪器：如除颤器、起搏器，抗心律失常药及复苏药。

五、健康教育

（一）心理指导

本病起病急，症状明显，患者因剧烈疼痛而有濒死感，又因担心病情及疾病预后而产生焦虑、紧张等情绪，护士应陪伴在患者身旁，允许患者表达出对死亡的恐惧如呻吟、易怒等，用亲切的态度回答患者提出的问题。解释先进的治疗方法及监护设备的作用。

（二）饮食指导

急性心梗 2～3d 时以流质为主，每天总热能 500～800kcal；控制液体量，减轻心脏负担，口服液体量应控制在 1 000mL/d；用低脂、低胆固醇、低盐、适量蛋白质、高食物纤维饮食，脂肪限制在 40g/d 以内，胆固醇应 <300mg/d；选择容易消化吸收的食物，不宜过热过冷，保持大便通畅，排便时不可用力过猛；病情稳定 3d 后可逐渐改半流质、低脂饮食，总热能 1 000kcal/d 左右。避免食用辛辣或发酵食物，减少便秘和腹胀。康复期低糖、低胆固醇饮食，多吃富含维生素和钾的食物，伴有高血压病或心力衰竭者应限制钠盐摄入量。

在食物选择方面，心梗急性期主食可用藕粉、米汤、菜水、去油过筛肉汤、淡茶水、红枣泥汤；选低胆固醇及有降脂作用的食物，可食用的有鱼类、鸡蛋清、瘦肉末、嫩碎蔬菜及水果，降脂食物有山楂、香菇、大蒜、洋葱、海鱼、绿豆等。病情好转后改为半流质，可食用浓米汤、厚藕粉、枣泥汤、去油肉绒、鸡绒汤、薄面糊等。病情稳定后，可逐渐增加或进软食，如面条、面片、馄饨、面包、米粉、粥等。恢复期饮食治疗按冠心病饮食治疗。

禁忌食物：凡胀气、刺激性流质不宜吃，如豆浆、牛奶、浓茶、咖啡等；忌烟酒及刺激性食物和调味品，限制食盐和味精用量。

（三）作息指导

保证睡眠时间，2 次活动间要有充分的休息。急性期后 1～3d 应绝对卧床，第 4～6d 可在床上做上下肢被动运动。1 周后，无并发症的患者可床上坐起活动。每天 3～5 次，每次 20min，动作宜慢。有并发症者，卧床时间延长。第 2 周起开始床边站立→床旁活动→室内活动→完成个人卫生。根据患者对运动的反应，逐渐增加活动量。第 2 周后室外走廊行走，第 3~4 周试着上下 1 层楼梯。

（四）用药指导

常见治疗及用药观察如下。

1. 止痛　使用吗啡或哌替啶止痛，配合观察镇静止痛的效果及有无呼吸抑制，脉搏加快。

2. 溶栓治疗　溶栓过程中应配合监测心率、心律、呼吸、血压，注意胸痛情况和皮肤、牙龈、呕吐物及尿液有无出血现象，发现异常应及时报告医护人员，及时处理。

3. 硝酸酯类药　配合用药时间及用药剂量，使用过程中要注意观察疼痛有无缓解，有无头晕、头痛、血压下降等不良反应。

4. 抑制血小板聚集药物　药物宜餐后服。用药期间注意有无胃部不适，有无皮下、牙龈出血，定期检查血小板数量。

（五）行为指导

（1）大便干结时忌用力排便，应用开塞露塞肛或服用缓泻药如口服酚酞等方法保持大便通畅。

（2）接受氧气吸入时，要保证氧气吸入的有效浓度以达到改善缺氧状态的效果，同时注意用氧安全，避免明火。

（3）病情未稳定时忌随意增加活动量，以免加重心脏负担，诱发或加重心肌梗死。

（4）在输液过程中，应遵循医护人员控制的静脉滴注速度，切忌随意加快输液速度。

（5）当患者严重气急，大汗，端坐呼吸，应取坐位或半坐卧位，两腿下垂，有条件者立即吸氧。并应注意用氧的安全。

（6）当患者出现心脏骤停时，应积极处理。

（7）指导患者 3 个月后性生活技巧。

（8）选择一天中休息最充分的时刻行房事（早晨最好）。避免温度过高或过低时，避免饭后或酒后进行房事。

（9）如需要，可在性生活时吸氧。

（10）如果出现胸部不舒适或呼吸困难，应立即终止。

（六）病情观察指导

注意观察胸痛的性质、部位、程度、持续时间，有无向他处放射；配合监测体温、心率、心律、呼吸及血压及电解质情况，以便及时处理。

（七）出院指导

（1）养成良好的生活方式，生活规律，作息定时，保证充足的睡眠。病情稳定无并发症的急性心肌梗死，6 周后可每天步行、打太极拳。8~12 周可骑车、洗衣等。3~6 个月后可部分或完全恢复工作。但不应继续从事重体力劳动、驾驶员、高空作业或工作量过大。

（2）注意保暖，适当添加衣服。

（3）饮食宜清淡，避免饱餐，忌烟酒及减肥，防止便秘。

（4）坚持按医嘱服药，随身备硝酸甘油，有多种剂型的药物，如片剂、喷雾剂，定期复诊。

（5）心肌梗死最初 3 个月内不适宜坐飞机及单独外出，原则上不过性生活。

（张育芳）

第六节　感染性心内膜炎

感染性心内膜炎是心内膜表面的微生物感染，伴赘生物形成。生物是大小不等、形状不一的血小板和纤维素团块，内有微生物和炎症细胞。瓣膜是最常受累部位，间隔缺损部位、腱索或心壁内膜也可发生感染。而动静脉瘘、动脉瘘（如动脉导管未闭）、主动脉缩窄部位的感染虽然属于动脉内膜炎，但临床与病理均类似于感染性心膜炎。

感染性心内膜炎根据病程可分为急性和亚急性。急性感染性心内膜炎特点是：中毒症状明显；病情发展迅速，数天或数周引起瓣膜损害；迁移性感染多见；病原体主要是金黄色葡萄球菌。亚急性感染性心内膜炎特点是：中毒症状轻；病程长，可数周至数月；迁移性感染少见；病原体多见草绿色链球菌，其次为肠球菌。

感染性心内膜炎又可分为自体瓣膜心内膜炎、人工瓣膜心内膜炎和静脉药瘾者的心内膜炎。本章主要阐述自体瓣膜心内膜炎。

一、病因与发病机制

（一）病因

感染性心内膜炎主要是由链球菌和葡萄球菌感染。急性感染性心内膜炎主要由金黄色葡萄球菌引起，少数患者由肺炎球菌、淋球菌、A 族链球菌和流感杆菌等所致。亚急性感染性心内膜炎由草绿色链球菌感染最常见，其次为 D 族链球菌（牛链球菌和肠球菌）、表皮葡萄球菌，其他细菌较少见。真菌、立克次体和衣原体等是感染性心内膜炎少见的致病微生物。

（二）发病机制

1. 急性感染性心内膜炎 目前尚不明确，由来自皮肤、肌肉、骨骼、肺等部位的活动性感染灶的病原菌，细菌量大，细菌毒力强，具有很强的侵袭性和黏附于心内膜的能力。主要累及正常心瓣膜，主动脉瓣常受累。

2. 亚急性感染性心内膜炎 亚急性感染性心内膜炎临床上至少占据病例的 2/3，其发病与以下因素有关：

（1）血流动力学因素：亚急性感染性心内膜炎患者约有 3/4 主要发生于器质性心脏病，多为心脏瓣膜病，主要是二尖瓣和主动脉瓣，其次是先天性心血管病，如室间隔缺损、动脉导管未闭、法洛四联症和主动脉狭窄。赘生物常位于二尖瓣关闭不全的瓣叶心房面、主动脉瓣关闭不全的瓣叶心室面和室间隔缺损的间隔右心室侧，可能与这些部位的压力下降和内膜灌注减少，利于微生物沉积和生长有关。高速射流冲击心脏或大血管内膜处可使局部损伤，如二尖瓣反流面对的左心房壁、主动脉反流面对的二尖瓣前叶有关腱索和乳头肌，未闭动脉导管射流面对的肺动脉壁的内皮损伤，并容易感染。在压差小的部位，发生亚急性感染性心内膜炎少见，如房间隔缺损和大室间隔缺损或血流缓慢时，如房颤和心力衰竭时少见，瓣膜狭窄时比关闭不全少见。

近年来，随着风湿性心脏病发病率的下降，风湿性瓣膜心内膜炎发生率也随之下降。由于超声心动图诊断技术的普遍应用，主动脉瓣二叶瓣畸形、二尖瓣脱垂和老年性退行性瓣膜病的诊断率提高和风湿性瓣膜病心内膜炎发病率的下降，而非风湿性瓣膜病的心内膜炎发病率有所升高。

（2）非细菌性血栓性心内膜病变：研究证实，当内膜的内皮受损暴露内皮下结缔组织的胶原纤维时，血小板聚集，形成血小板微血栓和纤维蛋白沉积，成为结节样无菌性赘生物，称其为非细菌性血栓性心内膜病变，是细菌定居瓣膜表面的重要因素。无菌性赘生物最常见于湍流区域、瘢痕处（如感染性心内膜炎后）和心脏外因素所致内膜受损。正常瓣膜可偶见。

（3）短暂性菌血症感染无菌性赘生物：各种感染或细菌寄居的皮肤黏膜的创伤（如手术、器械操作等）导致暂时性菌血症。皮肤和心脏外其他部位葡萄球菌感染的菌血症；口腔创伤常致草绿色链球菌菌血症；消化道和泌尿生殖道创伤或感染常引起肠球菌和革兰阴性杆菌菌血症，循环中的细菌如定居在无菌性赘生物上。细菌定居后，迅速繁殖，促使血小板进一步聚集和纤维蛋白沉积，感染性赘生物增大。纤维蛋白层覆盖在赘生物外，阻止吞噬细胞进入，为细菌生存繁殖提供良好的庇护所，即发生感染性心内膜炎。

细菌感染无菌性赘生物需要有几个因素：①发生菌血症的频度。②循环中细菌的数量，这与感染程度和局部寄居细菌的数量有关。③细菌黏附于无菌性赘生物的能力。草绿色链球菌从口腔进入血流的机会频繁，黏附性强，因而成为亚急性感染性心内膜炎最常见致病菌；虽然大肠埃希菌的菌血症常见，但黏附性差，极少引起心内膜炎。

二、临床表现

从短暂性菌血症的发生至症状出现之间的时间多在 2 周以内，但有不少患者无明确的细菌进入途径可寻。

（一）症状

1. 发热　发热是感染性心内膜炎最常见的症状，除有些老年或心、肾衰竭重症患者外，几乎均有发热，常伴有头痛、背痛和肌肉关节痛的症状。亚急性感染性心内膜炎起病隐匿，可伴有全身不适、乏力、食欲缺乏和体重减轻等症状，可有弛张性低热，一般 <39℃，午后和晚上高。急性感染性心内膜炎常有急性化脓性感染，呈暴发性败血症过程，有高热、寒战。常可突发心力衰竭。

2. 非特异性症状　如下所述。

（1）脾大：有15%～50%，病程 >6 周的患者可出现。急性感染性心内膜炎少见。

（2）贫血：贫血较为常见，尤其多见于亚急性感染性心内膜炎，伴有苍白无力和多汗。多为轻、中度贫血，晚期患者有重度贫血。主要由于感染骨髓抑制所致。

（3）杵状指（趾）：部分患者可见。

3. 动脉栓塞　多发生于病程后期，但也有少部分患者为首发症状。赘生物引起动脉栓塞可发生在机体的任何部位，如脑、心脏、脾、肾、肠系膜及四肢。脑栓塞的发生率最高。在由左向右分流的先天性心血管病或右心内膜炎时，肺循环栓塞常见。如三尖瓣赘生物脱落引起肺栓塞，表现为突然咳嗽、呼吸困难、咯血或胸痛等症状。肺栓塞还可发展为肺坏死、空洞，甚至脓气胸。

（二）体征

1. 心脏杂音　80%～85% 的患者可闻心脏杂音，是基础心脏病和（或）心内膜炎导致瓣膜损害所致。

2. 周围体征　可能是微血管炎或微栓塞所致，多为非特异性，包括：①瘀点：多见病程长者，可出现于任何部位，以锁骨、皮肤、口腔黏膜和睑结膜常见。②指、趾甲下线状出血。③Roth 斑：多见于亚急性感染性心内膜炎，表现为视网膜的卵圆形出血斑，其中心呈白色。④Osler 结节：为指和趾垫出现豌豆大的红或紫色痛性结节，较常见于亚急性感染性心内膜炎。⑤Janeway 损害：是手掌和足底处直径 1～4mm，无痛性出血红斑，主要见于急性感染性心内膜炎。

（三）并发症

1. 心脏　包括以下几点。

（1）心力衰竭：是最常见并发症，主要由瓣膜关闭不全所致，以主动脉瓣受损患者最多见。其次为二尖瓣受损的患者，三尖瓣受损的患者也可发生。各种原因的瓣膜穿孔或腱索断裂导致急性瓣膜关闭不全时，均可诱发急性左心衰竭。

（2）心肌脓肿：常见于急性感染性心内膜炎患者，可发生于心脏任何部位，以瓣膜周围特别在主动脉瓣环多见，可导致房室和室内传导阻滞。可偶见心肌脓肿穿破。

（3）急性心肌梗死：多见于主动脉瓣感染时，出现冠状动脉细菌性动脉瘤，引起冠状动脉栓塞，发生急性心肌梗死。

（4）化脓性心包炎：主要发生于急性感染性心内膜炎患者，但不多见。

（5）心肌炎。

2. 细菌性动脉瘤　多见于亚急性感染性心内膜炎患者，发生率为 3%～5%。一般见于病程晚期，多无自觉症状。受累动脉多为近端主动脉及主动脉窦、脑、内脏和四肢，可扪及的搏动性肿块，发生周围血管时易诊断。如果发生在脑、肠系膜动脉或其他深部组织的动脉时，常到动脉瘤出血时才可确诊。

3. 迁移性脓肿　多见于急性感染性心内膜炎患者，亚急性感染性心内膜炎患者少见，多发生在肝、脾、骨髓和神经系统。

4. 神经系统 神经系统受累表现，约有1/3患者发生。

（1）脑栓塞：占其中1/2。最常受累的是大脑中动脉及其分支。

（2）脑细菌性动脉瘤：除非破裂出血，多无症状。

（3）脑出血：由脑栓塞或细菌性动脉瘤破裂所致。

（4）中毒性脑病：可有脑膜刺激征。

（5）化脓性脑膜炎：不常见，主要见于急性感染性心内膜炎患者，尤其是金黄色葡萄球菌性心内膜炎。

（6）脑脓肿。

5. 肾 大多数患者有肾损害：①肾动脉栓塞和肾梗死：多见于急性感染性心内膜炎患者。②局灶性或弥漫性肾小球肾炎：常见于亚急性感染性心内膜炎患者。③肾脓肿：但少见。

三、实验室检查

（一）常规项目

1. 尿常规 显微镜下常有血尿和轻度蛋白尿。肉眼血尿提示肾梗死。红细胞管型和大量蛋白尿提示弥漫性肾小球性肾炎。

2. 血常规 白细胞计数正常或轻度升高，分类计数轻度左移。可有"耳垂组织细胞"现象，即揉耳垂后穿刺的第一滴血液涂片时可见大单核细胞，是单核 - 吞噬细胞系统过度受刺激的表现。急性感染性心内膜炎常有血白细胞计数增高，并有核左移。红细胞沉降率升高。亚急性感染性心内膜炎患者常见正常色素型正常细胞性贫血。

（二）免疫学检查

80％的患者血清出现免疫复合物，25％的患者有高丙种球蛋白血症。亚急性感染性心内膜炎在病程6周以上的患者中有50％类风湿因子阳性。当并发弥漫性肾小球肾炎的患者，血清补体可降低。免疫学异常表现在感染治愈后可消失。

（三）血培养

血培养是诊断菌血症和感染性心内膜炎的最有价值重要方法。近期未接受过抗生素治疗的患者血培养阳性率可高达95％以上。血培养的阳性率降低，常由于2周内用过抗生素或采血、培养技术不当所致。

（四）X 线检查

肺部多处小片状浸润阴影，提示脓毒性肺栓塞所致的肺炎。左心衰竭时可有肺瘀血或肺水肿征。主动脉增宽可是主动脉细菌性动脉瘤所致。

细菌性动脉瘤有时需经血管造影协助诊断。

CT 扫描有助于脑梗死、脓肿和出血的诊断。

（五）心电图

心肌梗死心电图表现可见于急性感染性心内膜炎患者。主动脉瓣环或室间隔脓肿的患者可出现房室、室内传导阻滞的情况。

（六）超声心动图

超声心动图发现赘生物、瓣周并发症等支持心内膜炎的证据，对明确感染性心内膜炎诊断有重要价值。经食管超声（TTE）可以检出 <5mm 的赘生物，敏感性高达95％以上。

四、治疗原则

（一）抗微生物药物治疗

抗微生物药物治疗是治疗本病最重要的措施。用药原则为：①早期应用。②充分用药，选用灭菌性抗微生物药物,大剂量和长疗程。③静脉用药为主,保持稳定、高的血药浓度。④病原微生物不明时,急性感染性心内膜炎应选用针对金黄色葡萄球菌、链球菌和革兰阴性杆菌均有效的广谱抗生素,亚急性感染性心内膜炎应用针对链球菌、肠球菌的抗生素。⑤培养出病原微生物时,应根据致病菌对药物的敏感程度选择抗微生物药物。

1. 经验治疗 病原菌尚未培养出时,对急性感染性心内膜炎患者,采用萘夫西林、氨苄西林和庆大霉素,静脉注射或滴注。亚急性感染性心内膜炎患者,按常见的致病菌链球菌的用药方案,以青霉素为主或加庆大霉素静脉滴注。

2. 已知致病微生物时的治疗 具体如下。

(1) 青霉素敏感的细菌治疗:至少用药4周。对青霉素敏感的细菌如草绿色链球菌、牛链球菌、肺炎球菌等。①首选大剂量青霉素分次静脉滴注。②青霉素加庆大霉素静脉滴注或肌内注射。③青霉素过敏时可选择头孢曲松或万古霉素静脉滴注。

(2) 青霉素耐药的链球菌治疗:①青霉素加庆大霉素,青霉素应用4周,庆大霉素应用2周。②万古霉素剂量同前,疗程4周。

(3) 肠球菌心内膜炎治疗:①大剂量青霉素加庆大霉素静脉滴注。②氨苄西林加庆大霉素,用药4~6周,治疗过程中酌减或撤除庆大霉素,防其不良反应。③治疗效果不佳或不能耐受者可改用万古霉素,静脉滴注,疗程4~6周。

(4) 对金黄色葡萄球菌和表皮葡萄球菌的治疗:①萘夫西林或苯唑西林,静脉滴注,用药4~6周,治疗开始3~5d加用庆大霉素,剂量同前。②青霉素过敏或无效患者,可用头孢唑林,静脉滴注,用药4~6周,治疗开始3~5d,加用庆大霉素。③如青霉素和头孢菌素无效时,可用万古霉素4~6周。

(5) 耐药的金黄色葡萄球菌和表皮葡萄球菌治疗:应用万古霉素治疗4周。

(6) 对其他细菌治疗:用青霉素、头孢菌素或万古霉素,加或不加氨基糖苷类,疗程4~6周。革兰阴性杆菌感染,可用氨苄西林、哌拉西林、头孢噻肟或头孢拉定,静脉滴注。加庆大霉素,静脉滴注。环丙沙星,静脉滴注也可有效。

(7) 真菌感染治疗:用两性霉素B,静脉滴注。首日1mg,之后每日递增3~5mg,总量3~5g。在用药过程中,应注意两性霉素的不良反应。完成两性霉素疗程后,可口服氟胞嘧啶,用药需数月。

(二) 外科治疗

有严重心脏并发症或抗生素治疗无效的患者,应考虑手术治疗。

五、护理措施

(一) 一般护理

要保持室内环境清洁整齐,定时开窗通风,保持空气新鲜。注意防寒保暖,保持口腔、皮肤清洁,预防呼吸道、皮肤感染。

(二) 饮食护理

给予高热量、高蛋白、高维生素、易消化的半流食或软食,注意补充蔬菜、水果,变换膳食花样和口味,促进食欲,补充高热引起的机体消耗。

(三) 发热护理

观察体温和皮肤黏膜,每4~6h测量1次,并准确记录,以判断病情进展和治疗效果。观察患者皮肤情况,检查有无指、趾甲下线状出血、指和趾垫出现豌豆大的红或紫色痛性结节、手掌和足底无痛性出血红斑等周围体征。

高热患者应卧床休息,给予物理降温如温水擦浴、冰袋等,及时记录降温后体温变化。及时更换被汗浸湿的床单、被套,为避免患者因大汗频繁更换衣服而受凉,可在患者出汗多的时候,在衣服与皮肤之间衬以柔软的毛巾,便于及时更换,增加舒适感。

患者高热、大汗要及时补充水分，必要时注意补充电解质，记录出入量，保证水及电解质的平衡。注意口腔护理，防止感染，增加食欲。

（四）正确采集血标本

正确留取合格的血培养标本，对于本病的诊断、治疗十分重要，而采血方法、培养技术及应用抗生素的时间，都可影响血培养阳性率。告诉患者暂时停用抗生素和反复多次抽取血的必要性，以取得患者的理解和配合。留取血培养标本方法如下：

对于未开始治疗的亚急性感染性心内膜炎患者应在第 1d 每间隔 1h 采血 1 次，共 3 次。如次日未见细菌生长，重复采血 3 次后，开始抗生素治疗。

已用过抗生素患者，应停药 2~7d 后采血。急性感染心内膜炎患者应在入院后 3h 内，每隔 1h 1 次共取 3 个血标本后开始治疗。

每次取静脉血 10~20mL，做需氧和厌氧培养，至少应培养 3 周，并周期性做革兰染色涂片和次代培养。必要时培养基需补充特殊营养或采用特殊培养技术。

（五）病情观察

严密观察体温及生命体征的变化；观察心脏杂音的部位、强度、性质有无变化，如有新杂音出现、杂音性质的改变往往与赘生物导致瓣叶破损、穿孔或腱索断裂有关；注意观察脏器动脉栓塞有关症状，当患者发生可疑征象，尽早报告医师及时处理。

（六）用药护理

遵医嘱给予抗生素治疗，告诉患者病原菌隐藏在赘生物内和内皮下，需要坚持大剂量、全疗程、时间长的抗生素治疗才能杀灭，要严格按时间、剂量准确地用药，以确保维持有效的血药浓度。注意保护患者静脉血管，有计划地使用，以保证完成长时间的治疗。在用药过程中要注意观察用药效果和可能出现的不良反应，如有发生及时报告医师，调整抗生素应用方案。

（七）健康教育

1. 提高患者依从性　帮助患者及家属认识本病的病因、发病机制，坚持足够疗程的治疗意义。

2. 就诊注意事项　告诉患者在就诊时应向医师讲明本人有心内膜炎病史，在实施口腔内手术如拔牙、扁桃体摘除，上呼吸道手术或操作及生殖、泌尿、消化道侵入性检查或其他外科手术前，应预防性使用抗生素。

3. 预防感染　嘱咐患者平时要注意防寒、保暖，保持口腔及皮肤清洁，不要挤压痤疮、疖、痈等感染病灶，减少病原菌侵入机会。

4. 病情观察　帮助患者掌握病情自我观察方法，如自测体温，观察体温变化，观察有无栓塞表现等，定期门诊随诊，有病情变化及时就诊。

5. 家属支持　教育患者家属要在长时间疾病诊治过程中，注意给患者生活照顾，心理支持，鼓励协助患者积极治疗。

（张育芳）

第七节　心脏瓣膜病

心脏瓣膜病是由于多种原因引起的单个或多个瓣膜的结构异常和功能异常，导致瓣口狭窄和（或）关闭不全。同时具有两个或两个以上瓣膜受损时，称为联合瓣膜病。风湿性心瓣膜病以二尖瓣狭窄伴主动脉瓣关闭不全最常见。

慢性风湿性心瓣膜病，简称风心病。是指急性风湿性心脏炎症反复发作后所遗留的心脏瓣膜病变，最常受累的是二尖瓣，其次是主动脉瓣。

风湿性心瓣膜病与甲族乙型溶血型链球菌反复感染有关，患者感染后对链球菌产生免疫反应，使心脏结缔组织发生炎症病变，在炎症的修复过程中，心脏瓣膜增厚、变硬、畸形、相互粘连致瓣膜的开放受到限制，阻碍血液正常流通，称为瓣膜狭窄；如心脏瓣膜因增厚、缩短而不能完全闭合，称为关闭不全。

一、二尖瓣疾病

(一) 二尖瓣狭窄

1. 病因、病理　二尖瓣狭窄的最常见病因是风湿热，近半数患者有反复链球菌感染病史如扁桃体炎、咽峡炎等。虽然青霉素在预防链球菌感染的应用，使风湿热、风湿性心瓣膜病的发病率下降，但是风湿性二尖瓣狭窄仍是我国主要的瓣膜病。急性风湿热后，需要两年多形成明显二尖瓣狭窄，急性风湿热多次发作较一次发作出现狭窄早。先天性畸形、结缔组织病也是二尖瓣狭窄的病因。

风湿热导致二尖瓣不同部位的粘连融合，导致二尖瓣狭窄，二尖瓣开放受限，瓣口截断面减少。二尖瓣终呈漏斗状，瓣口常为"鱼口"状。瓣叶钙化沉积常累及瓣环，使其增厚。

慢性二尖瓣狭窄可导致左心房扩大及房壁钙化，尤其在出现房颤时左心耳、左心房内易发生血栓。

2. 病理生理　正常二尖瓣口的面积是 $4\sim6cm^2$，当瓣口面积减小到对跨瓣血流产生影响时，即定义为狭窄。二尖瓣狭窄可分为轻、中、重度三个狭窄程度，瓣口面积 $1.5cm^2$ 以上为轻度，$1\sim1.5cm^2$ 为中度，$<1cm^2$ 为重度。测量跨瓣压差可以判断二尖瓣狭窄的程度。重度二尖瓣狭窄跨瓣压差显著增加，可达 20mmHg。

随着瓣口的狭窄，当心室舒张时，血液自左房进入左室受阻，使左心房不能正常排空，致左心房压力增高，当严重狭窄时，左房压可高达 25mmHg，才可使血流通过狭窄的瓣口充盈左室，维持正常的心排血量。左房压力升高，致使肺静脉压升高，肺的顺应性减少，出现劳力性呼吸困难、心率增快，左房压会更高。当有促使心率增快的诱因出现时，急性肺水肿被诱发。

左心房压力增高，肺静脉压升高，使肺小动脉收缩，最终导致肺血管的器质性闭塞性改变产生肺动脉高压、增加右室后负荷，使右心室肥大，甚至右心衰竭，出现体循环瘀血的相应表现。

3. 临床表现　具体如下。

(1) 症状：最常出现的早期症状是劳力性呼吸困难，常伴有咳嗽、咯血。首次出现呼吸困难常以运动、精神紧张、性交、感染、房颤、妊娠为诱因。随着瓣膜口狭窄加重，可出现阵发性夜间呼吸困难，严重时可导致急性肺水肿，咳嗽、咳粉红色泡沫痰。常出现心律失常是房颤，可有心悸、乏力、疲劳，甚至可有食欲减退、腹胀、肝区疼痛、下肢水肿症状。

部分患者首发症状为突然大量咯鲜血，并能自行止住，往往常见于严重二尖瓣狭窄患者。

(2) 体征：可出现面部两颧绀红、口唇轻度发绀，称"二尖瓣面容"。

心尖部可触及舒张期震颤；心尖部可闻及舒张期隆隆样杂音是最重要的体征；心尖部第一心音亢进及二尖瓣开放拍击音；肺动脉瓣区第二心音亢进、分裂。

(3) 并发症

1) 房颤：是早期常见的并发症，亦是患者就诊的首发症状。房颤发生率随左房增大和年龄增长而增加。发生前常出现房性期前收缩，初始是阵发性房扑和房颤，之后转为慢性房颤。

2) 急性肺水肿：是重度二尖瓣狭窄的严重并发症，如不及时救治，可能致死。

3) 血栓栓塞：约有 20% 患者发生体循环栓塞，偶尔为首发症状。发生栓塞的 80% 患者是有房颤病史。血栓脱落引起周围动脉栓塞，以脑动脉栓塞常见。左心房带蒂球形血栓或游离漂浮球形血栓可能突然阻塞二尖瓣口，导致猝死。而肺栓塞发生常是房颤或右心衰竭时，在右房有附壁血栓形成脱落所致。

发生血栓栓塞的危险因素有房颤。直径 >55mm 的大左心房。栓塞史。心排血量明显降低。

4) 右心衰竭：是晚期常见并发症，也是二尖瓣狭窄主要死亡原因。

5) 感染：因本病患者常有肺瘀血，极易出现肺部感染。

4. 实验室检查　如下所述。

(1) X线：左房增大，后前位见左缘变直，右缘双心房影。左前斜位可见左主支气管上抬，右前斜位可见食管下端后移等。

（2）心电图：二尖瓣狭窄重者可有"二尖瓣型P波"，P波宽度>0.12s，并伴有切迹。

（3）超声心动图：是明确诊断和量化的可靠方法。

（4）心导管检查：当临床表现、体征与超声心动图检查的二尖瓣口面积不一致，而且考虑介入或手术治疗时，可进行心导管检查，正确判断狭窄程度。

5. 治疗原则 内科治疗以保持和改善心脏代偿功能、积极预防及控制风湿活动及并发症发生为主。有风湿活动的患者应长期应用苄星青霉素肌内注射120万U/月。无症状者要避免剧烈活动和诱发并发症的因素。

外科手术是治疗本病的根本方法，如二尖瓣交界分离术、人工心瓣膜置换术等。对于中、重度单纯二尖瓣狭窄，瓣叶无钙化，瓣下组织无病变，左房无血栓的患者，也可应用经皮瓣膜球囊扩张术介入治疗。

（二）二尖瓣关闭不全

1. 病因、病理 心脏收缩期二尖瓣的关闭要依靠二尖瓣的瓣叶、瓣环、腱索、乳头肌和左心室的结构及功能的完整性，任何部分出现异常均可导致二尖瓣关闭不全。

（1）瓣叶：风湿热损害最常见，约占二尖瓣关闭不全患者1/3，女性为多见。风湿性病变造成瓣膜僵硬、变性，瓣缘卷缩，瓣膜交界处的粘连融合，导致二尖瓣关闭不全。

各种原因所致二尖瓣脱垂，心脏收缩时进入左心房影响二尖瓣的关闭；感染性心内膜炎、肥厚型心肌病、先天性心脏病心内膜垫缺损均能使瓣叶结构及功能损害，导致二尖瓣关闭不全。

感染性心内膜炎、二尖瓣创伤性损伤、人工瓣损伤等都可造成瓣叶穿孔，发生急性二尖瓣关闭不全。

（2）瓣环：各种原因引起的左室增大或伴有左心衰竭，都可使瓣环扩大，导致二尖瓣关闭不全。但随心脏缩小、心功能改善，二尖瓣关闭不全情况也会改善。

二尖瓣环钙化和退行性变，多发生于老年女性患者，亦导致二尖瓣关闭不全。严重二尖瓣环钙化累及传导系统，可引起不同程度的房室或室内传导阻滞。

（3）腱索：先天性或各种继发性的腱索病变，如腱索过长、腱索的粘连挛缩或断裂，均可导致二尖瓣关闭不全。

（4）乳头肌：冠状动脉灌注不足致使乳头肌血供不足，使其功能失调，导致二尖瓣关闭不全。如是暂时性乳头肌缺血，出现二尖瓣关闭不全也是短暂的。乳头肌坏死是心肌梗死的常见并发症，会造成永久性二尖瓣关闭不全。虽然乳头肌断裂发生率低，但一旦发生，即可出现严重致命的二尖瓣关闭不全。

乳头肌脓肿、肉芽肿、淀粉样变和结节病等，也是二尖瓣关闭不全的病因。一侧乳头肌缺如、降落伞二尖瓣综合征等先天性乳头肌畸形，也可使二尖瓣关闭不全。

2. 病理生理 心室收缩时，二尖瓣关闭不全，部分血液反流入左心房，使左心房承接肺静脉和反流的血液，而使左房压力增高，心室舒张期左心房有过多的血液流入左心室，左心室压力增高，导致左心房和左心室代偿性肥大。当左室功能失代偿，不仅心搏出量减少，而且加重反流，导致左房进一步扩大，最后引起左心衰竭，出现急性肺水肿，继之肺动脉高压。持续肺动脉高压又必然导致右心衰竭，最终为全心衰竭。

3. 临床表现 具体如下。

（1）症状：轻者可无症状，风心病患者可从首次风湿热后，无症状期常可超过20年。重者出现左心功能不全的表现如疲倦、心悸、劳力性呼吸困难等，后期可出现右心功能不全的表现。

急性二尖瓣关闭不全，轻度反流可有轻度的劳力性呼吸困难。重度反流如乳头肌断裂，将立刻发生急性左心衰竭，甚至发生急性肺水肿或心源性休克。

（2）体征：心脏搏动增强并向左下移位；心尖区全收缩期粗糙吹风样杂音是最重要体征，第一心音减弱，肺动脉瓣区第二心音亢进。

（3）并发症：二尖瓣关闭不全的并发症与二尖瓣狭窄的并发症相似，但心力衰竭情况出现较晚。

感染性心内膜炎较二尖瓣狭窄常见；房颤、血栓栓塞较二尖瓣狭窄少见。

急性二尖瓣关闭不全，重度反流，可短期内发生急性左心衰竭，甚至发生急性肺水肿或心源性休克，预后差。

4. 实验室检查　如下所述。

（1）X线：左房增大，伴肺瘀血。重者左房左室增大，可有间质性肺水肿征。左侧位、右前斜位可见因二尖瓣环钙化而出现的致密、粗的C形阴影。

（2）心电图：急性者常见有窦性心动过速。重者可有左房增大左室肥厚，ST－T非特异改变。也可有右心室肥厚征，常出现房颤。

（3）超声心动图：脉冲式多普勒超声、彩色多普勒血流显像明确诊断的敏感性高。

（4）放射性核素心室造影：通过左心室与右心室心搏量的比值评估反流程度，当比值＞2.5则提示严重反流。

（5）左心室造影：左心室造影是二尖瓣反流程度的"金标准"，通过观察收缩期造影剂反流入左心房的量，评估二尖瓣关闭不全的轻重程度。

5. 治疗原则　如下所述。

（1）急性：治疗的目的是降低肺静脉压，增加心排血量，纠正病因。内科治疗一般为术前过渡措施，降低心脏的前后负荷，减轻肺瘀血，减少反流，增加心排血量。外科治疗是根本措施，根据病因、病情情况、反流程度和对药物治疗的反应，进行不同手术方式。

（2）慢性

1）内科治疗：①无症状、心功能正常者无须特殊治疗，应定期随访。②预防感染性心内膜炎；风心病患者应预防风湿活动。③房颤处理如二尖瓣狭窄，但除因心功能恶化需要恢复窦性心律外，多数只需控制心室率。慢性房颤、有栓塞史或左房有血栓的患者，应长期抗凝治疗。

2）外科治疗：是恢复瓣膜关闭完整性的根本措施。为保证手术效果，应在发生不可逆的左心室功能不全之前进行。手术方法有瓣膜修补术和人工瓣膜置换术两种。

二、主动脉瓣疾病

（一）主动脉瓣狭窄

1. 病因、病理　如下所述。

（1）风心病：风湿性炎症使主动脉瓣膜交界处粘连融合，瓣叶纤维化、钙化、僵硬、挛缩畸形，造成瓣口狭窄。同时伴有主动脉瓣关闭不全和二尖瓣狭窄。

（2）先天性畸形：先天性二尖瓣畸形是最常见的先天性主动脉瓣狭窄的病因，而且二尖瓣畸形易并发感染性心内膜炎。成年期形成的椭圆或窄缝形狭窄瓣口，是成人孤立性主动脉瓣狭窄的常见原因。

（3）退行性病变：退行性老年钙化性主动脉瓣狭窄，常见于65岁以上老人，常伴有二尖瓣环钙化。

2. 病理生理　由于主动脉瓣狭窄，使左心室后负荷加重，收缩期排血受阻而使左心室肥大，导致左心功能不全。

主动脉瓣狭窄严重时可以引起心肌缺血，其机制为：①左心室肥大、心室收缩压升高、射血时间延长，增加心肌耗氧量。②左心室肥大，心肌毛细血管密度相对减少。③心腔内压力在舒张期增高，压迫心内膜下冠状动脉。④左心室舒张末压升高使舒张期主动脉－左心室压差降低，冠状动脉灌注压降低。后两条造成冠状动脉血流减少。供血减少，心肌耗氧量增加，如果有运动等负荷因素，就可出现心肌缺血症状。

3. 临床表现　具体如下。

（1）症状：劳力性呼吸困难、心绞痛、晕厥是主动脉瓣狭窄典型的三联征。劳力性呼吸困难为晚期肺瘀血引起的首发症状，进一步可发生夜间阵发性呼吸困难、端坐呼吸，甚至急性肺水肿。心绞痛常因运动等诱发，休息后缓解。晕厥多数发生于直立、运动中或后即刻，少数也有在休息时发生。

（2）体征：主动脉瓣区可闻及响亮、粗糙的收缩期吹风样杂音是主动脉瓣狭窄最重要的体征，可向颈部传导。主动脉瓣区可触及收缩期震颤。

（3）并发症

1）心律失常：约10%患者可发生房颤，将导致临床表现迅速恶化，可出现严重的低血压、晕厥、肺水肿。心肌供血不足时可发生室性心律失常。病变累及传导系统可致房室传导阻滞。室性心律失常、房室传导阻滞常是导致晕厥，甚至猝死的原因。

2）心脏性猝死：一般发生在有症状者。

3）感染性心内膜炎：虽不常见，但年轻患者较轻的瓣膜畸形也比老年钙化性瓣膜狭窄的患者，发生感染性心内膜炎的危险性大。

4）心力衰竭：可见左心衰竭。因左心衰竭发生后，自然病程明显缩短，因而少见终末期的右心衰竭。

5）消化道出血：出血多为隐匿性慢性，多见于老年瓣膜钙化患者，手术根治后出血常可停止。

6）栓塞：少见。

4. 实验室检查　如下所述。

（1）X线：心影正常或左心房、左心室轻度增大，升主动脉根部可见狭窄后扩张。重者可有肺瘀血征。

（2）心电图：重度狭窄者左心房增大、左心室肥厚并有 ST－T 改变。可有房颤、房室传导阻滞、室内阻滞及室性心律失常。

（3）超声心动图：是明确诊断、判断狭窄程度的重要方法。特别二维超声心动图探测主动脉瓣异常十分敏感，有助于确定狭窄的病因，但不能准确定量狭窄程度。应用连续波多普勒，测定通过主动脉瓣的最大血流速度，计算出跨膜压和瓣口面积。

（4）心导管检查：当超声心动图不能确定狭窄程度，又要进行外科手术治疗，应进行心导管检查。常以左心室主动脉收缩期压差，判断狭窄程度，平均压 >50mmHg 或峰压 ≥70mmHg 为重度狭窄。

5. 治疗原则　如下所述。

（1）内科治疗：治疗目的是明确狭窄程度，观察进展情况，选择合理手术时间。

1）感染：预防感染性心内膜炎；预防风湿热活动。

2）心律失常：积极治疗心律失常，预防房颤，一旦出现房颤，应及时转为窦性心律。

3）心绞痛：可用硝酸酯类药治疗心绞痛。

4）心力衰竭：限制钠盐摄入，谨慎使用洋地黄和利尿药药物，不可使用作用于小动脉的血管扩张药，避免使用 β 受体阻滞药等负性肌力药物。

5）无症状：无症状的轻度狭窄患者要每2年复查1次。中、重度狭窄的患者每 6～12 个月复查1次，同时要避免剧烈体力活动。

（2）介入治疗：经皮球囊主动脉瓣成形术与经皮球囊二尖瓣成形术不同，临床应用范围局限。另外经皮球囊主动脉瓣成形术不能代替人工瓣膜置换术，只对高危患者在血流动力学方面产生暂时的轻微的益处，不能降低死亡率。

（3）外科治疗：人工瓣膜置换术是治疗成人主动脉瓣狭窄的主要方法。儿童、青少年的非钙化性先天性主动脉瓣严重狭窄者，可在直视下行瓣膜交界处分离术。

（二）主动脉瓣关闭不全

1. 病因、病理　主要由于主动脉瓣和（或）主动脉根部疾病所致。

（1）急性

1）创伤：造成升主动脉根部、瓣叶的损伤。

2）主动脉夹层：使主动脉瓣环扩大、一个瓣叶被夹层挤压、瓣环或瓣叶被夹层血肿撕裂，常发生在马方综合征、特发性升主动脉扩张、高血压、妊娠。

3）感染性心内膜炎：致使主动脉瓣膜穿孔、瓣周脓肿。

4）人工瓣膜撕裂。

（2）慢性

1）主动脉瓣疾病：绝大部分患者的主动脉瓣关闭不全是由于风心病所致，单纯主动脉瓣关闭不全少见，常因瓣膜交界处伴有程度不同狭窄，常合并二尖瓣损害。感染性心内膜炎是单纯性主动脉瓣关闭不全的常见病因，赘生物使瓣叶损害、穿孔，瓣叶结构损害、脱垂及赘生物介于瓣叶之间，均影响主动脉瓣关闭。即便感染控制，瓣叶纤维化、挛缩也继续发展。临床上表现为急性、亚急性、慢性主动脉瓣关闭不全。先天性畸形，其中在儿童期出现主动脉瓣关闭不全，二叶主动脉瓣畸形是单纯性主动脉瓣关闭不全的1/4。室间隔缺损也可引起主动脉瓣关闭不全。主动脉瓣黏液样变，瓣叶舒张期脱垂入左心室，致使主动脉瓣关闭不全。强直性脊柱炎也可瓣叶受损，出现主动脉瓣关闭不全。

2）主动脉根部扩张疾病：造成瓣环扩大，心脏舒张期瓣叶不能对合。如梅毒性主动脉炎、马方综合征、特发性升主动脉扩张、重症高血压和（或）动脉粥样硬化而导致升主动脉瘤以及强直性脊柱炎造成的升主动脉弥漫性扩张。

2. 病理生理　由于主动脉瓣关闭不全，在舒张期左心室接受左心房流入的血液及主动脉反流来的血液，使左心室代偿性肥大和扩张，逐渐发生左心衰竭，出现肺瘀血。

左心室心肌重量增加使心肌耗氧量增加，主动脉舒张压低致使冠状动脉血流减少，两方面造成心肌缺血，使左心室心肌收缩功能降低。

3. 临床表现　如下所述。

（1）症状：轻者可无症状。重者可有心悸，心前区不适、心绞痛、头部强烈的震动感，常有体位性头晕。晚期可发生左心衰竭。

急性患者重者可出现低血压和急性左心衰竭。

（2）体征：第二主动脉瓣区可听到舒张早期叹气样杂音。颈动脉搏动明显；脉压增大；周围血管征常见，如点头征（De Musset 征）、颈动脉和桡动脉扪及水冲脉、股动脉枪击音（Traube 征）、股动脉听诊可闻及双期杂音（Duroziez 征）和毛细血管搏动征。主动脉根部扩大患者，在胸骨右侧第 2、3 肋间可扪及收缩期搏动。

（3）并发症：常见的是感染性心内膜炎；发生心力衰竭急性患者出现早，慢性患者则出现于晚期；可出现室性心律失常，但心脏性猝死少见。

4. 实验室检查　如下所述。

（1）X 线：急性期可有肺瘀血或肺水肿征。慢性期左心房、左心室增大，升主动脉继发性扩张。并可累及整个主动脉弓。左心衰竭时可有肺瘀血征。

（2）心电图：急性者常见有窦性心动过速和 ST – T 非特异改变，慢性者可有左心室肥厚。

（3）超声心动图：M 型显示二尖瓣前叶或室间隔舒张期纤细扑动，是可靠诊断征象。急性患者可见二尖瓣期前关闭，主动脉瓣舒张期纤细扑动是瓣叶破裂的特征。

（4）放射性核素心室造影：可以判断左心室功能；根据左、右心搏量比值估测反流程度。

（5）磁共振显像：诊断主动脉疾病极为准确，如主动脉夹层。

（6）主动脉造影：当无创技术不能确定反流程度，并准备手术治疗时，可采用选择性主动脉造影，半定量反流程度。

5. 治疗原则　如下所述。

（1）急性：外科人工瓣膜置换术或主动脉瓣修复术是根本的措施。内科治疗目的是降低肺静脉压，增加心排血量，稳定血流动力学。

（2）慢性

1）内科治疗：积极控制感染；预防感染性心内膜炎；预防风湿热。应用青霉素治疗梅毒性主动脉炎。当舒张压 >90mmHg 时需用降压药。左心衰竭时应用血管紧张素转换酶抑制药和利尿药，需要时可加用洋地黄类药物。心绞痛可使用硝酸酯类药物。积极控制心律失常，纠正房颤。无症状的轻度、中度反流患者应限制重体力活动，每 1～2 年复查 1 次。无症状的中度主动脉瓣关闭不全和左室扩大者，也需使用血管紧张素转换酶抑制药，延长无症状期。

2）外科治疗：人工瓣膜置换术或主动脉瓣修复术是严重主动脉瓣关闭不全的主要治疗方法，为不影响手术后的效果，应在不可逆心功能衰竭发生之前进行，但须遵守手术适应证，避免过早手术。

三、心瓣膜疾病护理措施

（一）活动与休息

按心功能分级安排适当的活动，合并主动脉病变者应限制活动，风湿活动时卧床休息，活动时出现不适，应立即停止活动并给予吸氧 3~4L/min。

（二）饮食护理

给予高热量、高蛋白、高维生素易消化饮食，以协助提高机体抵抗力。

（三）病情观察

1. 体温观察　定时观测体温，注意热型，体温超过 38.5℃时给予物理降温，半小时后测量体温并记录降温效果。观察有无风湿活动的表现，如皮肤出现环形红斑、皮下结节、关节红肿疼痛等。

2. 心脏观察　观察有无心力衰竭的征象，监测生命体征和肺部、水肿、肝大的体征，观察有无呼吸困难、乏力、尿少、食欲减退等症状。

3. 评估栓塞　借助各项检查评估栓塞的危险因素，密切观察有无栓塞征象，一旦发生应立即报告医师，给予溶栓、抗凝治疗。

（四）风湿的预防与护理

注意休息，病变关节应制动、保暖，避免受压和碰撞，可用局部热敷或按摩，减轻疼痛，必要时遵医嘱使用止痛药。

（五）心力衰竭的预防与护理

避免诱因，积极预防呼吸道感染及风湿活动，纠正心律失常，避免劳累、情绪激动。严格控制入量及输液滴速，如发生心力衰竭置患者半卧位，给予吸氧，给予营养易消化饮食，少量多餐。保持大便通畅。

（六）防止栓塞发生

1. 预防措施　鼓励与协助患者翻身，避免长时间蹲、坐，勤换体位，常活动下肢，经常按摩、用温水泡脚，以防发生下肢静脉血栓。

2. 有附壁血栓形成患者护理　应绝对卧床，避免剧烈运动或体位突然改变，以免血栓脱落，形成动脉栓塞。

3. 观察栓塞发生的征兆　脑栓塞可引起言语不清、肢体活动受限、偏瘫；四肢动脉栓塞可引起肢体剧烈疼痛、皮肤颜色及温度改变；肾动脉栓塞可引起剧烈腰痛；肺动脉栓塞可引起突然剧烈胸痛和呼吸困难、发绀、咯血、休克等。

（七）亚急性感染性心内膜炎的护理

应做血培养以查明病原菌；注意观察体温、新出血点、栓塞等情况。注意休息，合理饮食，补充蛋白质和维生素，提高抗病能力。

（八）用药护理

遵医嘱给予抗生素、抗风湿热药物、抗心律失常药物及抗凝治疗，观察药物疗效和不良反应。如阿司匹林导致的胃肠道反应，柏油样便，牙龈出血等不良反应；观察有无皮下出血、尿血等；注意观察和防止口腔黏膜及肺部有无二重感染；严密观察患者心率/律变化，准确应用抗心律失常药物。

（九）健康教育

1. 解释病情　告诉患者及家属此病的病因和病程发展特点，将其治疗长期性和困难讲清楚，同时要给予鼓励，建立信心。对于有手术适应证的患者，要劝患者择期手术，提高生活质量。

2. 环境要求　居住环境要避免潮湿、阴暗等不良条件，保持室内空气流通，温暖干燥，阳光充足，防风湿复发。

3. 防止感染　在日常生活中要注意适当锻炼，注意保暖，加强营养，合理饮食，提高机体抵抗力，加强自我保健，避免呼吸道感染，一旦发生，应立即就诊、用药治疗。

4. 避免诱发因素　协助患者做好休息及活动的安排，避免重体力劳动、过度劳累和剧烈运动。要教育患者家属理解患者病情并要给予照顾。

要劝告反复发生扁桃体炎患者，在风湿活动控制后 2～4 个月可手术摘除扁桃体。在拔牙、内镜检查、导尿、分娩、人工流产等手术前，应告诉医师自己有风心病史，便于预防性使用抗生素。

5. 妊娠　育龄妇女要在医师指导下，根据心功能情况，控制好妊娠与分娩时机。对于病情较重不能妊娠与分娩患者，做好患者及配偶的心理工作，接受现实。

6. 提高患者依从性　告诉患者坚持按医嘱服药的重要性，提供相关健康教育资料。同时告诉患者定期门诊复诊，对于防止病情进展也是重要的。

（杨　健）

第八节　心包炎

国内临床资料统计表明，心包疾病占心脏疾病住院患者的 1.5%～5.9%。心包炎按病因分类，分为感染性心包炎和非感染性心包炎。非感染性心包炎多由肿瘤、代谢性疾病、自身免疫性疾病、尿毒症等所致。按病情进展可分为急性心包炎（伴或不伴心包积液）、亚急性渗出性缩窄性心包炎、慢性心包积液、粘连性心包炎、慢性缩窄性心包炎等。临床上以急性心包炎和慢性缩窄性心包炎为最常见。

一、急性心包炎

急性心包炎是心包脏层与壁层间的急性炎症，可由细菌、病毒、自身免疫、物理、化学等因素引起。心包炎亦常是某种疾病的一部分表现或为某种疾病的并发症，为此常被原发病掩盖，但也可独立表现。根据急性心包炎病理变化，可以分为纤维蛋白性或渗出性两种。

（一）病因、病理、病理生理

1. 病因　急性心包炎的病因有：①原因不明者，称为急性非特异性。②病毒、细菌、真菌、寄生虫、立克次体等感染。③自身免疫反应：风湿热、结缔组织疾病如系统性红斑狼疮、类风湿关节炎、结节性多动脉炎、白塞病、艾滋病；心肌梗死后综合征、心包切开后综合征；某药物引发如普鲁卡因胺、青霉素等。④肿瘤性：原发性如间皮瘤、脂肪瘤、纤维肉瘤，继发性如乳腺癌、肺癌、白血病、淋巴瘤等。⑤内分泌、代谢性疾病：如尿毒症、痛风、甲状腺功能减低、淀粉样变。⑥物理因素：如放射性、外伤如心肺复苏后、穿透伤、钝伤、介入治疗操作相关等。⑦邻近器官疾病引发：如急性心肌梗死、胸膜炎、主动脉夹层、肺梗死等。

常见病因为风湿热、结核、细菌感染，近年来病毒感染、肿瘤、尿毒症性和心肌梗死性心包炎发病率显著增多。

2. 病理　在急性期心包壁层、脏层上有纤维蛋白、白细胞和少量内皮细胞的渗出，无明显液体积聚，此时称为纤维蛋白性心包炎。以后如果液体增加，则为渗出性心包炎，液体多为黄而清的，偶可混浊不清、化脓性或呈血性，量可由 100mL～3L，一般积液在数周至数月内吸收，可伴随发生壁层与脏层的粘连、增厚、缩窄。

液体也可较短时间内大量积聚引起心脏压塞。急性心包炎心外膜下心肌有炎性变化，如范围较广可称为心肌心包炎。炎症也可累及纵隔、横膈和胸膜。

3. 病理生理　心包腔正常时平均压力接近于零或低于大气压，吸气时呈轻度负压，呼气时近于正压。急性纤维蛋白性心包炎或积液少量不致引起心包内压力增高，故不影响血流动力学。如果液体迅速增多，心包无法伸展或来不及伸展以适应其容量的变化，造成心包内压力急剧上升，引起心脏受压，致使心室舒张期充盈受阻，周围静脉压亦升高，使心排血量降低，血压下降，导致急性心脏压塞临床表现发生。

（二）临床表现

1. 症状　如下所述。

（1）胸痛：心前区疼痛是纤维蛋白性心包炎主要症状，如急性非特异性心包炎、感染性心包炎。疼痛常位于心前区或胸骨后，可放射到颈部、左肩、左臂及左肩胛骨，也可达上腹部，疼痛性质呈压榨样或锐痛，也可闷痛，常与呼吸有关，常因咳嗽、深呼吸、变换体位或吞咽而加重。

（2）呼吸困难：呼吸困难是心包积液时最突出的症状。严重的呼吸困难患者可呈端坐呼吸，身躯前倾、呼吸浅速、面色苍白、发绀。

（3）全身症状：可有干咳、声音嘶哑及吞咽困难等症状，常因压迫气管、食管而产生。也可有发冷、发热、乏力、烦躁、心前区或上腹部闷胀等。大量渗液可影响静脉回流，出现体循环瘀血表现如颈静脉怒张、肝大、腹水及下肢水肿等。

（4）心脏压塞：心包积液快速增加可引起急性心脏压塞，出现气促、心动过速、血压下降、大汗淋漓、四肢冰凉，严重者可意识恍惚，发生急性循环衰竭、休克等。

如积液积聚较慢，可出现亚急性或慢性心脏压塞，表现为颈静脉怒张、静脉压升高、奇脉。

2. 体征　如下所述。

（1）心包摩擦音：心包摩擦音是纤维蛋白性心包炎的典型体征，多位于心前区，以胸骨左缘第3、4肋间、坐位时身体前倾、深吸气最为明显，心包摩擦音可持续数小时或持续数天、数周，当积液增多将二层心包分开时，摩擦音即消失，如有部分心包粘连仍可闻及。心前区听到心包摩擦音就可做出心包炎的诊断。

（2）心包积液：心浊音界向两侧增大，皆为绝对浊音区；心尖冲动弱，且位于心浊音界的内侧或不能扪及；心音低钝、遥远；积液大量时可出现心包积液征（Ewart 征），即在左肩胛骨下叩诊浊音和闻及因左肺受压引起的支气管呼吸音。

（3）心脏压塞：除有体循环瘀血体征外。按心脏压塞程度，脉搏可表现为正常、减弱或出现奇脉。奇脉是大量积液患者，触诊时桡动脉搏动呈吸气性显著减弱或消失，呼气时又复原的现象。也可通过血压测量来诊断，即吸气时动脉收缩压下降 10mmHg 或更多。急性心脏压塞可因动脉压极度降低，奇脉难察觉出来。

3. 并发症　具体如下。

（1）复发性心包炎：复发性心包炎是急性心包炎最难处理的并发症，在初次发病后数月至数年反复发病并伴严重的胸痛。发生率 20%～30%，多见于急性非特异性心包炎、心脏损伤后综合征。

（2）缩窄性心包炎：缩窄性心包炎常见于结核性心包炎、化脓性心包炎、创伤性心包炎。

（三）实验室检查

1. 化验检查　由原发病决定，如感染性心包炎常有白细胞计数增加、血沉增快等。

2. X 线检查　对渗出性心包炎有一定价值，可见心影向两侧增大，心脏搏动减弱或消失；尤其是肺部无明显充血而心影显著增大是心包积液的 X 线表现特征。但成人液体量少于 250mL、儿童少于 150mL时，X 线难以检出。

3. 心电图　急性心包炎时来自心包下心肌的心电图异常表现为：①常有窦性心动过速。②ST 段抬高，呈弓背向下，见于除 aVR 导联以外的所有导联，aVR 导联中 ST 段压低。③一至数日后，ST 段回到基线，T 波低平或倒置，持续数周至数月后 T 波逐渐恢复正常。④心包积液时有 QRS 低电压。⑤包膜下心房肌受损时可有除 aVR 和 V_1 导联外 P－R 段压低。

4. 超声心动图　对诊断心包积液迅速可靠。M 型或二维超声心动图中均可见液性暗区以确定诊断。

心脏压塞的特征为：右心房及右心室舒张期塌陷；吸气时室间隔左移，右心室内径增大，左心室内径减小等。

5. 心包穿刺 抽取的积液做生物学、生化、细胞分类、查瘤细胞的检查等，确定病因；缓解心脏压塞症状；必要时在心包腔内给予抗菌或化疗药物等。

6. 心包镜及心包活检 有助于明确病因。

（四）治疗原则

1. 病因治疗 根据病因给予相应治疗，如结核性心包炎给予规范化抗结核治疗，化脓性心包炎应用敏感抗生素治疗等。

2. 非特异性心包炎的治疗 如下所述。

（1）应用非甾体类抗炎药物治疗：可应用数月的时间，缓慢减量直至停药。

（2）应用糖皮质激素药物治疗：如果应用非甾体类抗炎药物治疗无效，则可应用糖皮质激素治疗，常用泼尼松 $40\sim60mg/d$，$1\sim3$ 周，症状严重者可静脉应用甲泼尼龙。须注意当激素减量时，症状常可反复。

3. 复发性心包炎的治疗 秋水仙碱 $0.5\sim1mg/d$，至少 1 年，缓慢减量停药。但终止治疗后部分患者有复发倾向。对顽固性复发性心包炎伴严重胸痛患者，可考虑外科心包切除术治疗。

4. 心包积液、心脏压塞治疗 ①结核性或化脓性心包炎要充分、彻底引流，提高治疗效果和减少心包缩窄发生率。②心包积液中、大量，将要发生心脏压塞的患者，行心包穿刺引流。③已发生心脏压塞患者，无论积液量多少都要紧急心包穿刺引流。④由于积液中有较多凝块、纤维条索状物，会影响引流效果或风险大的患者，可行心包开窗引流。

二、缩窄性心包炎

缩窄性心包炎是心脏被纤维化或钙化的心包致密厚实地包围，使心室舒张期充盈受限而引发一系列循环障碍的疾病。

（一）病因、病理、病理生理

1. 病因 缩窄性心包炎继发于急性心包炎，病因以结核性心包炎为最常见，其次为化脓或创伤性心包炎。少数患者与急性非特异性心包炎、心包肿瘤及放射性心包炎等有关，也有部分患者其病因不明。

2. 病理 急性心包炎随着渗液逐渐吸收，心包出现弥漫的或局部的纤维组织增生、增厚粘连、壁层与脏层融合钙化，使心脏及大血管根部受限。心包长期缩窄，心肌可萎缩。如心包显微病理示为透明样变性组织，提示为非特异性，如为结核性肉芽组织或干酪样病变，则提示为结核性。

3. 病理生理 纤维化、钙化的心包使心室舒张期扩张受阻，心室舒张期充盈减少，使心搏量下降。为维持心排血量，心率增快。上、下腔静脉也因心包缩窄而回流受阻，出现静脉压升高，颈静脉怒张、肝大、腹水、下肢水肿，出现 Kussmaul 征。

Kussmaul 征：吸气时周围静脉回流增多而已缩窄的心包使心室失去适应性扩张的能力，致静脉压增高，吸气时颈静脉更明显扩张。

（二）临床表现

1. 症状 常见症状为劳力性呼吸困难、疲乏、食欲缺乏、上腹胀满或疼痛。也可因肺静脉压高而导致症状如咳嗽、活动后气促。也可有心绞痛样胸痛。

2. 体征 有颈静脉怒张、肝大、腹水、下肢水肿、心率增快，可见 Kussmaul 征。腹水常较皮下水肿出现得早、明显得多，这情况与心力衰竭中所见相反。

窦性心律，有时可有房颤。脉搏细弱无力，动脉收缩压降低，脉压变小。心尖冲动不明显，心音减低，少数患者在胸骨左缘第3、4肋间可闻及心包叩击音。

（三）实验室检查

1. X线检查　心影偏小、正常或轻度增大；左右心缘变直，主动脉弓小而右上纵隔增宽（上腔静脉扩张），有时可见心包钙化。

2. 心电图　窦性心律，常有心动过速，有时可有房颤。QRS波群低电压、T波低平或倒置。

3. 超声心动图　对缩窄性心包炎的诊断价值远不如对心包积液诊断价值，可见心包增厚、僵硬、钙化，室壁活动减弱，舒张早期室间隔向左室侧移动等，但均非特异而恒定的征象。

4. 右心导管检查　右心导管检查的特征性表现：是肺毛细血管压力、肺动脉舒张压力、右心室舒张末期压力、右心房压力均升高且都在相同或相近高水平，右心房压力曲线呈M或W波形，右心室收缩压轻度升高，舒张早期下陷及高原形曲线。

（四）治疗原则

1. 外科治疗　应尽早施行心包剥离术。但通常在心包感染、结核被控制，即应手术并在术后继续用药1年。

2. 内科辅助治疗　应用利尿药和限盐缓解机体液体潴留，水肿症状；对于房颤伴心室率快的患者，可首选地高辛，之后再应用β受体阻滞药和钙拮抗药。

三、心包炎护理措施

（一）体位与休息

对于呼吸困难患者要根据病情帮助患者采取半卧位或前倾坐位，依靠床桌，保持舒适体位。协助患者满足生活需要。对于有胸痛的患者，要卧床休息，保持情绪稳定，不要用力咳嗽、深呼吸或突然改变体位，以免使疼痛加重。

（二）呼吸观察与给氧

观察呼吸困难的程度，有无呼吸浅快、发绀，观察血气变化。根据缺氧程度调节氧流量，观察吸氧效果。

（三）预防感染

嘱患者加强营养，给予高热量、高蛋白、高维生素的易消化饮食，限制钠盐摄入，增强机体抵抗力。避免受凉，防止呼吸道感染，以免加重呼吸困难症状。

（四）输液护理

控制输液速度，防止加重心脏负担。

（五）用药护理

遵医嘱给予非甾体抗炎药，注意有无胃肠道反应、出血等不良反应。遵医嘱给予糖皮质激素、抗生素、抗结核、抗肿瘤等药物治疗。

（六）健康教育

1. 增强抵抗力　告诉患者注意充分休息，加强营养，给予高热量、高蛋白、高维生素的易消化饮食，限制钠盐摄入。注意防寒保暖，预防呼吸道感染。

2. 坚持药物治疗　指导患者必须坚持足够疗程的药物治疗，不能擅自停药，防止复发。注意药物不良反应，定期随访。

3. 积极治疗　对缩窄性心包炎的患者，讲明行心包剥离术的重要性，解除心理障碍，尽早接受手术治疗。

（杨　健）

第九节　心肌疾病

心肌病（cardiomyopathy）是由遗传、感染等不同原因引起的以心肌结构及功能异常为主的一组心肌疾病。2008 欧洲心脏病学学会（ESC）根据心脏结构和功能表现把心肌病分为 5 型（表 3 - 3）。本节重点阐述扩张型心肌病和肥厚型心肌病。

表 3 - 3　心肌病的定义和分类

1. 心肌病的定义　为非冠心病、高血压、瓣膜病和先天性心脏病等所引起的心肌结构及功能异常的心肌疾病

2. 心肌病分类　分家族性和非家族性。根据心脏结构和功能表现分类如下

  （1）扩张型心肌病（DCM）：左心室或双心室扩张，有收缩功能障碍

  （2）肥厚型心脏病（HCM）：左心室或双心室肥厚，多为非对称性室间隔肥厚

  （3）限制型心肌病（RCM）：左室生理功能异常，心肌间质纤维化，室壁不厚，左室充盈状态，单或双心室舒张容积正常或降低

  （4）致心律失常型右室心肌病（ARVC）：右心室进行性纤维脂肪变，右室功能障碍

  （5）未定型心肌病：不适合归类于上述类型的心肌病，如左室致密化不全（LVNC）、应激性心肌病

一、扩张型心肌病

扩张型心肌病（dilated cardiomyopathy，DCM）主要特征是单侧或双侧心腔扩大，心肌收缩功能减退，伴或不伴有充血性心力衰竭。本病常伴有心律失常，病死率较高。在我国发病率为 13/10 万 ~ 84/10 万。男性多于女性。

（一）病因与发病机制

病因与发病机制尚不清楚。DCM 中 30% ~ 50% 有基因突变和家族遗传背景。对继发性 DCM，持续病毒感染是其重要原因，最常见的病原有柯萨奇病毒、流感病毒、腺病毒、巨细胞病毒和人类免疫缺陷病毒等。持续病毒感染对心肌组织的直接损伤、自身抗体或细胞因子介导的心肌损伤等导致扩张型心肌病。

（二）临床表现

起病缓慢，早期多无明显症状，逐渐出现活动后气急、心悸、胸闷、乏力甚至端坐呼吸、水肿和肝大等充血性心力衰竭的症状和体征，部分患者可发生栓塞、心律失常或猝死。主要体征为心脏明显扩大、奔马律、肺循环和体循环瘀血的表现。

（三）辅助检查

1. X 线检查　心影明显增大，可见肺瘀血征象。
2. 心电图　可见心房颤动、房室传导阻滞等心律失常改变及 ST - T 改变。
3. 超声心动图　各心腔均扩大，左心室扩大早而显著。室壁运动普遍减弱，提示心肌收缩力下降。
4. 其他　心导管检查和心导管造影，心内膜心肌活检、核素显影等。

（四）治疗要点

治疗原则是防治基础病因介导的心肌损害，控制心力衰竭和心律失常，预防栓塞和猝死，提高患者生活质量。本病主要是对症治疗，一般是限制体力活动、低盐饮食、应用洋地黄和利尿剂等减轻心脏负荷药物，但应慎用洋地黄。必须及时有效地控制心律失常，晚期条件允许可行心脏移植术。

二、肥厚型心肌病

肥厚型心肌病（hypertrophic cardiomyopathy，HCM）是一类常染色体显性遗传造成的原发性心肌病，以心室壁非对称性肥厚、心室腔缩小、左心室血液充盈受阻为特征。在我国发病率为 180/10 万，

好发于男性，是青年人猝死的常见原因之一，临床上根据有无左心室流出道梗阻分为梗阻型与非梗阻型。

（一）病因与发病机制

本病多为家族性常染色体显性遗传。还有研究认为儿茶酚胺、代谢异常、细胞内钙调节机制异常、高血压、高强度运动等是本病发病的促进因子。

（二）临床表现

1. 症状　HCM 的主要症状有劳力性呼吸困难、心悸、胸痛、头晕及晕厥。梗阻型患者可在起立或运动时诱发或加重上述症状，甚至发生猝死。部分患者可无症状，因猝死或在体检中被发现。

2. 体征　主要体征有心脏轻度增大。梗阻型患者在胸骨左缘 3、4 肋间可闻及喷射性收缩期杂音，心尖部常可闻及收缩期吹风样杂音。

3. 并发症　心律失常和心脏性猝死。

（三）辅助检查

1. 胸部 X 线检查　心影增大多不明显，如有心力衰竭则心影明显增大。

2. 心电图　最常见左心室肥大、ST－T 改变、深而不宽的病理性 Q 波。

3. 超声心动图　是临床上主要诊断手段，可显示室间隔的非对称肥厚，舒张期室间隔的厚度与左心室后壁厚度之比≥1.3，间隔运动减弱。

4. 其他　磁共振对诊断有重要价值，心导管检查及心血管造影有助于确诊，心内膜心肌活检有助于诊断。

（四）治疗要点

本病的主要治疗原则为弛缓肥厚的心肌，防止心动过缓及维持正常窦性心律，减轻左心室流出道狭窄程度和抗室性心律失常。常用 β 受体阻滞剂（普萘洛尔）及钙离子拮抗剂（维拉帕米）。对重症梗阻性肥厚型心肌病患者可做介入或手术治疗，消融或切除肥厚的室间隔心肌。

三、护理措施

（一）一般护理

1. 休息与活动　限制心肌病患者进行体力活动甚为重要，可使心率减慢，减轻心脏负荷，增强心肌收缩力，改善心功能。有心力衰竭症状者应绝对卧床休息，当心力衰竭控制后仍应限制其活动量，促使扩大的心脏得到恢复。肥厚型心肌病患者体力活动后有晕厥和猝死的危险，应避免持重、屏气及剧烈的运动如跑步、球类比赛等。有晕厥史者避免独自外出活动，以免发生意外。

2. 饮食　给予高蛋白、高维生素的清淡饮食，以促进心肌代谢，增加机体抵抗力。多食新鲜蔬菜和水果、少量多餐及增加粗纤维食物，防止便秘。心力衰竭时低盐饮食，限制水分摄入。

（二）病情观察

1. 生命体征观察　密切观察患者的生命体征，必要时进行心电监护。

2. 并发症观察　观察有无乏力、颈静脉怒张、肝大、水肿等心力衰竭表现；及时发现心律失常的先兆，防止发生猝死。心脏附壁血栓脱落则致动脉栓塞，需随时观察有无偏瘫、失语、血尿、胸痛、咯血等症状，以便及时处理。肥厚型心肌病患者应注意晕厥发生。

（三）对症护理

（1）给予氧气吸入，根据缺氧的程度调节流量。

（2）准确记录出入液量，定期测量体重。

（3）备好抢救用物和药品，以便进行电复律等急救措施。

（四）用药护理

遵医嘱用药，以控制心衰为主，同时给予改善心肌代谢药物，观察疗效及不良反应，严格控制输液速度。扩张型心肌病用洋地黄者因其耐受性差，应警惕发生中毒。

（五）健康指导

1. 疾病知识指导　保证充足的休息与睡眠，避免劳累。防寒保暖，预防上呼吸道感染。

2. 用药指导　坚持服用抗心力衰竭、纠正心律失常的药物，说明药物的名称、剂量、用法，教会患者及家属观察药物疗效及不良反应。

3. 病情监测　定期随访，症状加重立即就诊，防止病情进展。

（杨　健）

第十节　心律失常

心律失常（cardiac arrhythmia）是指心脏冲动的起源部位、频率、节律、传导速度或激动次序的异常。

一、分类

（一）按其发生机制分为冲动形成异常和冲动传导异常

1. 冲动形成异常

（1）窦性心律失常：①窦性心动过速。②窦性心动过缓。③窦性心律不齐。④窦性停搏。

（2）异位心律

1）被动性异位心律：①逸搏（房性、房室交界区性、室性）。②逸搏心律（房性、房室交界区性、室性）。

2）主动性异位心律：①期前收缩（房性、房室交界区性、室性）。②阵发性心动过速（房性、房室交界区性、室性）。③心房扑动、心房颤动。④心室扑动、心室颤动。

2. 冲动传导异常

（1）生理性：干扰和房室分离。

（2）病理性：①窦房传导阻滞；②房内传导阻滞；③房室传导阻滞；④束支或分支阻滞（左、右束支及左束支分支传导阻滞）或室内阻滞。

（3）房室间传导途径异常：预激综合征。

（二）按发生时心室率的快慢分为快速性心律失常和缓慢性心律失常

1. 快速性心律失常　包括期前收缩、心动过速、扑动和颤动等。

2. 缓慢性心律失常　包括窦性心动过缓、房室传导阻滞等。

二、常见心律失常

1. 窦性心律失常　正常心脏起搏点位于窦房结，由窦房结发出冲动引起的心律称窦性心律，成人频率为 60～100 次/分。心电图显示：P 波在 I、II、aVF 导联直立，aVR 导联倒置，PR 间期 0.12～0.20 秒，PP 间期之差 <0.12 秒（图 3－2）。窦性心律失常主要有 4 种：①窦性心动过速：成人窦性心律的频率超过 100 次/分。②窦性心动过缓：成人窦性心律的频率低于 60 次/分。③窦性停搏或窦性静止：窦房结在一个不同长短的时间内不能产生冲动。④病态窦房结综合征（SSS）：简称病窦综合征，窦房结病变导致功能减退，从而产生多种心律失常的综合表现。

（1）病因：健康人可在吸烟、饮茶或咖啡、饮酒、体力活动或情绪激动等情况下发生窦性心动过速；健康的青年人、运动员以及睡眠状态可出现窦性心动过缓。发热、甲状腺功能亢进症、贫血、心肌缺血、心力衰竭、休克以及应用肾上腺素或阿托品等药物可引起窦性心动过速；窦房结硬化、退行性变、淀粉样变性、纤维化、脂肪浸润、动脉供血减少等病变、急性下壁心肌梗死、颅内疾患、严重缺氧、甲状腺功能减退症、迷走神经张力增高、颈动脉窦过敏以及应用 β 受体拮抗剂、洋地黄、乙酰胆碱、胺碘酮等药物时可发生窦性心动过缓、窦性停搏或病窦综合征。

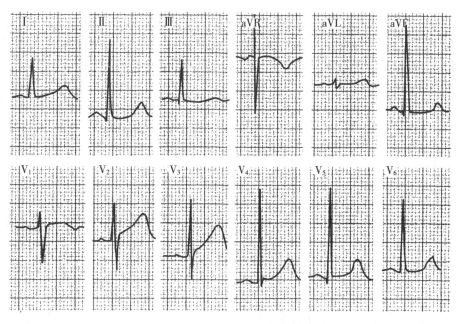

图 3 - 2 正常窦性心律

（2）症状与体征：窦性心动过速患者可无症状或有心悸；窦性心动过缓患者可有头晕、乏力及胸闷等心排血量下降的表现；窦性停搏时间过长而无逸搏，患者可发生头晕、黑矇、晕厥，严重者可发生阿 - 斯综合征甚至死亡；病窦综合征患者可出现与心动过缓有关的心排血量下降的症状，严重者可发生晕厥，如有心动过速发作则可出现心悸、心绞痛等症状。

（3）心电图特征：①窦性心动过速：窦性心律，PP 间期 <0.60 秒，成人频率大多为 100～150 次/分（图 3 - 3）。②窦性心动过缓：窦性心律，PP 间期 >1.0 秒。常伴窦性心律不齐，即最长与最短的 PP 间期之差 >0.12 秒（图 3 - 4）。③窦性停搏：比正常 PP 间期显著长的时间内无 P 波发生或 P 波与 QRS 波群均不出现，长的 PP 间期与基本的窦性 PP 间期无倍数关系（图 3 - 4）。④病态窦房结综合征：包括持续而显著的窦性心动过缓、窦性停搏与窦房传导阻滞、窦房传导阻滞与房室传导阻滞并存、心动过缓 - 心动过速综合征（即快 - 慢综合征，指心动过缓与房性快速性心律失常交替发作）、房室交界区性逸搏心律等（图 3 - 4）。

（4）治疗要点：窦性心动过速患者治疗应针对病因和去除诱发因素，必要时可应用 β 受体拮抗剂或非二氢吡啶类钙通道阻滞剂减慢心率。窦性心动过缓患者无症状者通常无须治疗，有心排血量不足症状者可应用阿托品、麻黄碱或异丙肾上腺素等药物治疗，必要时可考虑心脏起搏治疗。窦性停搏和病态窦房结综合征患者无症状时不必治疗，但需定期随诊观察，有症状时应接受起搏器治疗；快 - 慢综合征患者应用起搏器治疗后仍有心动过速发作，可联合应用抗心律失常药物。

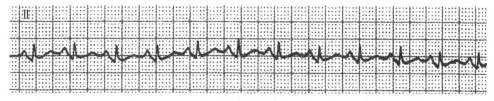

图 3 - 3 窦性心动过速

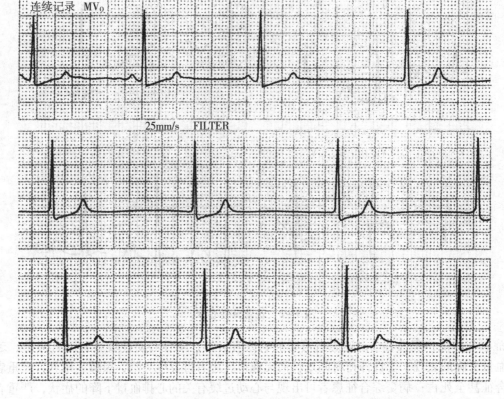

图3－4　窦性，心动过缓，窦性停搏，房室交界区性逸搏与心律

监护导联连续记录，示窦性心动过缓，频率约43次/分，第3个与第4个P波之间长达9.2秒，出现房室交界区性逸搏心律，频率35次/分，第4个与第5个P波之间亦有长达3.44秒的间歇，期间可见一次房室交界区性逸搏

2. 期前收缩　指激动起源于窦房结以外心肌任何部位的一种主动性异位心律。依起源部位不同，可分为房性、房室交界区性和室性期前收缩，其中室性期前收缩是一种最常见的心律失常。

（1）病因：正常人和各种器质性心脏病患者均可发生。此外，药物中毒、电解质紊乱、精神不安、过量饮酒亦能诱发室性期前收缩。

（2）症状与体征：患者一般无明显症状，部分患者可有胸闷、心悸或心跳暂停感，频发室性期前收缩可引起头晕、乏力，甚至晕厥。期前收缩时，患者心律不规则，心搏提前出现，第一心音增强，第二心音减弱，之后有一较长的代偿间歇，可有脉搏短绌。

（3）心电图特征：①房性期前收缩：提前出现的房性异位P波，其形态与同导联窦性P波有所不同；PR间期＞0.12秒；P波后的QRS波群可与窦性心律的QRS波群相同，也可呈现宽大畸形的QRS波群（室内差异性传导），还可呈现提前出现的P波后无QRS波群；多为不完全性代偿间歇（即期前收缩前后窦性P波之间的时限常短于2个窦性PP间期）（图3－5）。②房室交界区性期前收缩：提前出现的QRS波群，其形态与同导联窦性心律QRS波群基本相同；逆行P′波（Ⅰ、Ⅱ、aVF导联倒置，aVR导联直立）可位于QRS波群之前，P′－R间期＜0.12秒，也可位于QRS波群之后，R－P′间期＜0.20秒，还可包埋于QRS波群中，QRS波群之前后均看不见P′波；多为完全性代偿间歇（即期前收缩前后窦性P波之间的时限等于2个窦性PP间期）（图3－6）。③室性期前收缩：提前出现的QRS波群宽大畸形，时限＞0.12秒；QRS波群前无相关的P波；T波方向与QRS波群主波方向相反；多为完全性代偿间歇（即期前收缩前后窦性R波之间的时限等于2个窦性RR间期）（图3－7）。

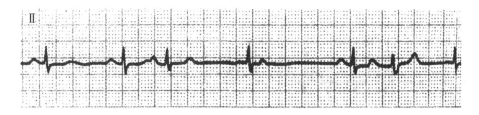

图 3-5 房性期前收缩

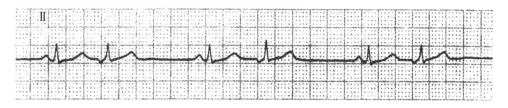

图 3-6 交界区性期前收缩

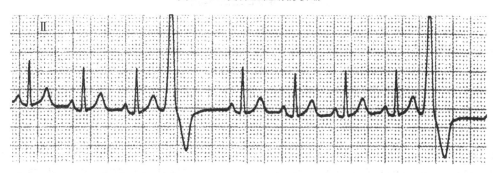

图 3-7 室性期前收缩

（4）治疗要点：无症状的期前收缩通常无须治疗，有明显症状时可应用β受体拮抗剂、普罗帕酮、胺碘酮、美西律等药物治疗。

3. 阵发性心动过速 心脏的异位起搏点连续出现3次或3次以上的期前收缩，称为阵发性心动过速。临床常见阵发性室上性心动过速和室性心动过速，前者简称室上速，后者简称室速。

（1）病因：室上速患者通常无器质性心脏病表现，大多由折返机制引起，不同性别与年龄均可发生。室速常发生于各种器质性心脏病患者，最常见为冠心病，尤其是心肌梗死，其次是心肌病、心力衰竭、二尖瓣脱垂、心脏瓣膜病等。

（2）症状与体征：室上速患者多表现为心悸、乏力及胸闷，重者可出现头晕、黑矇、晕厥、心绞痛及心力衰竭，听诊心律规则，第一心音强弱一致。室速发作时，患者多有晕厥、呼吸困难、低血压，甚至抽搐及心绞痛，听诊心率略不规则，第一心音强弱不一致。

（3）心电图特征：①阵发性室上性心动过速：连续3个或3个以上快速匀齐的QRS波群，形态与时限和窦性心律QRS波群相同，如发生室内差异性传导或原有束支传导阻滞时，QRS波群宽大畸形；心率150~250次/分，节律规则；P波往往不易辨认；常伴有继发性ST-T改变（图3-8）。②阵发性室性心动过速：3个或3个以上的室性期前收缩连续出现；QRS波群宽大畸形，时限>0.12秒；T波方向与QRS波群主波方向相反；心室率通常为140~200次/分，心律规则或略不规则；P波与QRS波群无固定关系，形成房室分离，偶尔个别或所有心室激动逆传夺获心房，出现逆行P波；心室夺获与室性融合波（图3-9）。

（4）治疗要点：室上速发作时可尝试刺激迷走神经终止发作，如刺激咽后壁诱导恶心、Valsalva动作（深吸气后屏气，再用力做呼气动作）、按摩颈动脉窦（患者仰卧，先按摩右侧，每次约5~10秒，切勿双侧同时按摩）、按压眼球（高度近视及青光眼禁用）、将面部浸入冰水等，也可应用腺苷6~12mg快速静注。室速发作时可选用胺碘酮、利多卡因或普鲁卡因胺静注，同时持续静滴，药物治疗无效时同步直流电复律，若患者已发生低血压、休克、心绞痛、脑部血流灌注不足等症状应迅速施行电复律。近年来采用导管射频消融治疗效果明显，可达到根治的目的。

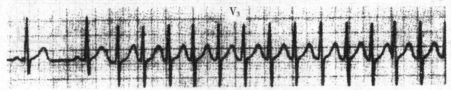

图 3 - 8 阵发性室上性心动过速

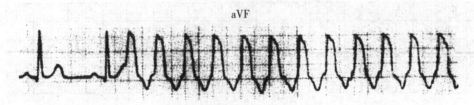

图 3 - 9 阵发性室性心动过速

4. 扑动与颤动 可发生在心房或心室，是一种较阵发性心动过速频率更快的主动性异位心律。心房颤动是临床上最常见的心律失常之一。心室扑动与心室颤动为致命性心律失常。

（1）病因：心房扑动与颤动多发生于原有心血管疾病者，如冠心病、高血压性心脏病、风湿性心脏瓣膜病、心肌病、肺源性心脏病、慢性心力衰竭等，正常人在情绪激动、运动或急性乙醇中毒时亦可发生。心室扑动与颤动常见于缺血性心脏病，应用某些抗心律失常药物、严重缺氧、电击伤等亦可引起。

（2）症状与体征：心室率不快时，心房扑动与颤动可无症状，但多数患者有心悸、乏力及胸闷，心室率超过150次/分时可引起心力衰竭、心绞痛和晕厥。心室扑动与心室颤动时，患者可立即出现意识丧失、抽搐、呼吸停止甚至死亡。体检：心房扑动时可有颈静脉扑动；心房颤动时，第一心音强弱不等，心室律绝对不规则，脉搏短绌；心室扑动与颤动时，触诊大动脉搏动消失，听诊心音消失，血压无法测到。

（3）心电图特征：①心房扑动：P波消失，代之以每分钟250～350次、间隔均匀、形状相似的锯齿状心房扑动波（F波）；F波与QRS波群成某种固定的比例，最常见的比例为2：1房室传导，有时比例关系不固定，则引起心室律不规则；QRS波群形态一般正常，伴有室内差异性传导者QRS波群增宽、变形（图3-10）。②心房颤动：P波消失，代之以大小不等、形态不一、间期不等的心房颤动波（f波），频率为350～600次/分；RR间期绝对不等；QRS波群形态通常正常，当心室率过快，发生室内差异性传导时，QRS波群增宽、变形（图3-11）。③心室扑动：P-QRS-T波群消失，代之以每分钟150～300次波幅大而较规则的正弦波（室扑波）图形（图3-12）。④心室颤动：P-QRS-T波群消失，代之以形态、振幅与间隔绝对不规则的颤动波（室颤波），频率为150～500次/分（图3-13）。

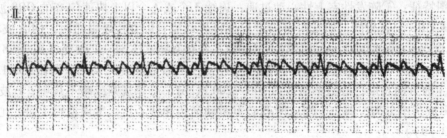

图 3 - 10 心房扑动

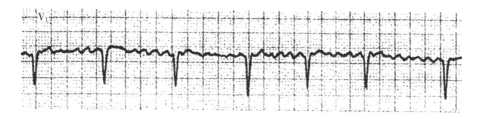

图 3 - 11　心房颤动

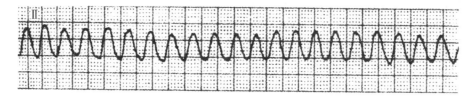

图 3 - 12　心室扑动

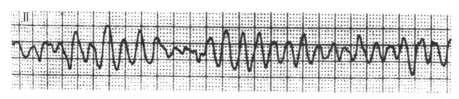

图 3 - 13　心室颤动

（4）治疗要点：房扑应针对原发病进行治疗，终止发作最有效的方法是同步直流电复律。房颤发作频繁或症状明显者，可选用胺碘酮、普罗帕酮、索他洛尔等药物治疗，持续发作伴血流动力学障碍者宜首选同步直流电复律。心室扑动与颤动发生时，首选非同步直流电复律治疗，出现心脏骤停时，应立即行心肺复苏。

5. 房室传导阻滞（AVB）　又称房室阻滞，指冲动从心房传到心室的过程中，冲动传导的延迟或中断。按阻滞程度分为三类：①一度房室传导阻滞，指传导时间延长。②二度房室传导阻滞，指心房冲动部分不能传入心室（心搏脱漏）。③三度房室传导阻滞或称完全性房室传导阻滞，指心房冲动全部不能传入心室。

（1）病因：急性心肌梗死、冠状动脉痉挛、病毒性心肌炎、心肌病、原发性高血压等心血管疾病以及电解质紊乱、药物中毒时均可出现。正常人或运动员也可出现文氏型房室阻滞，常发生在夜间，与迷走神经张力增高有关。

（2）症状与体征：一度房室传导阻滞常无症状，听诊第一心音减弱。二度房室传导阻滞可有乏力、头晕、心跳停顿感或短暂晕厥，听诊常有心搏脱漏，Ⅰ型者第一心音逐渐减弱，Ⅱ型者强度恒定。三度房室传导阻滞可出现心绞痛、心力衰竭和脑缺血等症状，严重者表现为阿 - 斯综合征，甚至猝死，听诊心率慢而规则，第一心音强弱不等，间或可听到响亮而清晰的第一心音（大炮音）。

（3）心电图特征：①一度房室传导阻滞：PR 间期延长，成人 > 0.20 秒（老年人 > 0.21 秒）；每个 P 波后均有 QRS 波群（图 3 - 14）。②二度房室传导阻滞：Ⅰ型 P - R 间期进行性延长，相邻的 RR 间期进行性缩短，直至 P 波后 QRS 波群脱漏；心室脱漏造成的长 RR 间期小于两个 PP 间期之和（图 3 - 15）。Ⅱ型 PR 间期固定不变（正常或延长）；数个 P 波之后有 1 个 QRS 波群脱漏，形成 2 : 1、3 : 1、3 : 2 等不同比例房室传导阻滞；QRS 波群形态一般正常，亦有异常（图 3 - 16）。③三度房室传导阻滞：P 波与 QRS 波群各自独立，互不相关，呈完全性房室分离；心房率 > 心室率；QRS 波群形态和时限取决于阻滞部位，如阻滞位于希氏束及其附近，心室率 40 ~ 60 次/分，QRS 波群正常，如阻滞部位在希氏束分叉以下，心室率 < 40 次/分，QRS 波群宽大畸形（图 3 - 17）。

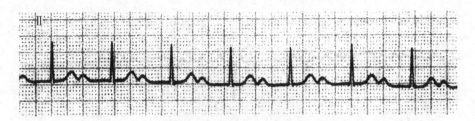

图 3-14 一度房室传导阻滞

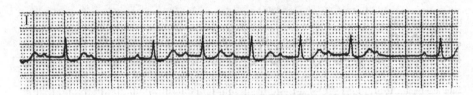

图 3-15 二度房室传导阻滞 I 型

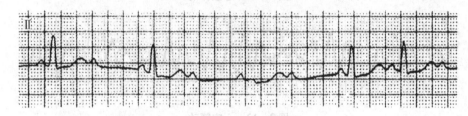

图 3-16 二度房室传导阻滞 II 型

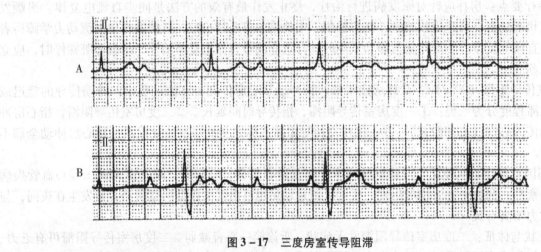

图 3-17 三度房室传导阻滞

（4）治疗要点：一度和二度 I 型房室阻滞心室率不太慢者无须治疗，二度 II 型和三度房室阻滞如心室率慢伴有明显症状或血流动力学障碍，应给予心脏起搏治疗，无起搏条件者可应用阿托品、异丙肾上腺素治疗。

三、护理评估

（一）健康史

询问患者既往有无心血管病病史和药物中毒、甲状腺功能亢进等其他严重疾病病史；是否服用洋地黄、肾上腺素等易致心律失常的药物；近期有无心脏手术、心导管检查等经历；有无情绪激动、精神紧张、过度疲劳及大量吸烟、饮酒、喝浓茶或咖啡、饱餐等诱发因素。

（二）身体状况

心律失常的表现取决于心律失常的类型、心室率的快慢、发作持续时间的长短及对血流动力学的影响，也和引发心律失常的基础疾病的严重程度有关。评估时询问患者的自觉症状，判断有无血流动力学障碍的表现，注意评估患者脉搏频率、节律及心率、心律和心音的变化。

（三）心理－社会状况

心律失常发作时，患者常因胸闷、心悸及乏力等不适而出现烦躁、焦虑等不良情绪。期前收缩患者易过于注意自己脉搏，思虑过度而情绪低落。严重心律失常患者可有濒死感，从而产生恐惧心理。

（四）辅助检查

1. 心电图　是诊断心律失常最重要的无创性检查技术。
2. 动态心电图　亦称 Holter 心电图，可检测到常规心电图检查不易发现的心律失常。
3. 其他检查　食管心电图、临床心电生理检查等有助于鉴别复杂的心律失常。

（五）治疗要点

心律失常的治疗，主要取决于其对血流动力学的影响。对血流动力学影响较小者，无须治疗。症状明显，有严重血流动力学障碍的心律失常，应积极采取有效的治疗措施，如治疗原发病，去除诱因，应用抗心律失常药物，进行心脏电复律、安置人工心脏起搏器等。

四、常见护理诊断/问题

1. 活动无耐力　与心律失常导致心悸或心排血量减少有关。
2. 有受伤的危险　与心律失常引起的头晕或晕厥有关。
3. 焦虑　与心律失常反复发作、疗效欠佳有关。
4. 潜在并发症　猝死、心力衰竭、脑栓塞。

五、护理目标

患者活动耐力增加；患者未因头晕、晕厥而受伤；患者焦虑情绪减轻或消失；并发症得到有效防治。

六、护理措施

（一）一般护理

1. 休息与体位　无症状或症状较轻的心律失常患者，鼓励其正常工作和生活，注意劳逸结合。症状明显的患者采取高枕卧位、半卧位或其他舒适体位，尽量避免左侧卧位，以免不适感加重。阵发性室性心动过速、二度Ⅱ型及三度房室传导阻滞等严重心律失常发作时，应绝对卧床休息。

2. 生活护理　给予低热量、低脂、易消化、富含营养的饮食，少量多餐，避免过饱，戒烟酒，避免刺激性食物、咖啡、浓茶。心动过缓的患者避免屏气用力的动作，如用力排便等，以免因迷走神经兴奋而加重病情。

（二）病情观察

观察心悸、乏力、胸闷及头晕等心律失常的症状有无变化，定时测量脉率、心率及心律。房颤患者应同时测量心率和脉率，时间不少于 1 分钟。严重心律失常患者应连续心电监护，严密观察其心率、心律变化并做好记录，发现频发（＞5 次/分）、多源性、联律出现的室性期前收缩或 R on T 现象、阵发性室性心动过速、二度Ⅱ型或三度房室传导阻滞、心室扑动、心室颤动等时，应立即报告医生，做好抢救准备。

（三）治疗配合

1. 用药护理　严格遵医嘱按时按量给予抗心律失常药物，静脉注射时速度宜慢（腺苷除外），一般 5～15 分钟内注完，静脉滴注药物时尽量用输液泵调节速度。严密观察患者意识状态和生命体征，必要时监测心电图，注意用药前、用药过程中及用药后的心率、心律、PR 间期及 QT 间期等变化，以判断疗效及不良反应。常用抗心律失常药物适应证、不良反应及注意事项见表 3－4。

表 3 - 4　常用抗心律失常药物适应证、不良反应及注意事项

药名	适应证	主要不良反应	注意事项
奎尼丁	各种快速型心律失常	可引起窦性停搏、房室传导阻滞、QT 间期延长、晕厥、低血压等心脏毒性反应	给药前要测量血压、心率、心律,避免夜间给药;白天给药剂量较大时,夜间应注意观察血压
普罗帕酮	各种室性心律失常	可引起恶心、呕吐、眩晕、视力模糊及窦房结抑制、房室传导阻滞,加重心力衰竭	餐时或餐后服用可减少胃肠道刺激;增加剂量时要监测血药浓度
利多卡因	室性快速性心律失常	少数引起窦房结抑制、室内传导阻滞,可出现眩晕、感觉异常、意识模糊、昏迷等	用药期间监测血压、心电图及血清电解质,过敏、肝肾功能障碍者禁用
普萘洛尔	窦性心动过速	可引起低血压、心动过缓、心力衰竭等,并加重哮喘与慢性阻塞性肺疾病,糖尿病患者可能引起低血糖、乏力	给药前测量患者心率,当心率低于 50 次/分时及时停药,用药后观血压、心率变化
胺碘酮	房性心律失常	可致转氨酶升高、心动过缓、肺纤维化、胃肠道反应等,久服影响甲状腺功能及光过敏、角膜色素沉着	静脉给药时选择大血管,浓度不宜过高,严密观察穿刺局部情况;用药期间观察血压、心电图、肝功能、肺功能、甲状腺功能及眼科检查
维拉帕米	阵发性室上性心动过速的首选药	可引起低血压、心动过缓、房室传导阻滞等,偶有肝毒性	严重心衰、高度房室传导阻滞及低血压者禁用,肝肾功能障碍者慎用
腺苷	迅速终止折返性室上性心动过速	可引起短暂窦性停搏、室性期前收缩、非持续性室性心动过速等,面部潮红、呼吸困难、胸部压迫感通常持续短于 1 分钟	使用时需静脉快速注射给药

2. 介入治疗的护理　行心脏电复律、人工心脏起搏等手术时,做好相应的护理。

(四) 心理护理

精神紧张或情绪激动,可导致自主神经功能紊乱,诱发或加重心律失常,因此护士应及时向患者说明心律失常的可治性,解除其思想顾虑,病情允许时,鼓励家属多探视患者,帮助树立战胜疾病的信心。护理操作及特殊治疗前向患者做必要的解释,指导患者采用放松技术,如全身肌肉放松、缓慢深呼吸,鼓励患者参加力所能及的活动或适当的娱乐,以分散其注意力。经常巡视病房了解患者的需要,帮助其解决问题,使其保持情绪稳定。

(五) 健康指导

1. 疾病知识指导　向患者及家属讲解心律失常的常见病因、诱因及防治知识,积极配合治疗及护理。有晕厥史的患者避免从事驾驶、高空作业等有危险的工作,有头晕、黑矇时立即平卧,以免晕厥发作时摔伤。

2. 生活指导　指导患者改变不良的生活习惯,少食多餐,戒烟酒,避免摄入刺激性食物及饮料,如咖啡、浓茶等;避免精神过度紧张,保持乐观稳定的情绪;学会分散注意力,不要过分注意心悸的感受。根据心功能情况合理安排休息与活动,注意劳逸结合;保持大便通畅,避免用力排便而加重心律失常。

3. 用药指导　告知患者遵医嘱用药,不可擅自增减药量或撤换药物。教会患者观察药物疗效和不良反应,如有异常,及时就诊。

4. 病情监测指导　教会患者及家属测量脉搏的方法,至少每日 1 次,每次在 1 分钟以上,并做好记录;教会患者家属徒手心肺复苏的方法,以备紧急时应用。告诉患者和家属如有以下情形及时就诊:①脉搏过缓,低于 60 次/分,并有头晕、目眩或黑矇。②脉搏过快,超过 100 次/分,休息及放松后仍不减慢。③脉搏节律不齐,出现漏搏、期前收缩每分钟超过 5 次。④原本节律整齐的脉搏,出现强弱不等,快慢不等现象。⑤应用抗心律失常药物后出现不良反应等。

七、护理评价

患者活动耐力是否增加；患者是否因头晕、晕厥而受伤；患者焦虑情绪是否减轻；并发症是否得到有效防治。

（高　磊）

第四章

泌尿系统常见疾病的护理

第一节 肾内科常见症状护理

一、尿路刺激征

尿频、尿急、尿痛合称为尿路刺激征。三者常合并存在，亦可单独存在。正常人白天排尿 3~5 次，夜间 0~1 次，每次尿量 200~400mL。若排尿次数增多，而每次尿量不多，且每日尿量正常，称为尿频。若一有尿意即要排尿，并常伴有尿失禁则称为尿急。若排尿时膀胱区和尿道有疼痛或灼热感称为尿痛。

（一）评估

1. 病因评估 如下所述。

（1）泌尿及生殖系统病变：如尿路感染、结石、肿瘤、前列腺增生等疾病。

（2）神经功能障碍：如神经性膀胱。

（3）精神心理因素：心理因素或情绪障碍时，可引起大脑皮质对排尿条件反射的调节发生紊乱，从而影响排尿功能，出现排尿异常。

2. 症状评估 如下所述。

（1）排尿次数增多是在白天还是在夜间；发病时间；尿频时是否伴有血尿或排尿困难。

（2）肾区有无压痛、叩击痛，输尿管行程有无压痛点，尿道口有无红肿。

（3）患者精神、心理状态、家庭及社会支持等。因尿路刺激征反复发作带来的不适，加之部分患者可能出现肾损害，因此，部分患者可出现紧张、焦虑等心理反应。

（二）护理措施

1. 鼓励患者多饮水，勤排尿 无水肿等禁忌证时，每天饮水 2 000~3 000mL，勿憋尿，以达到冲洗尿路，减少细菌在尿路停留时间。

2. 皮肤黏膜的清洁 教会患者正确清洁外阴部的方法，每天用流动水从前向后冲洗外阴，保持外阴清洁，穿全棉内裤。

3. 正确采集尿标本 尿液培养标本应在药物治疗前采集，留取中段尿，采集清晨第 1 次尿液以保证尿液在膀胱内停留 6~8h。

4. 疼痛护理 指导患者进行膀胱区热敷或按摩，以缓解疼痛。

5. 用药护理 遵医嘱使用抗生素，注意观察药物的治疗反应、有无不良反应，嘱患者按时、按量、按疗程用药，不可随意停药以达彻底治愈目的。

6. 心理护理 嘱患者于急性发作期间注意休息，心情尽量放松，因过分紧张会加重尿频。指导患者从事一些感兴趣的活动如听轻音乐、欣赏小说、看电视、上网和室友聊天等，以分散其注意力，减轻患者焦虑，缓解尿路刺激症状。另外，各项护理、治疗及时实施，尽可能集中进行，减少对患者的干扰。

7. 健康教育 如下所述。

（1）多饮水、勤排尿是最实用和有效的方法。

（2）注意会阴部清洁。

（3）尽量避免使用尿路器械，确有必要，必须严格无菌操作。

（4）与性生活有关的反复发作的尿路感染，于性交后即排尿，并按常用量服用 1 次抗生素预防感染。

（5）膀胱输尿管反流患者，要养成"2 次排尿"的习惯，即每次排尿后几分钟，再排尿 1 次。

（6）按时服药，彻底治疗，不应随意停药。个别症状严重者，可予阿托品、普鲁苯辛等抗胆碱能药物对症治疗。

二、血尿

指新鲜清洁尿离心后尿沉渣镜检每高倍视野的红细胞超过 3 个。或尿红细胞计数超过 1 万个/mL，或 1h 尿红细胞计数超过 10 万个，或 12h 尿红细胞计数超过 50 万，称为镜下血尿。外观呈洗肉水样、血样、酱油色或有凝块时，称为肉眼血尿。1 000mL 尿中含 1mL 血液，即呈现肉眼血尿。

（一）评估

1. 病因评估 如下所述。

（1）泌尿系统本身疾病：如各型肾炎、肾基膜病、肾盂肾炎、肾结石、畸形、结核、肿瘤及血管病变等。

（2）全身性疾病：包括血液病（如白血病）、感染性疾病（如败血症、流行性出血热）、心血管疾病（如充血性心力衰竭）、结缔组织病（如系统性红斑狼疮）。

（3）泌尿系统邻近器官疾患：如盆腔炎、阑尾炎波及泌尿系统血管发生充血及炎症而出现镜下血尿。

（4）物理或化学因素：如食物过敏、放射线照射、药物（如磺胺类、吲哚美辛、汞剂、环磷酰胺等）、毒物、运动后等。

2. 症状评估 如下所述。

（1）多形性血尿、均一性血尿：无痛性的多形性血尿为肾小球源性，均一性血尿为非肾小球源性如结石、肿瘤、感染、外伤等，无痛性均一性血尿多见于肿瘤。肾小球源性血尿红细胞分布曲线呈非对称曲线，而非肾小球源性血尿呈对称曲线，混合性血尿同时具备以上两种曲线特征，呈双峰。

（2）伴随症状：伴尿路刺激征为尿路感染所致，伴肾绞痛多为泌尿系结石所致，伴较大量蛋白尿和（或）管型尿（特别是红细胞管型），多提示肾小球来源。

（3）血尿色泽：因含血量、尿 pH 及出血部位而不同。来自膀胱的血尿或尿呈碱性时，色较鲜艳。来自肾、输尿管的血尿或尿呈酸性时，色泽较暗。来自膀胱的血尿如出血较多时，可伴有大小不等的不规则状血块，肾、输尿管排出的血块呈长条状。

（二）护理措施

1. 休息 血尿严重时应卧床休息，尽量减少剧烈的活动。

2. 心理护理 血尿时患者可极度恐惧，应向患者解释、安慰。说明 1 000mL 尿中有 1~3mL 血就为肉眼血尿，失血是不严重的。必要时可服用苯巴比妥、西地泮等镇静安眠药。

3. 密切观察病情 每日测量脉搏、血压等生命体征。观察尿色变化，观察出血性质并记录尿量。肉眼血尿严重时，应按每次排尿的先后依次留取标本，以便比色，并判断出血的发展。

4. 健康教育 如下所述。

（1）帮助患者及家属掌握有关疾病的知识，如病因、诱因、预防、治疗等，以取得合作、协助治疗，避免诱因，减少再度出血的危险。

（2）发病期严禁性生活，以防止发生和加重感染。

（3）合理安排生活起居：养成规律的生活习惯，避免长期精神紧张、过度劳累，应劳逸结合，保持乐观情绪，保证身心休息。在平时工作、生活中，养成多饮水、勿憋尿的习惯。

（4）饮食指导：以清淡蔬菜为主，如青菜、卷心菜、萝卜、冬瓜、番茄等。戒烟酒，少食刺激性食物，忌服辛辣、水产品（虾、蟹）、生葱、香菜、狗肉、马肉等。长期血尿者可致贫血，应多吃含铁丰富的食物，如牛肉、肝、蛋黄、海带等。多饮水，每天饮水量应不少于 2 000mL，大量饮水可减少尿中盐类结晶，加快药物和结石排泄。肾炎明显水肿者应少饮水。

（5）积极治疗相关疾病如痔疮、糖尿病及感冒等疾病，以免诱发本病。积极治疗泌尿系统炎症、结石等疾病。病情严重者，应尽早去医院检查确诊，进行彻底治疗。

（6）慎用可致血尿的药物，尤其是已患有肾脏病者。

三、蛋白尿

每日尿蛋白量持续超过 150mg 或尿蛋白定性试验持续阳性称为蛋白尿。若每天持续超过 3.5g/1.75m^2（体表面积）或每千克体重 50mg，称为大量蛋白尿。

（一）评估

1. 病因评估　如下所述。

（1）肾小球性蛋白尿：肾小球滤过屏障破坏导致肾小球滤出蛋白过多而肾小管又不能完全重吸收所致。特点为蛋白多，分子量大，见于肾小球疾病。

（2）肾小管性蛋白尿：肾小球滤过正常，肾小管重吸收功能下降所致。特点为蛋白较多，分子量小。

（3）溢出性蛋白尿：小管、小球功能正常，血液中出现异常蛋白经肾小球滤过、肾小管不能完全重吸收。见于异常免疫球蛋白血症、血红蛋白尿、肌红蛋白尿、溶菌酶血症等。

（4）混合性蛋白尿：常见于大、中、小分子量的蛋白质。较重的肾小球疾病或肾小管疾病。

（5）组织性蛋白尿：组织、细胞分解代谢和破坏所致。

（6）生理性蛋白尿：发热、剧烈运动等所致蛋白尿。

2. 症状评估　如下所述。

（1）尿液评估：排尿频率，每次量，尿中泡沫是否增多，以及尿液性状、气味、比重等。

（2）伴随症状：若高热，则提示病毒感染性疾病存在，如腮腺炎、水痘、腺病毒感染等；伴有尿频、尿急、尿痛、排尿困难为尿路感染；伴明显水肿、低蛋白血症、血尿则为肾脏疾病。

（3）心理状态：引起蛋白尿的疾病，多为慢性病，病程长，不易根治，预后较差，患者及家属对治疗信心不足，易产生焦虑、悲观及绝望等不良心理。

3. 辅助检查结果评估　尿常规、尿本周蛋白测定、24h 尿蛋白定量、血常规、血生化、肾功能、电解质、血免疫球蛋白、人血白蛋白、人血白蛋白与球蛋白比值。

（二）护理措施

1. 保持病室空气新鲜　每天通风换气 2~3 次，每次 30min，保持安静，减少探视人员。

2. 口腔护理　除早晚口腔清洁外，应每次进食后漱口，以清除口腔内食物残渣，保持清洁，预防继发感染。

3. 注意观察　尿液量、性状、颜色、排尿频率。尿中泡沫增多且不易消散，提示蛋白尿加重。

4. 皮肤护理　保持皮肤清洁。合并水肿的患者宜穿着宽大柔软的衣服，防止擦碰；床单位应干燥无皱褶；定时翻身，必要时对受压部位皮肤进行按摩、热敷，促进血液循环，预防压疮发生。

5. 饮食护理　根据患者肾功能及人血清蛋白结果，给予低盐低蛋白膳食，注意适量补充维生素和优质蛋白（如动物蛋白和豆类），维持营养平衡。

6. 心理护理　认真倾听患者诉说，给予心理支持，缓解焦虑状态。及时了解患者心理变化，鼓励患者说出自己的感受，使其不良情绪排泄，并给予情感支持，必要时教授一些缓解焦虑的方法；讲解疾病治疗最新进展，恢复患者对治疗疾病的信心和对医护人员的信任感，积极配合治疗。

7. 健康教育　如下所述。

（1）教会患者预防感染的方法，如居住环境清洁与消毒，如何保持空气新鲜等。

（2）养成良好的个人卫生习惯，如口腔、外阴清洁。

（3）饮食指导：指导患者及家属制定合理及个体化的饮食计划，保持营养供给。

（4）注意休息与活动，适度锻炼，可提高机体抗病能力，但活动量过大，能量消耗多，不利于疾病恢复。

四、肾性水肿

水肿是指人体组织间隙内有过量液体积聚使组织肿胀。由肾脏疾病造成的水肿称为肾性水肿。

（一）评估

1. 病因评估　水肿的诱因、原因，水肿的治疗经过尤其是患者用药情况。

（1）肾炎性水肿：由肾小球滤过率下降，而肾小管重吸收功能正常，从而导致"管－球失衡"，引起水、钠潴留，毛细血管静水压增高而出现水肿。常见于各型肾小球肾炎、急及慢性肾功能衰竭。

（2）肾病性水肿：由于大量蛋白尿造成血浆蛋白过低，血浆胶体渗透压降低，导致液体从血管内进入组织间隙而产生水肿。此外，部分患者因有效血容量减少，激活了肾素－血管紧张素－醛固酮系统，抗利尿激素分泌增多，从而进一步加重水肿。

（3）肾疾病时贫血、高血压、酸碱平衡和电解质平衡失调可导致心功能不全，加重水肿发展和持续存在。

2. 症状评估　水肿特点、程度、时间、部位、伴随症状等。

（1）水肿特点：肾炎性水肿常为全身性，以眼睑、头皮等组织疏松处为著；肾病性水肿一般较严重，多从下肢开始，由于增加的细胞外液量主要潴留在组织间隙，血容量常减少，故可无高血压及循环瘀血的表现。

（2）水肿程度

1）轻度水肿：水肿局限于足踝、小腿。

2）中度水肿：水肿涉及全下肢。

3）重度水肿：水肿涉及下肢、腹壁及外阴。

4）极重度水肿：全身水肿，即有胸、腹腔积液或心包积液。

（3）伴随症状：患者精神状况、心理状态、生命体征、尿量、体重、腹围的变化。有无头晕、乏力、呼吸困难、心跳加快、腹胀，心肺检查有无啰音、胸腔积液征、心包摩擦音，腹部有无膨隆、叩诊有无移动性浊音。

（4）实验室及其他检查：尿常规检查，尿蛋白定性和定量；血电解质有无异常，肾功能指标如 Ccr、血 BUN、血肌酐、浓缩与稀释试验结果有无异常。此外，患者有无做过静脉肾盂造影、B 超、尿路平片等检查，其结果如何。

（二）护理措施

（1）休息：严重水肿需卧床休息，平卧可增加肾血流量，减少水钠潴留。轻度水肿应根据病情适当活动。

（2）饮食护理：与患者共同制定饮食计划，一般应进含钠盐少，优质蛋白饮食。具体入量根据病情、病程、临床水肿程度、化验报告血 Na^+、K^+ 结果制定和调整。每日摄入水量＝前一天尿量＋500mL，保持出入量平衡。

（3）病情观察：准确记录 24h 出入量，定时测量体重，必要时测量腹围，观察并记录患者生命体征，尤其是血压的变化。注意有无剧烈头痛、恶心、呕吐、视物模糊，甚至神志不清、抽搐等高血压脑病的表现。发现异常及时报告医生处理。

（4）遵医嘱给予利尿药，注意尿量及血钾变化。

（5）皮肤护理：水肿较严重患者应避免穿紧身衣服，卧床休息时宜抬高下肢，增加静脉回流，以减轻水肿。嘱患者经常变换体位，对年老体弱者可协助翻身，用软垫支撑受压部位，并适当予以按摩。对阴囊水肿者，可用吊带托起。协助患者进行全身皮肤清洁，嘱患者注意保护好皮肤，如清洗时勿过分用力，避免损伤皮肤、碰撞、跌伤等。严重水肿者应避免肌内注射，可采用静脉途径保证药物正确及时输入。注意无菌操作，防止感染。

（6）疾病知识指导：向患者介绍肾脏病引起水肿的原因、疾病相关知识、饮食及日常生活起居的注意事项。

五、肾区疼痛

是指脊肋角处（肾区）单侧或双侧持续性或间歇性隐痛、钝痛、剧痛或绞痛。

（一）评估

1. 病因评估　肾区痛多见于肾脏或附近组织炎症或肿瘤、积液等引起肾体积增大，牵拉包膜而致；肾绞痛是一种特殊的肾区痛，主要是由输尿管内结石、血块等移行所致。

2. 症状评估　钝痛或隐痛为肾包膜牵拉所致，见于间质性肾炎、肾盂肾炎、肾积水等；肾区剧痛见于肾动脉栓塞、深静脉血栓形成、肾周脓肿或肾周围炎等。肾结石等可发生绞痛，并向下腹部、会阴部发射。肾区胀痛多见于肾盂积水。肾区坠痛多见于肾下垂。

（二）护理措施

（1）准确评估疼痛的部位、程度、性质及伴随症状，并做好记录。

（2）肾绞痛时注意观察血压、脉搏、面色及皮肤湿冷情况，必要时用止痛剂。

（3）疾病急性期应卧床休息。

（4）肾盂肾炎者应多饮水冲洗尿道，按时给予抗生素控制炎症后疼痛会自然消失。

六、肾性高血压

高血压是指体循环动脉压的升高，即收缩压≥140mmHg和（或）舒张压≥90mmHg。可分为原发性高血压和继发性高血压。由肾脏病所致高血压称为肾性高血压。肾性高血压是继发性高血压的常见原因之一。

（一）评估

1. 病因评估　如下所述。

（1）按解剖因素评估

1）肾血管性高血压：主要由肾动脉狭窄或堵塞引起，高血压程度较重，易进展为急进性高血压。

2）肾实质性高血压：主要由急性或慢性肾小球肾炎、慢性肾盂肾炎、慢性肾衰竭等肾实质性疾病引起。

（2）按发生机制评估

1）容量依赖型：因水钠潴留引起，用排钠利尿剂或限制水盐摄入可明显降低血压。

2）肾素依赖型：由肾素－血管紧张素－醛固酮系统被激活引起，过度利尿常使血压更加升高，而应用血管紧张素转换酶抑制剂、钙通道阻滞剂可使血压下降。

2. 症状评估　如下所述。

（1）伴随症状：血压升高常有头晕、头痛、疲劳、心悸、失眠、记忆力下降、贫血、水肿等症状，是否呈持续性，在紧张或劳累后是否加重，可否自行缓解。是否出现视力模糊，鼻出血等较重症状。

（2）体格检查的结果：血压、脉搏、呼吸、神志情况，体重及其指数。

3. 相关因素评估　如下所述。

（1）患者的生活及饮食习惯：如摄入钠盐过多、大量饮酒、喝咖啡、摄入过多的脂肪酸；肥胖、剧烈运动、便秘、吸烟等。

（2）透析情况：透析不充分或透析间期体重增长过多致体内容量负荷过多。

（3）职业：是否从事高压力职业，经常有精神紧张等感觉。

（4）心理状况：情绪经常不稳定，个性脆弱，工作生活受到影响时情绪焦虑。

（二）护理措施

1. 减少压力，保持心理平衡　针对患者性格特征及有关社会心理因素进行心理疏导。对易激动的患者，要调节紧张的情绪，避免过度兴奋，教会其训练自我控制能力，消除紧张压抑的心理。

2. 促进身心休息，提高机体活动能力　如下所述。

（1）注意休息：生活需规律，保证足够的睡眠，防止便秘。

（2）注意劳逸结合：但必须避免重体力活动，可安排适量的运动，1级高血压则不限制一般的体力活动，血压较高，症状过多或有并发症时需要卧床休息，嘱患者起床不宜太快，动作不可过猛。

（3）饮食要控制总热量：避免胆固醇含量高的食物，适当控制钠的摄入，戒烟，尽量少饮酒。

（4）沐浴时水温不宜过高。

3. 充分透析，控制透析间期体重　透析患者正确评估干体重，经充分透析达到干体重后，血压易于控制；2次透析间期体重增长＜原体重的3%。

4. 病情观察　如下所述。

（1）观察血压：每日测量血压1～2次，测量前静息半小时，每次测量须在固定条件下进行。

（2）观察症状：如发现血压急剧增高，并伴有头痛、头晕、恶心、呕吐、气促、面色潮红、视力模糊和肺水肿、急性脑血管病等表现，应立即通知医生并同时备好降压药物及采取相应的护理措施。

（3）观察肾功能：定时检测血肌酐、尿素氮、内生肌酐清除率。肾功能障碍可影响降压药代谢，需及时调整患者用药，以防药物蓄积中毒导致血压骤降，危及生命。

5. 潜在并发症及高血压急症的护理　如下所述。

（1）潜在并发症的护理：指导患者摄取治疗饮食，避免情绪紧张，按医嘱服药；户外活动要有人陪伴；协助沐浴，水温不宜过热或过冷，时间不宜过长；注意对并发症征象的观察，有无夜间呼吸困难，咳嗽，咳泡沫痰，心悸，突然胸骨后疼痛等心脏受损的表现；头痛的性质，精神状况，眼花，失明，暂时性失语，肢体麻木，偏瘫等急性血管症的表现；尿量变化，昼夜尿量比例，有无水肿以及肾功能检查异常。

（2）高血压急症的护理：①绝对卧床休息，半卧床，少搬动患者，改变体位时要缓慢；②避免一切不良刺激和不必要的活动，并安定情绪；③吸氧，根据病情调节吸氧流量，保持呼吸道通畅，分泌物较多且患者自净能力降低时，应用吸引器吸出；④立即建立静脉通路，应用硝普钠静脉滴注时要避光，注意滴速，严密观察血压变化，如有血管过度扩张现象，应立即停止滴注；使用甘露醇时应快速静滴；静脉使用降压药过程中每5～10min测血压1次；⑤提供保护性护理，如患者意识不清时应加床栏等；⑥避免屏气，用力呼气或用力排便；⑦观察血压、脉搏、神志、瞳孔、尿量等变化，发现异常及时报告医师处理。

6. 用药护理　如下所述。

（1）掌握常用降压药物种类、剂量、给药途径、不良反应及适应证。

（2）指导患者按医嘱服用，不可自行增减或突然撤换药物。

（3）观察药物疗效，降压不宜过快过低，尤其对老年人。

7. 活动指导　嘱患者改变体位时动作宜缓慢，如出现头昏、眩晕、眼花、恶心时，应立即平卧，抬高下肢以增加回心血量。

8. 健康指导　如下所述。

（1）指导坚持非药物治疗：合理安排饮食，超重者应调节饮食、控制体重、参加适度体育运动。

（2）坚持服药：学会观察药物不良反应及护理。

（3）避免各种诱因，懂得自我控制情绪和妥善安排工作和生活。

（4）教会患者家属测量血压的方法，出现病情变化时立即就医。

（5）透析患者控制水盐摄入，避免透析间期体重增加大于原体重的 4% ~ 5%。

（高　磊）

第二节　急性肾小球肾炎

急性肾小球肾炎简称急性肾炎，是以急性肾炎综合征为主要临床表现的一组疾病，起病急，以血尿、蛋白尿、水肿和高血压为主要表现，可伴有一过性氮质血症。本病常有前驱感染，多见于链球菌感染后，其他细菌、病毒和寄生虫感染后也可引起。好发于儿童，男性多见。前驱感染后常有 1 ~ 3 周（平均 10d 左右）的潜伏期，相当于致病抗原初次免疫后诱导机体产生免疫复合物所需时间。呼吸道感染的潜伏期较皮肤感染者短。本病大多预后良好，常在数月内临床自愈。

一、护理评估

1. 健康史　起病前有无上呼吸道感染如急性扁桃体炎、咽炎或皮肤感染如脓疱疮等。

2. 身体状况　如下所述。

（1）血尿：常为患者起病的首发症状和就诊原因，几乎所有患者均有血尿，40% ~ 70% 患者有肉眼血尿，尿液呈浑浊红棕色，或洗肉水样，一般数天内消失，也可持续数周转为镜下血尿。

（2）水肿：多表现为晨起眼睑水肿，面部肿胀感，呈现所谓"肾炎面容"，一般不重。少数患者水肿较重进展较快，数日内遍及全身，呈可凹陷性。严重水、钠潴留会引起急性左心衰竭。

（3）高血压：多为轻、中度高血压，收缩压、舒张压均增高，经利尿后血压可逐渐恢复正常。少数出现严重高血压，甚至高血压脑病。患者表现为头痛、头晕、失眠，甚至昏迷、抽搐等。血压增高往往与水肿、血尿同时发生，也有在其后发生，一般持续 3 ~ 4 周，多在水肿消退 2 周降为正常。

（4）肾功能及尿量改变：起病初期可有尿量减少，尿量一般在 500 ~ 800mL，少尿时可有一过性氮质血症，大多数在起病 1 ~ 2 周后，尿量渐增，肾功能恢复，只有极少数可表现为急性肾衰竭，出现少尿。

（5）其他表现：原发感染灶的表现及全身症状，可有头痛、食欲减退、恶心、呕吐、疲乏无力、精神不振、心悸气促，甚至发生抽搐。部分患者有发热，体温一般在 38℃ 左右。

3. 实验室及其他检查　镜下血尿、蛋白尿、发病初期血清补体 C3 及总补体下降。肾小球滤过率下降，血尿素氮和肌酐升高，B 超示双肾形状饱满，体积增大，肾活检组织病理类型为毛细血管增生性肾炎。

二、治疗原则

以休息及对症处理为主，少数急性肾功能衰竭患者应予透析治疗。一般于发病 2 周内可用抗生素控制原发感染灶。

三、护理措施

1. 饮食护理　如下所述。

（1）限制钠盐摄入：有水肿、高血压或心力衰竭时严格限制钠盐摄入（<3g/d），特别严重者禁盐，以减轻水肿和心脏负担。当病情好转，血压下降，水肿消退，尿蛋白减轻后，由低盐饮食逐渐过渡到普通饮食，防止长期低钠饮食及应用利尿剂引起水、电解质紊乱或其他并发症。

（2）控制水和钾的摄入：严格记录 24h 出入量。量出为入，每天摄入水量 = 前一天出量 + 500mL，摄入水量包括米饭、水果等食物含水量、饮水、输液等所含水的总量。注意见尿补钾。

（3）蛋白质：肾功能正常时，给予正常量的蛋白质 [1g/（kg·d）]，出现氮质血症时，限制蛋白质摄入，优质动物蛋白占 50% 以上，如牛奶、鸡蛋、鱼等，以防止增加血中含氮代谢产物的潴留。此外，注意饮食热量充足、易于消化和吸收。

2. 休息和活动　一般起病 1~2 周不论病情轻重均应卧床休息，能够改善肾血流量和减少并发症发生。水肿消退，肉眼血尿消失，血压接近正常后，即可下床在室内活动或到户外散步。血沉正常时可恢复轻体力活动或上学，但应避免剧烈体力活动。一年后方可正常活动。鼓励患者及家属参与休息计划的制订。

3. 病情观察　如下所述。

（1）定期测量患者体重，观察体重变化和水肿部位、分布、程度和消长情况，注意有无胸腔、腹腔、心包积液的表现；观察皮肤有无红肿、破损、化脓等情况发生。

（2）监测生命体征，尤其血压变化，注意有无剧烈头痛、恶心、呕吐、视力模糊，甚至神志不清、抽搐等高血压脑病的表现，发现问题及时报告医师处理。

（3）皮肤护理

1）水肿较严重的患者应穿着宽松、柔软的棉质衣裤、鞋袜。协助患者做好全身皮肤黏膜清洁，指导患者注意保护好水肿皮肤，如清洗时注意水温适当、勿过分用力；平时避免擦伤、撞伤、跌伤、烫伤。

2）注射时严格无菌操作，采用 5~6 号针头，保证药物准确及时的输入，注射拔完针后，用无菌干棉球按压穿刺部位直至无液体从针口渗漏。严重水肿者尽量避免肌内和皮下注射。

（4）用药护理：遵医嘱给予利尿剂、降压药、抗生素。观察药物的疗效及可能出现的不良反应。如低钾、低氯等电解质紊乱。呋塞米等强效利尿剂有耳鸣、眩晕、听力丧失等暂时性耳毒性，也可发生永久性耳聋。密切观察血压、尿量变化，静脉给药者给药速度宜慢。

（5）心理护理：血尿可让患者感到恐惧，限制患者活动可使其产生焦虑、烦躁、抑郁等心理，鼓励其说出自己的感受和心理压力，使其充分理解急性期卧床休息及恢复期限制运动的重要性。患者卧床期间，护士尽量多关心、巡视，及时询问患者的需要并给予解决。

四．健康教育

（1）预防疾病教育：教育患者及家属了解各种感染可能导致急性肾炎，因此，锻炼身体，增强体质，避免或减少上呼吸道及皮肤感染是预防的主要措施，并可降低演变为慢性肾炎的发生率。嘱咐患者及家属一旦发生细菌感染及时使用抗生素，尽量治愈某些慢性病，如慢性扁桃体炎，必要时可手术治疗。

（2）急性肾炎的恢复期可能需 1~2 年，当临床症状消失后，蛋白尿、血尿等可能依然存在，因此应加强定期随访。

（高　磊）

第三节　急进性肾小球肾炎

急进性肾小球肾炎简称急进性肾炎，是指在肾炎综合征（血尿、蛋白尿、水肿、高血压）基础上短期内出现少尿、无尿，肾功能急骤减退，短期内到达尿毒症的一组临床综合征，又称急进性肾炎综合征。本病病理特征表现为新月体肾小球肾炎。分为原发性和继发性两大类。一般将有肾外表现者或明确原发病者称为继发性急进性肾炎，如继发于过敏性紫癜、系统性红斑狼疮等，偶有继发于某些原发性肾小球疾病（如系膜毛细血管性肾炎及膜性肾病）者。病因不明者则称为原发性急进性肾炎，这里着重讨论原发性急进性肾炎。

我国急进性肾炎以 Ⅱ 型为多见，男性居多。

一．护理评估

1. 健康史　本病起病急，常有前驱呼吸道感染。

2. 身体状况 如下所述。

（1）迅速出现水肿，可以有肉眼血尿、蛋白尿、高血压等。

（2）短期内即有肾功能的进行性下降，以少尿或无尿较迅速地（数周至半年）发展为尿毒症。

（3）常伴有中度贫血，可伴有肾病综合征，如果得不到及时治疗，晚期出现慢性肾功能衰竭。部分患者也会出现急性左心衰竭、继发感染等并发症。

3. 实验室及其他检查 如下所述。

（1）尿常规：蛋白尿，血尿，也可有管型、白细胞。

（2）血液检查：白细胞轻度增高、血红蛋白、人血白蛋白下降、血脂升高。

（3）肾功能检查：血肌酐、血 BUN 进行性升高。

（4）免疫学检查：Ⅱ型可有血循环免疫复合物阳性，血清补体 C3 降低，Ⅰ型有血清抗肾小球基底膜抗体阳性。

（5）B 超检查：双肾体积增大、饱满。

（6）肾活检组织病理检查：光学显微镜检查可见肾小囊内新月体形成是 RPGN 的特征性病理改变。

二、治疗原则

本病纤维化发展很快，故及时肾活检，早期诊断，及时以强化免疫抑制治疗，可改善患者预后。根据病情予血浆置换、肾脏替代治疗。

三、护理措施

1. 休息 一般要待病情得到初步缓解时，才开始下床活动，即使无任何临床表现，也不宜进行较重的体力活动。

2. 饮食护理 低盐优质蛋白饮食，避免进食盐腌制食品如咸菜、咸肉等，进食鸡蛋、牛奶、瘦肉、鱼等优质蛋白饮食。准确记录 24h 出入量，量出为入。每日入液量 = 前一日出液量 + 500mL，保持出入量平衡。

3. 病情观察 监测患者生命体征、尿量。尿量迅速减少，往往提示急性肾衰竭的发生。监测肾功能及血清电解质的变化，尤其是观察有无出现高钾血症，发现病情变化，及时报告医师处理。

4. 观察药物及血浆置换的不良反应 大剂量糖皮质激素治疗可致上消化道出血、精神症状、骨质疏松、股骨头无菌性坏死、水钠潴留、血压升高、继发感染、血糖升高等表现。环磷酰胺可致上腹部不适、恶心、呕吐、出血性膀胱炎、骨髓抑制等。血浆置换主要有出血、并发感染，特别是经血制品传播的疾病。

5. 用药护理 大剂量激素冲击治疗、使用免疫抑制剂、血浆置换等时，患者免疫力及机体防疫能力受到很大抑制，应对患者实行保护性隔离，加强口腔、皮肤护理，防止继发感染。服用糖皮质激素和细胞毒药物时应注意：口服激素应饭后服用，以减少对胃黏膜的刺激；长期用药者应补充钙剂和维生素 D，以防骨质疏松；使用 CTX 时注意多饮水，以促进药物从尿中排泄。

6. 心理护理 由于该疾病不易治愈，多数患者可能会转变为慢性肾衰竭。因此，患者会产生焦虑、恐惧及悲观等心理，做好心理疏导、提高患者战胜疾病的信心。

四、健康教育

（1）预防措施：本病有前驱感染的病史，预防感染是预防发病及防止病情加重的重要措施，避免受凉、感冒。

（2）对患者及家属强调遵医嘱用药的重要性，告知激素和细胞毒药物的作用、可能出现的不良反应和用药注意事项，鼓励患者配合治疗。服用激素及免疫抑制剂时，应特别注意交代患者及家属不可擅自增量、减量甚至停药。

（3）病情经治疗缓解后应注意长期追踪，防止疾病复发及恶化。

（4）预后早期诊断、及时合理治疗，可明显改善患者预后。

（陈 华）

第四节 慢性肾小球肾炎

慢性肾小球肾炎简称慢性肾炎，是指以水肿、高血压、蛋白尿、血尿及肾功能损害为基本临床表现，起病方式不同、病情迁延、病情进展缓慢，最终将发展为慢性肾功能衰竭的一组肾小球疾病。多见于成年人，男性多于女性。仅少数患者是由急性肾炎发展而来，绝大多数患者的病因不明，起病即属慢性肾炎，与急性肾炎无关。

一、护理评估

1. 健康史　如下所述。

（1）既往史：既往有无肾炎病史，其发病时间及治疗后的情况；病前有无上呼吸道感染、皮肤感染等病史；对病情急骤的患者还应询问有无引起肾功能恶化的诱发因素；父母、兄弟、姐妹及子女的健康状况。

（2）生活习惯：询问患者生活是否规律，饮食是否合理，有无营养不良，水、钠盐摄入过多等情况，有无过度疲劳及烟酒等不良嗜好。

2. 身体状况　如下所述。

（1）水肿：由水钠潴留或低蛋白血症所致，早晨眼睑、颜面水肿明显，下午及晚上下肢明显，卧床休息后水肿减轻。重者可有胸腔或腹腔积液。

（2）蛋白尿：是慢性肾炎主要表现，患者排尿时泡沫明显增多，并且不易消失，尿蛋白越多，泡沫越多，个别患者尿中有异味。

（3）血尿：多为镜下血尿，也有肉眼血尿。

（4）高血压：由于水钠潴留使血容量增加，血中肾素、血管紧张素增加，导致阻力血管收缩而致血压升高。有时高血压症状表现较为突出。

（5）其他：患者可有贫血、电解质紊乱，病程中有应激情况（如感染）可导致慢性肾炎急性发作，类似急性肾炎表现。有些病例可自行缓解。

（6）并发症：慢性肾衰竭为慢性肾炎的终末期并发症，其他如继发感染、心脑血管疾病等。

3. 实验室及其他检查　如下所述。

（1）尿液检查：24h 尿蛋白多在 1～3g，不超过 3.5g。尿蛋白电泳以大中分子蛋白为主，尿红细胞形态检查为多形性。

（2）血液检查：早期血常规检查多正常或轻度贫血，晚期可有红细胞及血红蛋白明显下降，尿素氮、肌酐增高。病情较重者血脂增高，人血白蛋白下降。

（3）B 超检查：双肾可有结构紊乱，皮质回声增强及缩小等改变。

（4）肾活检组织病理学检查：以弥漫系膜增生性肾炎、局灶/节段增生性肾炎、局灶/节段性肾小球硬化、系膜毛细血管性肾炎、膜性肾病、IgA 肾病等为常见，晚期导致肾小球纤维化、硬化等，称为硬化性肾炎。

4. 心理 – 社会状况　评估患者有无焦虑、恐惧、绝望等心理状况；评估社会及家庭对患者的经济及精神支持情况及其对患者病情的了解和关心程度。

二、治疗原则

有效控制血压以防止肾功能减退或使已经受损的肾功能有所改善，防止高血压的心血管并发症，从而改善长期预后。

三、护理措施

1. 一般护理　如下所述。

（1）休息：高度水肿、严重高血压伴心、肾功能不全时，应绝对卧床休息。

（2）饮食：给予低磷优质低蛋白饮食，当肾功能不全者血肌酐 >350μmol/L 时，应限制蛋白质摄入，一般为 0.5~0.6g/（kg·d），其中 60% 以上为优质蛋白（如鸡蛋、牛奶、瘦肉等），极低蛋白饮食者可辅以 α 酮酸或肾衰竭氨基酸治疗。以减轻肾小球高灌注、高压力、高滤过状态。由于每克蛋白质饮食中约含磷 15mg，因此，限制蛋白质入量后即达到低磷饮食（少于 600~800mg/d）。同时注意补充多种维生素及微量元素。有明显水肿和高血压时低盐饮食。饮食应根据患者的口味烹调，以增进食欲。

（3）口腔护理：肾功能受损，口腔内有氨臭味，进行口腔护理，可增进食欲，清洁口腔，抑制细菌繁殖。一般可于每日晨起饭后睡前用复方硼酸溶液漱口，以预防口腔炎和呼吸道感染。

（4）皮肤护理：晚期由于尿素刺激，皮肤瘙痒，应注意保持患者皮肤清洁，每天用温水擦洗，不用肥皂水和酒精，严防患者抓破皮肤和发生压疮。

（5）记录出入量：晚期发生肾功能不全时，可有尿少和尿闭，应密切注意尿量变化，准确记录出入水量，控制液体入量，入液量为前一日尿量另加 500mL。

2. 药物治疗的护理　如下所述。

（1）降压药：治疗目标是力争把血压控制在理想水平：尿蛋白 ≥1g/d 者，血压控制在 125/75mmHg 以下；尿蛋白 <1g/d 者，血压控制可放宽到 130/80mmHg 以下。

（2）抗血小板药：注意观察全身皮肤黏膜的出血情况。

（3）并发症的预防及护理：慢性肾炎患者易并发各种感染，对上呼吸道和尿路感染的预防更为重要。应加强环境和个人卫生预防措施，保持室内空气新鲜，每日开窗通风，紫外线消毒，或消毒剂喷雾一次，保持口腔和皮肤清洁，注意保暖，预防感冒，若有咽痛、鼻塞等症状，应卧床休息，并及时治疗。

四、健康教育

1. 休息与饮食　嘱咐患者加强休息，以延缓肾功能减退。生活要有规律，保持精神愉快，避免劳累，坚持合理饮食并解释优质低蛋白、低磷、低盐、高热量饮食的重要性，指导其根据自己的病情选择合适的食物和量。

2. 避免加重肾损害的因素　向患者及其家属讲解影响病情进展及避免加重肾损害的因素，注意适度锻炼身体，尽可能避免上呼吸道及其他部位感染；避免使用肾毒性药物如庆大霉素、磺胺药及非甾体消炎药；如有高脂血症、高血糖、高钙血症和高尿酸血症者应遵医嘱及时予以适当治疗；育龄妇女注意避孕，以免因妊娠导致肾炎复发和病情恶化。病情稳定，特别希望生育者，可在医生指导下怀孕，并定期随访。

3. 用药指导　介绍各类降压药的疗效、不良反应及使用时的注意事项。如告诉患者 ACEI 抑制剂可致血钾升高，以及高血钾的表现等。

4. 自我病情监测与随访指导　慢性肾炎病程长，需定期随访疾病的进展，包括肾功能、血压、水肿等的变化。发现尿异常（少尿、尿液浑浊、血尿）改变，及时就医治疗，定期复查尿常规和肾功能。

（陈　华）

第五节　肾病综合征

肾病综合征是指各种肾脏疾病引起的具有以下共同临床表现的一组综合征：包括大量蛋白尿（24h 尿蛋白定量超过 3.5g）；低白蛋白血症（人血清蛋白 <30g/L）；水肿；高脂血症。其中大量蛋白尿及低白蛋白血症两项为诊断所必需。

一、护理评估

1. 健康史　患者有无发病诱因，病程长短，有无肾炎病史、感染、药物中毒或过敏史，有无系统性疾病、代谢性疾病、遗传性疾病、妊娠高血压综合征史，上呼吸道或其他部位的感染史及家族史等。

2. 身体状况　如下所述。

（1）大量蛋白尿：长期持续大量蛋白尿可导致营养不良，患者毛发稀疏、干脆及枯黄，皮肤苍白，消瘦或指甲上有白色横行的宽带条纹。

（2）低蛋白血症：长期低蛋白血症易引起感染、高凝、微量元素缺乏、内分泌紊乱和免疫功能低下等并发症。

（3）水肿：是最常见的症状，水肿部位随着重力作用而移动，久卧或清晨以眼睑、头枕部或骶部水肿为著，起床活动后则以下肢明显，呈可凹陷性，水肿程度轻重不一，严重者常伴浆膜腔积液和（或）器官水肿，表现为胸腔、腹腔、心包或阴囊积液和（或）肺水肿、脑水肿以及胃肠黏膜水肿。高度水肿时局部皮肤发亮、变薄。皮肤破损时可有组织液渗漏不止。胸膜腔积液可致胸闷、气短或呼吸困难等；胃肠黏膜水肿和腹腔积液可致食欲减退和上腹部饱胀、恶心、呕吐或腹泻等。

（4）高血压或低血压：血压一般为中度增高，常在140～160/95～110mmHg。水肿明显者多见，部分患者随水肿消退可降至正常，部分患者存在血容量不足（由于低蛋白血症、利尿等）而产生低血压。

（5）高脂血症：血中胆固醇、三酰甘油含量升高，低及极低密度脂蛋白浓度也增高。

（6）并发症

1）继发感染：常见感染部位顺序为呼吸道、泌尿道、皮肤。感染是导致 NS 复发和疗效不佳的主要原因之一，甚至导致患者死亡，应予以高度重视。

2）血栓和栓塞：以深静脉血栓最常见；此外，肺血管血栓、栓塞，下肢静脉、冠状血管血栓和脑血管血栓也不少见。血栓、栓塞并发症是直接影响 NS 治疗效果和预后的重要因素。

3）急性肾衰竭：低蛋白血症使血浆胶体渗透压下降，水分从血管内进入组织间隙，引起有效循环血容量减少，肾血流量不足，易致肾前性氮质血症，经扩容、利尿可恢复；少数50岁以上的患者（尤以微小病变型肾病者居多）出现肾实质性肾衰竭。

4）蛋白质及脂质代谢紊乱：长期低蛋白血症可导致营养不良、小儿生长发育迟缓；免疫球蛋白减少造成机体免疫力低下，易致感染；诱发内分泌紊乱（如低 T_3 综合征等）；高脂血症增加血液黏稠度，促进血栓、栓塞并发症发生，还将增加心血管系统并发症，并可促进肾小球硬化和肾小管，间质病变的发生，促进肾病变的慢性进展。

3. 实验室及其他检查　如下所述。

（1）尿液检查：24h 尿蛋白定量超过 3.5g。尿中可查到免疫球蛋白、补体 C3 红细胞管型等。

（2）血液检查：人血清蛋白 <30g/L，血脂增高，以胆固醇增高为主，血 IgG 可降低。

（3）肾功能检查：可正常，也可异常。

（4）B超检查：双肾大小正常或缩小。

（5）肾活检组织病理检查：不但可以明确肾小球病变类型，而且对指导治疗具有重要意义。

4. 心理状况　本病病程长，易反复发作，因而患者可能出现各种不良情绪如焦虑、悲观、失望等，应了解患者及家属的心理反应，评估患者及家属的应对能力及患者的社会支持情况。

二、治疗原则

根据病情使用免疫抑制剂、利尿剂及中医药治疗，利尿、降尿蛋白、升人血清蛋白，预防并发症。

三、护理措施

1. 休息与活动　全身严重水肿，合并胸水、腹水、严重呼吸困难者应绝对卧床休息，取半坐卧位，必要时予吸氧。因卧床可增加肾血流量，使尿量增加。为防止肢体血栓形成，应保持肢体适度活动。水肿消退、一般情况好转后，可起床活动，逐步增加活动量，以利于减少并发症的发生。对高血压患者，应限制活动量。老年患者改变体位时不可过快，防止体位性低血压。

2. 饮食护理　合理饮食构成能改善患者的营养状况和减轻肾脏负担，应特别注意蛋白质的合理摄入。长期高蛋白饮食会加重肾小球高灌注、高滤过、高压力，从而加重蛋白尿、加速肾脏病变进展，应予正常量 1.0g／（kg·d）的优质蛋白（富含必需氨基酸的动物蛋白）饮食。热量要保证充足，摄入能量应不少于 126～147kJ（30～35kcal）／（kg·d）。水肿时应低盐（3g/d）饮食。为减轻高脂血症，应少进富含饱和脂肪酸（动物油脂）的饮食，多吃富含不饱和脂肪酸（如植物油、鱼油）及富含可溶性纤维（如燕麦、米糠、豆类）的饮食。注意补充各种维生素和微量元素。

3. 用药护理　如下所述。

（1）激素、免疫抑制剂和细胞毒药物：使用免疫抑制剂必须按医生所嘱时间及剂量用药，不可任意增减或停服。激素采取全日量顿服。

1）糖皮质激素：可有水、钠潴留、血压升高、动脉粥样硬化、血糖升高、神经兴奋性增高、消化道出血、骨质疏松、继发感染、伤口不愈合，以及类肾上腺皮质功能亢进症的表现如满月脸、水牛背、多毛、向心性肥胖等，应密切观察患者的情况。大剂量冲击治疗时，患者免疫力及机体防御能力受到很大抑制，应对患者实行保护性隔离，防止继发感染。

2）环孢素：注意服药期间检测血药浓度，观察有无不良反应如肝肾毒性、高血压、高尿酸血症、高钾血症、多毛及牙龈增生等。

3）环磷酰胺：容易引起出血性膀胱炎、骨髓抑制、消化道症状、肝损害、脱发等，注意是否出现血尿，这类药物对血管和局部组织刺激性较大，使用时要充分溶解，静脉注射要确定针头在静脉内才可推注，防止药液漏出血管外，引起局部组织坏死。

（2）利尿剂：观察治疗效果及有无低血钾、低钠、低氯性碱中毒等不良反应。使用大剂量呋塞米时注意有无恶心、直立性眩晕、口干、心悸等。

（3）中药：如雷公藤制剂，注意其对血液系统、胃肠道、生殖系统等的不良反应。

（4）抗凝剂：观察有无皮肤黏膜、口腔、胃肠道等出血倾向，发现问题及时减药并给予对症处理，必要时停药。抗凝治疗中有明显的出血症状，应停止抗凝、溶栓治疗，并注射特效对抗剂，如肝素用同剂量的鱼精蛋白对抗，用药期间应定期监测凝血时间。低分子肝素皮下注射部位宜在腹壁，肝素静脉滴注时，速度宜慢。

4. 病情观察　观察并记录患者生命体征尤其是血压的变化。准确记录 24h 出入量，监测患者体重变化及水肿消长情况。监测尿量变化，如经治疗尿量没有恢复正常，反而减少甚至无尿，提示严重的肾实质损害。定期测量血浆白蛋白、血红蛋白、D-二聚体、尿常规、肾小球滤过率、BUN、血电解质等指标的变化。

5. 积极预防和治疗感染　如下所述。

（1）指导患者预防感染：告知患者及家属预防感染的重要性，指导其加强营养，注意休息，保持个人卫生，指导或协助患者保持皮肤、口腔黏膜清洁，避免搔抓等导致损伤。尽量减少病区探访人次，限制上呼吸道感染者来访。寒冷季节外出注意保暖，少去公共场所等人多聚集的地方，防止外界环境中病原微生物入侵。定期做好病室的空气消毒，室内保持合适的温湿度，定时开窗通风换气。

（2）观察感染征象：注意有无体温升高、皮肤感染、咳嗽、咳痰、尿路刺激征等。出现感染征象后，遵医嘱采集血、尿、痰等标本及时送检。根据药敏实验结果使用有效抗生素并观察疗效。

6. 皮肤护理　因患者体内蛋白质长期丢失、水肿及血循环障碍，致皮肤抵抗力降低弹性差容易受损，若病重者卧床休息更应加强皮肤护理。使用便器应抬高臀部，不可拖拉，以防损伤皮肤。高度水肿患者可用气垫床，床单要保持平整、干燥，督促或帮助患者经常更换体位，每日用温水擦洗皮肤，教育患者及其家属擦洗时不要用力太大，衣着宽大柔软，勤换内衣裤，每天会阴冲洗一次。注意皮肤干燥、清洁。有阴囊水肿时可用提睾带将阴囊提起，以免摩擦破溃。注射拔针后应压迫一段时间，以避免注射部位长期向外溢液，搬动患者时注意防止皮肤擦损。

四、健康教育

1. 休息活动指导　应注意休息，避免受凉、感冒，避免劳累和剧烈体育运动。适度活动，避免肢体血栓形成等并发症发生。

2. 心理指导　乐观开朗，对疾病治疗和康复充满信心。

3. 检查指导　密切监测肾功能变化，教会患者自测尿蛋白，了解其动态，此为疾病活动可靠指标。

4. 饮食指导　告诉患者优质蛋白、高热量、低脂、高膳食纤维和低盐饮食的重要性，并合理安排每天饮食。水肿时注意限制水盐，避免进食腌制食品。

5. 用药指导　避免使用肾毒性药物，遵医嘱用药，介绍各类药物的使用方法、使用时注意事项及可能的不良反应。服用激素不可擅自增减剂量或停药。在医生指导下调整用药剂量。

6. 自我病情监测与随访指导　监测水肿、尿蛋白、肾功能等的变化，注意随访，不适时门诊随诊。

（陈　华）

第六节　IgA 肾病

一、概述

IgA 肾病（IgA nephropathy，IgAN）指肾小球系膜区以 IgA 为主的免疫复合物沉积，是最常见的原发性肾小球疾病。临床以单纯性血尿最常见，也可表现为血尿，伴不同程度的蛋白尿、水肿、高血压和肾功能损害，发生于任何年龄，但以青少年多见。

二、治疗原则

控制感染、控制高血压、抗凝、抗血小板聚集、保护肾，必要时应用糖皮质素和免疫抑制药、中医药等治疗。

三、护理要点

1. 心理护理　病程长，患者心理负担重，可影响到疾病的转归和生存质量，应根据不同的心理表现进行个体化心理疏导，树立战胜疾病的信心，对于疾病的恢复和延缓进展起着重要作用。

2. 高血压的护理　伴有高血压者，注意戒烟戒酒，少盐饮食，养成良好的生活习惯。按医嘱服用降压药物，并监测血压变化，把血压尽量控制在目标值130/80mmHg 以下，以延缓肾功能受损。

3. 水肿的护理　部分患者有不同程度的水肿，应注意观察水肿的部位、分布特点等，给予相应的护理，特别应控制水和盐的摄入，多卧床休息。准确记录24h 尿量。如有胸腹腔积液时，应抬高床头，以免加重呼吸困难。水肿不明显，无明显高血压及肾功能损害时，尿蛋白＜1g/24h 可适当运动，以增强体质。

4. 并发症观察及护理　如下所述。

（1）急性肾衰竭：由于肉眼血尿期间大量红细胞管型阻塞肾小管，致肾功能急剧下降，并发急性肾衰竭。表现为血压升高，少尿或无尿，应密切观察血压及尿量变化，准确记录出入水量，做到早发现、早处置。

（2）血栓及栓塞：部分患者呈肾病综合征表现，表现为低蛋白血症、高脂血症，血液浓缩呈高凝状态，易发生血栓及栓塞。注意观察有无腰痛，肢体肿胀、疼痛、皮温高，咯血，呼吸困难等栓塞表现，及早报告医生处置。水肿卧床时，应轻按双下肢或床上肢体运动，以促进血液循环，待水肿减退，应尽早下床活动，并循序渐进，如散步、打太极拳等，防止血栓形成。

四、健康指导

（1）告知患者避免情绪波动，保持乐观心态，提高生活质量，有助于病情的改善。

（2）本病为进展性疾病，受凉、感冒、劳累、剧烈运动、肾毒性药物、不良饮食习惯、吸烟饮酒和血压不稳定都有可能诱发和加重疾病，应养成良好的生活习惯，避免诱发因素。

（3）遵医嘱服药，做好血压的自我监测，定期复查血尿常规，肝肾功能等。

（4）告知患者出院后就诊指标：水肿或水肿加重、发热、血压持续不降、尿量减少，应及时就诊。

（陈　华）

第七节　隐匿性肾小球肾炎

一、概述

隐匿性肾小球肾炎也称为无症状性血尿和（或）蛋白尿（asymptomatic hematuria and/or proteinuria），患者无水肿、高血压及肾功能异常，仅表现为肾小球源性血尿和（或）蛋白尿的一组肾小球疾病。

二、治疗原则

抗感染、抗凝、保护肾功能及中医药等治疗。

三、护理要点

（1）本病症状较轻，一般无须特殊护理。

（2）大量蛋白尿或血尿时应注意休息。

（3）根据病情变化给予对症治疗和护理。

四、健康指导

（1）告知患者保持乐观心态，减轻思想压力。

（2）保护肾功能，避免肾损害因素：如感染、劳累、肾毒性药物等。对反复发作的慢性扁桃体炎，急性期过后及时摘除。

（3）定期检测尿常规，至少3~6个月检测1次。

（李　静）

第八节　紫癜性肾炎

一、概述

过敏性紫癜（henoch - schonlein purpura，HSP）是以 IgA 为主的循环免疫复合物在组织沉积，引起以皮肤紫癜、出血性胃肠炎、关节炎、肾损害和其他器官受累为特征的临床综合征或多系统疾病，病变以全身弥漫性坏死性小血管炎及毛细血管损害为基本病变。其中伴肾损害，称为过敏性紫癜性肾炎（henoch - schonlein purpura nephritis，HSPN），本病好发于儿童，男女比例为2∶1。

二、治疗原则

抗过敏、保护肾功能、抗凝、抗血小板聚集、糖皮质素、免疫抑制药及中医药等治疗。

三、护理要点

1. 病因护理　大多数患者因过敏而诱发，如病毒、细菌感染，某些食物、药物，寒冷，植物花粉，虫咬等。与患者沟通交流寻找过敏原，以避免诱发因素。

2. 皮肤护理　皮肤紫癜瘙痒时，以温水清洗皮肤，避免刺激性强的肥皂或粗糙毛巾，应剪短指甲，防止抓破皮肤致感染。静脉穿刺时尽量避开紫癜处，缩短止血带的缠压时间。

3. 病情观察及护理　如有腹泻、黑粪、腹痛等表现应采取屈膝卧位，减轻疼痛，禁止腹部热敷，以防止肠出血，视情节禁食或进易消化的软食，避免食用生冷、辛辣刺激性食物。关节疼痛肿胀时，应卧床休息减少走动，注意保暖，保持肢体功能位。

4. 并发症观察及护理　如下所述。

（1）急性胰腺炎：极少见，主要表现为剧烈腹痛、腹胀、恶心、呕吐、发热。应做好病情观察，一旦确诊应绝对卧床休息并禁食，给予镇痛、胃肠减压等治疗，注意口腔及皮肤护理，防止口腔炎及压疮的发生。

（2）肺出血：为儿童少见的并发症，病死率高，表现为乏力、胸痛、咳嗽、咯血、呼吸困难，注意监测生命体征变化，做好病情观察，加强营养，预防感染等。

四、健康指导

（1）本病大多预后良好，特别是儿童。

（2）告知患者如过敏原因已明确，应避免再次接触；过敏原因不明确时，尽量避免食用海产品、辛辣刺激性强的食物，减少可能的诱发因素。

（3）避免可能的诱发因素：感染、受凉、潮湿、蛋白质食物、寒冷、粉尘、花粉等。

（4）出院后注意观察皮肤等过敏情况，以判断是否再复发，做到早发现、早诊治，减少并发症。

（5）每月复查血、尿常规及肝肾功能、血脂等，随病情好转而递减。

（李　静）

第九节　糖尿病肾病

一、概述

糖尿病肾病（diabetic nephropathy，DN）是由于糖尿病所导致的肾损害，是糖尿病常见和严重的并发症之一。临床表现除糖尿病涉及多个系统的全身性病变外，还有高血压、高血脂、水肿、蛋白尿、肾功能减退，以至肾衰竭，其预后多数不良。

二、治疗原则

控制血糖、降压降脂、抗凝降蛋白及有效的饮食治疗，中医药治疗与终末期肾衰竭的替代治疗等。

三、护理要点

1. 心理护理　长期治疗会给患者带来精神压力和经济负担，使患者产生焦虑、失望的情绪，护士应以热情诚恳的态度关心体贴患者，讲解在长期的治疗中，患者自身起着重要的作用，只有积极主动配合治疗，才能改善预后和生活质量，增强其接受治疗的信心。

2. 皮肤的护理　由于体内蛋白质的丢失，加之小血管病变引起组织营养不良，出现水肿和伤口延迟愈合，应注意卧床休息，抬高下肢，按摩受压部位皮肤，促进血液循环。如有伤口破溃，应高度重视，及时治疗，以免引起严重感染。大多数患者可有皮肤感觉异常，洗浴时水温要 <40℃，使用热水袋水温 <50℃，以防烫伤。

3. 控制血糖　因高血糖是引起肾病变的始因，严格控制血糖可延缓肾病的进展，主要措施是合理饮食、适当运动和使用胰岛素。理想血糖控制目标为空腹 3.6~6.1mmol/L；餐后 2h <7.8mmol/L。

4. 低血糖的护理　患者可表现为出汗、无力、颤抖、心悸、饥饿感，甚至嗜睡、昏迷等低血糖症状。立即快速测量血糖，意识清楚者，进食糖水或甜食；意识不清者，给予 50% 葡萄糖 40~60mL 静脉推注，密切观察病情变化。

5. 高血压的护理 高血压可加速糖尿病肾病的恶化，严格控制高血压能明显减少蛋白尿水平，延缓肾衰竭的进展，应坚持服用药物，不可间断，避免血压波动过大，养成良好的生活习惯。血压应控制在130/80mmHg 以下，对尿蛋白 >1.0g/d 者，血压严格控制在125/75mmHg 以下。

6. 运动和锻炼 适度运动可减轻体重，提高胰岛素的敏感性，改善血糖和脂肪代谢，增强体质，应根据年龄和病情合理运动，减少并发症的发生。对伴有高血压者可做一般有规律的轻微运动，如慢跑、行走等。但糖尿病患者存在外周神经和自主神经功能障碍，容易发生直立性低血压，改变体位时动作要慢；不在胰岛素作用高峰时间运动，以免发生低血压。

7. 病情观察 当过多的食入甜食或胰岛素中断治疗时，可发生酮症酸中毒，表现为恶心、呕吐、腹泻、意识模糊、昏迷、呼吸深大、呼气有烂苹果味。应立即建立静脉通路，遵医嘱给予降糖药物输入，及时检测血糖和血生化。

四、健康指导

（1）掌握注射胰岛素的方法，做到按时、准量注射。尽可能将血糖控制在正常范围［空腹血糖 <6.1mmol/L，餐后2h 血糖 <7.8mmol/L，糖化血红蛋白（HbA1）组分其范围为（7±0.9）%］。

（2）告知患者低血糖反应的表现及处置。

（3）教会患者血糖仪和血压计的使用方法，根据病情变化准确测量。

（4）告知患者预防感染的重要性及其他诱发因素。

（5）根据病情检查空腹及餐后2h 血糖、糖化血红蛋白、血脂、血生化、尿常规等。

（李 静）

第十节 肾综合征出血热

一、概述

肾综合征出血热（hemorrhagic fever with renal syndrome，HFRS）是由汉坦病毒引起的广泛小血管和毛细血管损伤，主要表现为发热、出血、肾损害。其传播途径是经伤口、呼吸道、虫媒、垂直传播。典型病例可经过五期，即发热期、低血压、少尿期、多尿期、恢复期。

二、治疗原则

抗病毒、抗休克、纠正电解质、对症治疗，必要时行血液透析等治疗。

三、护理要点

1. 发热期 患者常表现为"三红"（颜面、颈部、前胸潮红）、"三痛"（头痛、剧烈腰痛、眼眶痛）症状。发热期常与少尿期、低血压期并存。应采取物理降温，尽量避免用药物退热，易导致血容量减少，引起低血压休克加重肾缺血；鼓励患者进食，防止口腔真菌感染。

2. 低血压期 由于血浆外渗，有效循环血量减少及出血热病毒对心肌的损害，易导致心源性休克，因此，密切观察生命体征变化，扩容、纠酸时，严格把握先胶后晶和液体速度，防止心力衰竭。输入多巴胺升压时，防止液体外渗造成组织坏死并注意血压监测，至少每30min 测量并记录1 次，并根据血压变化调节液体滴速。

3. 少尿期 观察并记录尿量，注意有无心悸、呼吸困难、心率缓慢、肢体湿冷等心力衰竭及高血钾表现。避免含钾高的食物，严格控制入水量，一般为前1d 排出量 +500mL，防止发生心力衰竭。

4. 多尿期 由于大量电解质随尿排出，易出现低钾、低钠血症，表现为疲乏无力、嗜睡、食欲减退、恶心、腹胀、心律失常、房室阻滞。鼓励患者多饮水，并补充足够的维生素、矿物质及高蛋白质饮食，以维持水及电解质平衡和促进肾小管修复。

5. 恢复期 注意休息，做好宣传教育，本病鼠为主要传染源，养成良好的卫生习惯，食物应洗净，如有伤口及时包扎，减少在外就餐等。

6. 并发症观察及护理 如下所述。

（1）急性呼吸窘迫综合征：因尿量减少致血容量增加，出现呼吸窘迫综合征。表现为突发性、进行性呼吸窘迫、气促、发绀，常伴有烦躁、焦虑、出汗等。立即坐位，高流量面罩吸氧，遵医嘱给予呼吸机辅助呼吸。

（2）急性心力衰竭：肾综合征出血热可引起急性心脏容量负荷过重，导致心力衰竭。表现为心慌、脉速、突然呼吸困难、咳粉红色泡沫痰等。给予端坐位，双下肢下垂，面罩吸氧，高流量酒精（30%）氧，遵医嘱给予强心、利尿、降压等药物，控制液速，必要时四肢轮流结扎止血带，密切观察病情变化，查血生化、血气分析，稳定患者情绪，消除恐惧心理。

（3）消化道出血：由于血管通透性增加、血小板减少、肝素类物质增多等因素可引起消化道出血。表现为头晕、黑粪或柏油样便、呕血、面色苍白等。做好病情观察，有黑粪时留标本送检，少量出血者给予少渣、易消化饮食，大量出血应禁食并卧床休息，安慰患者，消除恐惧心理。

（4）急性肾衰竭：由于肾血流障碍、肾的免疫损伤、间质的水肿及出血、肾小管管腔阻塞等因素引起急性肾衰竭。表现为尿量减少、氮质血症、水及电解质紊乱，重者可伴有心力衰竭、肺水肿、脑水肿。给予利尿、纠酸、电解质紊乱等对症治疗，必要时血液透析。

四、健康指导

（1）告知患者本病预后良好，大多数均能恢复正常，很少出现慢性肾功能不全。

（2）出院后仍注意休息，利于疾病的彻底恢复。定期复查尿常规，了解恢复情况。

（3）做好宣传教育，疫区应接种疫苗。

（4）食物应洗净，注意餐饮卫生，疾病的流行季节禁止在外就餐。

（李　静）

第十一节　尿酸性肾病

一、概述

尿酸性肾病（uric acid nephropathy）是指尿酸盐 - 尿酸结晶沉积于肾髓质、间质或远端集合管所致的肾损害。本病以男性多见，主要表现为痛风性关节炎和肾损害。关节受累最多的始于跖关节，依次为踝、趾、指、腕、膝和肘关节，关节病变可见痛风石和痛风结节。肾受累可有腰痛、蛋白尿、血尿、肾功能不全等表现。

二、治疗原则

碱化尿液，抑制尿酸合成，促进尿酸排泄，饮食、对症及中医药等治疗。

三、护理要点

1. 一般护理 尿酸是嘌呤代谢的终末产物，由于嘌呤代谢紊乱使血尿酸生成过多或肾排泄减少。鼓励患者多饮水，每日 2 500～3 000mL，以稀释尿液，防止结石的形成，准确记录饮水量和尿量。忌烟忌酒，特别是啤酒，含有嘌呤，过多饮用一方面可在体内产生大量乳酸，阻止尿酸排出；另一方面酒精是高热能物质，大量饮用导致尿酸生成增加，应严格限制。

2. 休息与活动 有血尿、蛋白尿、关节疼痛者应卧床休息，置受累关节以舒适位置，护理操作时动作应轻柔，尽量保护受累部位。待症状减轻可循序渐进的运动，以有氧运动为宜，如跳舞、做操、散步等。避免剧烈活动使有氧运动转为无氧运动而产生大量的次黄嘌呤，使尿酸增高，加重病情。

3. 病情观察　尿酸结石阻塞尿路时，可引起尿路感染，表现为尿急、尿频、尿痛、发热、腰痛等，应做好病情观察。

四、健康指导

1. 告知患者避免诱发因素　精神紧张、疲劳、宴请、酗酒、感染、外伤等。
2. 指导患者掌握本病的相关知识　加强饮食管理，多饮水，控制肥胖等十分重要。
3. 定期复查　出院 6 个月内每月复诊 1 次，以后视病情递减，复检项目：血尿常规、血生化、血尿酸、肝肾功能等。

（覃俊妮）

第十二节　尿路感染

尿路感染是由病原微生物（主要是细菌）感染引起的尿路炎症。可分为上尿路感染（主要是肾盂肾炎，pyelonephritis）和下尿路感染（主要是膀胱炎，cystitis）。上尿路感染常伴有下尿路感染，下尿路感染可单独存在。

肾盂肾炎分为急性和慢性两类。急性肾盂肾炎具有明显的全身感染症状和膀胱刺激征；慢性肾盂肾炎常在尿液检查中发现致病菌的生长，逐渐产生肾功能损害。

一、护理评估

1. 健康史　如下所述。
（1）致病菌：最常见的为革兰阴性杆菌，如大肠杆菌、产碱杆菌、变形杆菌、产气杆菌、绿脓杆菌等，革兰阳性细菌中以葡萄球菌和链球菌较常见，偶见厌氧菌、真菌、病毒和原虫感染等。
（2）感染途径
1）上行感染：为最常见的感染途径，病原体经尿道逆行达肾盂可引起感染。
2）血行感染：有全身性化脓性感染和炎症病灶时，可发生感染。
3）淋巴感染：结肠炎和盆腔炎时，细菌可经淋巴道交通支进入尿道。
4）直接感染：外伤或肾周器官发生感染时，该处的细菌偶可直接侵入肾而引起感染。
（3）易感因素
1）尿流不畅和尿路梗阻：如尿路结石、肿瘤、异物、狭窄等。
2）尿路畸形或功能缺陷：如多囊肾、输尿管括约肌松弛。
3）机体免疫功能低下：如糖尿病、贫血、慢性肝病、慢性肾病、肿瘤及长期应用免疫抑制剂者。
4）医源性感染：多见于导尿或尿路器械检查，操作会损伤尿道黏膜，还可将尿道口的细菌直接带入膀胱，促发尿路感染。如插置导尿管、一次性导尿引起尿路感染的机会是 20% 左右，留置 4d 以上机会可达 90%。
5）尿道口周围或盆腔有炎症等。
2. 身心状况　如下所述。
（1）膀胱炎的临床表现：主要表现为尿频、尿急、尿痛，伴有耻骨弓上不适。一般无全身感染表现。
（2）急性肾盂肾炎：主要临床表现如下。
1）全身感染症状：多为急促起病，常有寒战、高热（体温高达 39~40℃）、全身不适，疲乏无力，食欲减退，恶心、呕吐，甚至腹胀、腹痛或腹泻。
2）肾脏和尿路局部表现：常有尿频、尿急、尿痛等尿路刺激症状，大多伴有腰痛或肾区不适，肾区有压痛或叩击痛，腹部上输尿管点、中输尿管点和耻骨上膀胱区有压痛。
3）尿液变化：尿液外观浑浊、可见脓尿或血尿。

4）并发症

A. 肾乳头坏死：常发生于严重的肾盂肾炎伴糖尿病或尿路梗阻时，可出现败血症、急性肾功能衰竭等。临床表现为高热、剧烈腰痛、血尿，可有坏死组织脱落从尿中排出，发生肾绞痛。

B. 肾周围脓肿：常由严重的肾盂肾炎直接扩散而来，多有尿路梗阻等易感因素。患者原有临床表现加重，出现明显单侧腰痛，向健侧弯腰时疼痛加剧。宜使用强抗感染治疗，必要时做脓肿切开引流。

（3）慢性肾盂肾炎：患者主要临床表现如下。

1）低度发热，有菌尿及脓尿。

2）胃肠可有隐约的不适感。

3）贫血。

4）高血压。

5）急性发作时会出现胃痛及膀胱炎症状。

（4）心理－社会状况：急性期患者因明显躯体不适和泌尿系症状常会出现烦躁、焦虑及精神紧张等情绪。慢性期需长期服药和多次尿液检查且病情仍有反复发作，因此，易产生消极情绪。

3. 实验室及其他检查　查尿液分析、尿培养、血常规、肾功能、血培养及泌尿系 B 超、X 线静脉肾盂造影。

二、治疗原则

有效的抗菌是本病治愈的关键。高热予以降温处理，鼓励患者多饮水，勿憋尿。

三、护理措施

1. 指导患者休息，做好基础护理　如下所述。

（1）急性肾盂肾炎时应卧床休息，以使废物产生减少，进而减轻肾脏负担。

（2）慢性期时维持适当的休息与运动。

（3）发热时卧床休息；体温在 38.5℃ 以上者可用物理降温或遵医嘱药物降温，按医嘱服用碳酸氢钠可碱化尿液，以减轻尿路刺激症状；增加液体摄入量；出汗时及时清洁身体，及时更换衣物。

2. 注意出入液平衡　如下所述。

（1）鼓励患者摄入水分，每天应为 2 000～3 000mL，以增加尿量。保持每天尿量在 1 500mL，充分的液体摄入是解除排尿烧灼感的最快途径，且有助于发热的控制。

（2）每 1～2h 排尿 1 次，将细菌、废物冲洗出泌尿道。

3. 遵医嘱使用抗生素，预防肾脏的进一步损伤　如下所述。

（1）根据尿培养或药敏试验结果，使用敏感抗生素。

（2）正确有效地使用抗生素后 48～72h 尿液呈无菌状态。第一次获得无菌尿后，仍需维持服用药物 2 周。

（3）停用抗生素一周后应再做一次尿液培养，且于感染后一年内到期追踪检查。

（4）保持皮肤、口腔、会阴清洁，特别注意月经期、妊娠期的卫生。

（5）指导患者每日应有适当的休息，避免剧烈运动和疲劳。

（6）多饮水，勤排尿是最简便有效的预防措施，在行侵入性检查后应多饮水，并遵医嘱使用抗生素预防感染的发生。

（7）给予高热量、高蛋白、高维生素易消化饮食。

（8）遵医嘱服药，定期返院检查，若有异常，及时就诊。

4. 积极预防全身疾病　如糖尿病、重症肝病、慢性肾病、晚期肿瘤等，解除尿路梗阻如尿道结石、肿瘤、尿路狭窄、前列腺肥大等易感因素。

5. 健康教育　如下所述。

（1）注意个人清洁卫生：保持会阴部及肛周皮肤清洁，女婴勤换尿布和清洗会阴部，避免粪便污染尿道；女性忌盆浴，月经、妊娠产褥期更应注意卫生。

（2）坚持适当的体育运动：避免劳累和便秘。

（3）多饮水、勤排尿：每天摄入液体量最好在2 000mL以上。白天至少3h排尿一次，每次注意排空膀胱，不憋尿。

（4）及时治疗局部炎症：如女性尿道旁腺炎、阴道炎、男性前列腺炎等。如炎症发作与性生活有关，避免不洁性交，注意事后即排尿和清洁外阴，并口服合适的抗生素预防感染。

（5）疗效判断：正规用药后24h症状即可好转，如经48h治疗仍无效，应换药或联合用药。症状消失后再用药3~5d。2~3周内每周行血常规和尿细菌学检查各1次；第6周再检查1次，2项均正常方可认为痊愈。

（6）复查及随访：定期门诊复查，不适随诊。

（覃俊妮）

第十三节　急性肾衰竭

急性肾衰竭（acute renal failure，ARF）是由于各种病因引起的短期内（数小时或数日）肾功能急剧、进行性减退而出现的临床综合征。当肾衰竭发生时，原来应由尿液排出的废物，因为尿少或无尿而积存于体内，导致血肌酐（Cr）、尿素氮（BUN）升高，水、电解质和酸碱平衡失调，以及全身各系统并发症。

一、病因及发病机制

1. 病因　分三类：①肾前性：主要病因包括有效循环血容量减少和肾内血流动力学改变（包括肾前小动脉收缩或肾后小动脉扩张）等。②肾后性：肾后性肾衰竭的原因是急性尿路梗阻，梗阻可发生于从肾盂到尿道的任一水平。③肾性：肾性肾衰竭有肾实质损伤，包括急性肾小管坏死（acute' tubular necrosis，ATN）、急性肾间质病变及肾小球和肾血管病变。其中急性肾小管坏死是最常见的急性肾衰竭类型，可由肾缺血或肾毒性物质损伤肾小管上皮细胞引起，其结局高度依赖于并发症的严重程度。如无并发症，肾小管坏死的死亡率为7%~23%，而在手术后或并发多器官功能衰竭时，肾小管坏死的死亡率高达50%~80%。在此主要以急性肾小管坏死为代表进行叙述。

2. 发病机制　不同病因、病理类型的急性肾小管坏死有不同的发病机制。中毒所致的急性肾小管坏死，是年龄、糖尿病等多种因素的综合作用。对于缺血所致急性肾小管坏死的发病机制，当前主要有三种解释：①肾血流动力学异常：主要表现为肾皮质血流量减少，肾髓质瘀血等。目前认为造成以上结果最主要的原因为：血管收缩因子产生过多，舒张因子产生相对过少。②肾小管上皮细胞代谢障碍：缺血引起缺氧，进而影响到上皮细胞的代谢。③肾小管上皮脱落，管腔中管型形成：肾小管管型造成管腔堵塞，使肾小管内压力过高，进一步降低了肾小球滤过，加剧了肾小管间质缺血性障碍。

二、临床表现

临床典型病程可分为三期。

1. 起始期　此期急性肾衰竭是可以预防的，患者常有诸如低血压、缺血、脓毒病和肾毒素等病因，无明显的肾实质损伤。但随着肾小管上皮损伤的进一步加重，GFR下降，临床表现开始明显，进入维持期。

2. 维持期　又称少尿期。典型持续7~14d，也可短至几日，长达4~6周。患者可出现少尿，也可没有少尿，称非少尿型急性肾衰竭，其病情较轻，预后较好。但无论尿量是否减少，随着肾功能减退，可出现一系列尿毒症表现。

（1）全身并发症

1）消化系统症状：食欲降低、恶心、呕吐、腹胀、腹泻等，严重者有消化道出血。

2）呼吸系统症状：除感染的并发症外，尚可因容量负荷增大出现呼吸困难、咳嗽、憋气、胸闷等。

3）循环系统症状：多因尿少和未控制饮水，导致体液过多，出现高血压和心力衰竭；可因毒素滞留、电解质紊乱、贫血及酸中毒引起各种心律失常及心肌病变。

4）其他：常伴有肺部、尿路感染，感染是急性肾衰竭的主要死亡原因之一，死亡率高达70%。此外，患者也可出现神经系统表现，如意识不清、昏迷等。严重患者可有出血倾向，如DIC等。

（2）水、电解质和酸碱平衡失调：其中高钾血症、代谢性酸中毒最为常见。

1）高钾血症：其发生与肾排钾减少、组织分解过快、酸中毒等因素有关。高钾血症对心肌细胞有毒性作用，可诱发各种心律失常，严重者出现心室颤动、心搏骤停。

2）代谢性酸中毒：主要因酸性代谢产物排出减少引起，同时急性肾衰竭常并发高分解代谢状态，又使酸性产物明显增多。

3）其他：主要有低钠血症，由水潴留过多引起。还可有低钙、高磷血症，但远不如慢性肾衰竭明显。

3. 恢复期　肾小管细胞再生、修复，肾小管完整性恢复，肾小球滤过率逐渐恢复正常或接近正常范围。患者开始利尿，可有多尿表现，每日尿量可达3 000 ~ 5 000mL，通常持续1 ~ 3周，继而再恢复正常。少数患者可遗留不同程度的肾结构和功能缺陷。

三、辅助检查

1. 血液检查　少尿期可有轻、中度贫血；血肌酐每日升高44.2 ~ 88.4μmol/L（0.5 ~ 1.0mg/dl），血BUN每日可升高3.6 ~ 10.7mmol/L（10 ~ 30mg/dl）；血清钾浓度常大于5.5mmol/L，可有低钠、低钙、高磷血症；血气分析提示代谢性酸中毒。

2. 尿液检查　尿常规检查尿蛋白多为 + ~ + +，尿沉渣可见肾小管上皮细胞，少许红、白细胞，上皮细胞管型，颗粒管型等；尿比重降低且固定，多在1.015以下；尿渗透浓度低于350mmol/L；尿钠增高，多在20 ~ 60mmol/L。

3. 其他　尿路超声显像对排除尿路梗阻和慢性肾功能不全很有帮助。如有足够理由怀疑梗阻所致，可做逆行性或下行性肾盂造影。另外，肾活检是进一步明确致病原因的重要手段。

四、诊断要点

患者尿量突然明显减少，肾功能急剧恶化（即血肌酐每天升高超过44.2μmol/L或在24 ~ 72h内血肌酐值相对增加25% ~ 100%），结合临床表现、原发病因和实验室检查，一般不难作出诊断。

五、治疗要点

1. 起始期治疗　治疗重点是纠正可逆的病因，预防额外的损伤。对于严重外伤、心力衰竭、急性失血等都应进行治疗，同时停用影响肾灌注或肾毒性的药物。

2. 维持期治疗　治疗重点为调节水、电解质和酸碱平衡、控制氮质潴留、供给足够营养和治疗原发病。

（1）高钾血症的处理：当血钾超过6.5mmol/L，心电图表现异常变化时，应紧急处理如下：①10%葡萄糖酸钙10 ~ 20mL稀释后缓慢静注。②5% $NaHCO_3$ 100 ~ 200mL静脉滴注。③50%葡萄糖液50mL加普通胰岛素10U缓慢静脉注射。④用钠型离子交换树脂15 ~ 30g，每日3次口服。⑤透析疗法是治疗高钾血症最有效的方法，适用于以上措施无效和伴有高分解代谢的患者。

（2）透析疗法：凡具有明显尿毒症综合征者都是透析疗法的指征，具体包括：心包炎、严重脑病、高钾血症、严重代谢性酸中毒及容量负荷过重对利尿剂治疗无效。重症患者主张早期进行透析。对非高分解型、尿量正常的患者可试行内科保守治疗。

（3）其他：纠正水、电解质和酸碱平衡紊乱，控制心力衰竭，预防和治疗感染。

3. 多尿期治疗　此期治疗重点仍为维持水、电解质和酸碱平衡，控制氮质血症，防治各种并发症。对已进行透析者，应维持透析，当一般情况明显改善后可逐渐减少透析，直至病情稳定后停止透析。

4. 恢复期治疗　一般无须特殊处理，定期复查肾功能，避免肾毒性药物的使用。

六、护理诊断/合作性问题

1. 体液过多　与急性肾衰竭所致肾小球滤过功能受损、水分控制不严等因素有关。

2. 营养失调——低于机体需要量　与患者食欲低下、限制饮食中的蛋白质、透析、原发疾病等因素有关。

3. 有感染的危险　与限制蛋白质饮食、透析、机体抵抗力降低等有关。

4. 恐惧　与肾功能急骤恶化、症状重等因素有关。

5. 潜在并发症　高血压脑病、急性左心衰竭、心律失常、心包炎、DIC、多脏器功能衰竭等。

七、护理措施

1. 一般护理　如下所述。

（1）休息与活动：少尿期要绝对卧床休息，保持安静，以减轻肾脏的负担，对意识障碍者，应加床护栏。当尿量增加、病情好转时，可逐渐增加活动量，但应注意利尿后的过分代谢，患者会有肌肉无力的现象，应避免独自下床。患者若因活动使病情恶化，应恢复前一日的活动量，甚至卧床休息。

（2）饮食护理

1）糖及热量：对发病初期因恶心、呕吐无法由口进食者，应由静脉补充葡萄糖，以维持基本热量。少尿期应给予足够的糖类（150g/d）。若患者能进食，可将乳糖75g、葡萄糖和蔗糖各37.5g溶于指定溶液中，使患者在一日中饮完。多尿期可自由进食。

2）蛋白质：对一般少尿期的患者，蛋白质限制为0.5g/（kg·d），其中60%以上应为优质蛋白，如尿素氮太高，则应给予无蛋白饮食。接受透析的患者予高蛋白饮食，血液透析患者的蛋白质摄入量为1.0~1.2g/（kg·d），腹膜透析为1.2~1.3g/（kg·d）。对多尿期的患者，如尿素氮低于8.0mmol/L时，可给予正常量的蛋白质。

3）其他：对少尿期患者，尽可能减少钠、钾、磷和氯的摄入量。多尿期时不必过度限制。

（3）维持水平衡：急性肾衰竭少尿时，对于水分的出入量应严格测量和记录，按照"量出为入"的原则补充入液量。补液量的计算一般以500mL为基础补液量，加前一日的出液量。在利尿的早期，应努力使患者免于发生脱水，给予适当补充水分，以维持利尿作用。当氮质血症消失后，肾小管对盐和水分的再吸收能力改善，即不需要再供给大量的液体。

2. 病情观察　应对急性肾衰竭的患者进行临床监护。监测患者的神志、生命体征、尿量、体重，注意尿常规、肾功能、电解质及血气分析的变化。观察有无高血钾、低血钠或代谢性酸中毒的发生；有无严重头痛、恶心、呕吐及不同意识障碍等高血压脑病的表现；有无气促、端坐呼吸、肺部湿啰音等急性左心衰竭的征象；有无出现水中毒或稀释性低钠血症的症状，如头痛、嗜睡、意识障碍、共济失调、昏迷、抽搐等。

3. 用药护理　用甘露醇、呋塞米利尿治疗时应观察有无脑萎缩、溶血、耳聋等不良反应；使用血管扩张剂时注意监测血压的变化，防止低血压发生；纠正高血钾及酸中毒时，要随时监测电解质；使用肝素或双嘧达莫要注意有无皮下或内脏出血；输血要禁用库血；抗感染治疗时避免选用有肾毒性的抗生素。

4. 预防感染　感染是急性肾衰竭少尿期的主要死亡原因，故应采取切实措施，在护理的各个环节预防感染的发生。具体措施为：①尽量将患者安置在单人房间，做好病室的清洁消毒，避免与有上呼吸道感染者接触。②避免任意插放保留导尿管，可利用每24~48h导尿一次，获得每日尿量。③需留置尿管的患者应加强消毒、定期更换尿管和进行尿液检查以确定有无尿路感染。④卧床及虚弱的患者应定期翻身，协助做好全身皮肤的清洁，防止皮肤感染的发生。⑤意识清醒者，鼓励患者每小时进行深呼吸及有效排痰；意识不清者，定时抽取气管内分泌物，以预防肺部感染的发生。⑥唾液中的尿素可引起口角炎及腮腺炎，应协助做好口腔护理，保持口腔清洁、舒适。⑦对使用腹膜或血液透析治疗的患者，应按外科无菌技术操作。⑧避免其他意外损伤。

5. 心理护理　病情的危重会使患者产生对于死亡和失去工作的恐惧，同时因治疗费用的昂贵又会进一步加重患者及家属的心理负担。观察了解患者的心理变化及家庭经济状况，通过讲述各种检查和治疗进展信息，解除患者的恐惧，树立患者战胜疾病的信心；通过与社会机构的联系取得对患者的帮助，解除患者的经济忧患。还应给予患者高度同情、安慰和鼓励，以高度的责任心认真护理，使患者具有安全感、信赖感及良好的心理状态。

八、健康指导

1. 生活指导　合理休息，劳逸结合、防止劳累；严格遵守饮食计划，并注意加强营养；注意个人清洁卫生，注意保暖。

2. 病情监测　学会自测体重、尿量；明确高血压脑病、左心衰竭、高钾血症及代谢性酸中毒的表现；定期门诊随访，监测肾功能、电解质等。

3. 心理指导　在日常生活中能理智调节自己的情绪，保持愉快的心境；遇到病情变化时不恐慌，能及时采取积极的应对措施。

4. 预防指导　禁用库血；慎用氨基糖苷类抗生素；避免妊娠、手术、外伤；避免接触重金属、工业毒物等；误服或误食毒物，立即进行洗胃或导泻，并采用有效解毒剂。

（覃俊妮）

第十四节　慢性肾衰竭

慢性肾衰竭（chronic renal failure，CRF）简称肾衰，是在各种慢性肾脏病的基础上，肾功能缓慢减退至衰竭而出现的临床综合征。据统计，每 1 万人口中，每年约有 1 人发生肾衰。

随着病情的进展，根据肾小球滤过功能降低的程度，将慢性肾衰竭分为四期：①肾储备能力下降期：GFR 减至正常的 50% ~80%，血肌酐正常，患者无症状。②氮质血症期：是肾衰早期，GFR 降至正常的 25% ~50%，出现氮质血症，血肌酐已升高，但小于 450μmol/L，无明显症状。③肾衰竭期：GFR 降至正常的 10% ~25%，血肌酐显著升高（为 450 ~707μmol/L），患者贫血较明显，夜尿增多及水电解质失调，并可有轻度胃肠道、心血管和中枢神经系统症状。④尿毒症期：是肾衰竭的晚期，GFR 减至正常的 10% 以下，血肌酐大于 707μmol/L，临床出现显著的各系统症状和血生化异常。

一、病因及发病机制

任何能破坏肾的正常结构和功能的泌尿系统疾病，均可导致肾衰。国外最常见的病因依次为：糖尿病肾病、高血压肾病、肾小球肾炎、多囊肾等；在我国则为：原发性慢性肾小球肾炎、糖尿病肾病、高血压肾病、多囊肾、梗阻性肾病等。有些由于起病隐匿、到肾衰晚期才就诊的患者，往往因双侧肾已固缩而不能确定病因。

肾功能恶化的机制尚未完全明了。目前多数学者认为，当肾单位破坏至一定数量，"健存"肾单位代偿性地增加排泄负荷，因此发生肾小球内"三高"，即肾小球毛细血管的高灌注、高压力和高滤过，而肾小球内"三高"会引起肾小球硬化、肾小球通透性增加，使肾功能进一步恶化。此外，血管紧张素Ⅱ、蛋白尿、遗传因素都在肾衰的恶化中起着重要的作用。尿毒症各种症状的发生与水电解质酸碱平衡失调、尿毒症毒素、肾的；内分泌功能障碍等有关。

二、临床表现

肾衰早期仅表现为基础疾病的症状，到残余肾单位不能调节适应机体的最低要求时，尿毒症使各器官功能失调的症状才表现出来。

1. 水、电解质和酸碱平衡失调　可表现为钠、水平衡失调，如高钠或低钠血症、水肿或脱水；钾平衡失调，如高钾或低钾血症；代谢性酸中毒；低钙血症、高磷血症；高镁血症等。

2. 各系统表现　如下所述。

（1）心血管和肺症状：心血管病变是肾衰最常见的死因，可有以下几个方面。

1）高血压和左心室肥大：大部分患者存在不同程度的高血压，个别可为恶性高血压。高血压主要是由于水钠潴留引起的，也与肾素活性增高有关，使用重组人红细胞生成素（recombinant human erythropoietin，rHuEPO）、环孢素等药物也会发生高血压。高血压可引起动脉硬化、左心室肥大、心力衰竭，并可加重肾损害。

2）心力衰竭：是常见死亡原因之一。其原因大多与水钠潴留及高血压有关，部分患者亦与尿毒症性心肌病有关。尿毒症心肌病的病因可能与代谢废物的潴留和贫血等有关。

3）心包炎：主要见于透析不充分者（透析相关性心包炎），临床表现与一般心包炎相同，但心包积液多为血性，可能与毛细血管破裂有关。严重者有心包填塞征。

4）动脉粥样硬化：本病患者常有高甘油三酯血症及轻度胆固醇升高，动脉粥样硬化发展迅速，是主要的死亡原因之一。

5）肺症状：体液过多可引起肺水肿，尿毒症毒素可引起"尿毒症肺炎"。后者表现为肺充血，肺部 X 线检查出现"蝴蝶翼"征。

（2）血液系统表现

1）贫血：尿毒症患者常有贫血，为正常色素性正细胞性贫血，主要原因有：①肾脏产生红细胞生成激素（erythropoietin，EPO）减少。②铁摄入不足；叶酸、蛋白质缺乏。③血透时失血及经常性的抽血检查。④肾衰时红细胞生存时间缩短。⑤有抑制血细胞生成的物质等因素。

2）出血倾向：常表现为皮下出血、鼻出血、月经过多等。出血倾向与外周血小板破坏增多、出血时间延长、血小板聚集和黏附能力下降等有关。

3）白细胞异常：中性粒细胞趋化、吞噬和杀菌的能力减弱，因而容易发生感染。部分患者白细胞减少。

（3）神经、肌肉系统表现：早期常有疲乏、失眠、注意力不集中等精神症状，后期可出现性格改变、抑郁、记忆力下降、谵妄、幻觉、昏迷等。晚期患者常有周围神经病变，患者可出现肢体麻木、深反射迟钝或消失、肌无力等。但最常见的是肢端袜套样分布的感觉丧失。

（4）胃肠道表现：食欲不振是常见的早期表现。另外，患者可出现口腔有尿味、恶心、呕吐、腹胀、腹泻、舌和口腔黏膜溃疡等。上消化道出血在本病患者也很常见，主要与胃黏膜糜烂和消化性溃疡有关，尤以前者常见。慢性肾衰竭患者的消化性溃疡发生率较正常人为高。

（5）皮肤症状：常见皮肤瘙痒。患者面色较深而萎黄，轻度浮肿，称尿毒症面容，与贫血、尿素霜的沉积等有关。

（6）肾性骨营养不良症：简称肾性骨病，是尿毒症时骨骼改变的总称。依常见顺序排列包括：纤维囊性骨炎、肾性骨软化症、骨质疏松症和肾性骨硬化症。骨病有症状者少见。早期诊断主要靠骨活组织检查。肾性骨病的发生与继发性甲状旁腺功能亢进、骨化三醇缺乏、营养不良、代谢性酸中毒等有关。

（7）内分泌失调：肾衰时内分泌功能出现紊乱。患者常有性功能障碍，小儿性成熟延迟，女性性欲差，晚期可闭经、不孕，男性性欲缺乏和阳痿。

（8）易于并发感染：尿毒症患者易并发严重感染，与机体免疫功能低下、白细胞功能异常等有关。以肺部和尿路感染常见，透析患者易发生动静脉瘘或腹膜入口感染、肝炎病毒感染等。

（9）其他：可有体温过低、碳水化合物代谢异常、高尿酸血症、脂代谢异常等。

三、辅助检查

1. 血液检查　血常规可见红细胞数目下降，血红蛋白含量降低，白细胞可升高或降低；肾功能检查结果为内生肌酐清除率降低，血肌酐增高；血清电解质增高或降低；血气分析有代谢性酸中毒等。

2. 尿液检查　尿比重低，为1.010。尿沉渣中有红细胞、白细胞、颗粒管型、蜡样管型等。

3. B超或X线平片　显示双肾缩小。

四、诊断要点

根据慢性肾衰竭的临床表现，内生肌酐清除率下降，血肌酐、血尿素氮升高、B超等示双肾缩小，即可作出诊断。之后应进一步查明原发病。

五、治疗要点

1. 治疗原发疾病和纠正加重肾衰竭的因素　如治疗狼疮性肾炎可使肾功能有所改善，纠正水钠缺失、控制感染、解除尿路梗阻、控制心力衰竭、停止使用肾毒性药物等可使肾功能有不同程度的恢复。

2. 延缓慢性肾衰竭的发展　应在肾衰的早期进行。

（1）饮食治疗：饮食治疗可以延缓肾单位的破坏速度，缓解尿毒症的症状，因此，慢性肾衰竭的饮食治疗非常关键。要注意严格按照饮食治疗方案，保证蛋白质、热量、钠、钾、磷及水的合理摄入。

（2）必需氨基酸的应用：对于因各种原因不能透析、摄入蛋白质太少的尿毒症患者，为了使其维持良好的营养状态，必须加用必需氨基酸（essential amino acid，EAA）或必需氨基酸与α-酮酸混合制剂。α-酮酸可与氨结合成相应的EAA，EAA在合成蛋白过程中，可利用一部分尿素，故可减少血中的尿素氮水平，改善尿毒症症状。EAA的适应证为肾衰晚期患者。

（3）控制全身性和（或）肾小球内高压力：肾小球内高压力会促使肾小球硬化，全身性高血压不仅会促使肾小球硬化，且能增加心血管并发症的发生，故必须控制。首选血管紧张素Ⅱ抑制药。

（4）其他：积极治疗高脂血症、有痛风的高尿酸血症。

3. 并发症的治疗　如下所述。

（1）水、电解质和酸碱平衡失调

1）钠、水平衡失调：对单纯水肿者，除限制盐和水的摄入外，可使用呋塞米利尿处理；对水肿伴稀释性低钠血症者，需严格限制水的摄入；透析者加强超滤并限制钠水摄入。

2）高钾血症：如血钾中度升高，主要治疗引起高钾的原因，并限制钾的摄入。如血钾>6.5mmol/L，心电图有高钾表现，则应紧急处理。

3）钙、磷失调和肾性骨病：为防止继发性甲旁亢和肾性骨病，肾衰早期应积极限磷饮食，并使用肠道磷结合物，如口服碳酸钙2g，每日3次。活性维生素D_3（骨化三醇）主要用于长期透析的肾性骨病患者，使用过程中要注意监测血钙、磷浓度，防止异位钙化的发生。对与铝中毒有关的肾性骨病，主要是避免铝的摄入，并可通过血液透析降低血铝水平。目前对透析相关性淀粉样变骨病还没有好的治疗方案。

4）代谢性酸中毒：一般口服碳酸氢钠，严重者静脉补碱。透析疗法能纠正各种水、电解质、酸碱平衡失调。

（2）心血管和肺

1）高血压：通过减少水和钠盐的摄入，及对尿量较多者选用利尿剂清除水、钠潴留，多数患者的血压可恢复正常。对透析者可用透析超滤脱水降压。其他的降压方法与一般高血压相同，首选ACEI。

2）心力衰竭：除应特别强调清除水、钠潴留外，其他与一般心力衰竭治疗相同，但疗效较差。

3）心包炎：积极透析可望改善，当出现心包填塞时，应紧急心包穿刺或心包切开引流。

4）尿毒症肺炎：透析可迅速获得疗效。

（3）血液系统：透析、补充叶酸和铁剂均能改善肾衰贫血。而使用rHuEPO皮下注射疗效更为显著，同时注意补充造血原料，如铁、叶酸等。

（4）感染：治疗与一般感染相同，但要注意在疗效相近时，尽量选择对肾毒性小的药物。

（5）其他：充分透析、肾移植、使用骨化三醇和EPO可改善肾衰患者神经、精神和肌肉系统症状；外用乳化油剂、口服抗组胺药及强化透析对部分患者的皮肤瘙痒有效。

4. 替代治疗　透析（血液透析、腹膜透析）和肾移植是替代肾功能的治疗方法。尿毒症患者经药物治疗无效时，便应透析治疗。血液透析和腹膜透析的疗效相近，各有优缺点，应综合考虑患者的情况来选用。透析一个时期后，可考虑是否做肾移植。

六、护理评估

询问本病的有关病史，如有无各种原发性肾脏病史；有无其他导致继发性肾脏病的疾病史；有无导致肾功能进一步恶化的诱因。评估患者的临床症状，如有无出现厌食、恶心、呕吐、口臭等消化道症状；有无头晕、胸闷、气促等缺血的表现；有无出现皮肤瘙痒，及鼻、牙龈、皮下等部位出血等症状；有无兴奋、淡漠、嗜睡等精神症状。评估患者的体征，如生命体征、精神意识状态有无异常；有无出现贫血面容，尿毒症面容；皮肤有无出血点、瘀斑、尿素霜的沉积等；皮肤水肿的部位、程度、特点，有无出现胸腔、心包积液，腹水征；有无心力衰竭、心包填塞征的征象；肾区有无叩击痛；神经反射有无异常等。判断患者的辅助检查结果，如有无血红蛋白含量降低；血尿素氮及血肌酐升高的程度；肾小管功能有无异常；血电解质和二氧化碳结合力的变化；肾影像学检查的结果。此外，应注意评估患者及其家属的心理变化及社会支持情况，如有无抑郁、恐惧、绝望等负性情绪；家庭、单位、社区的支持度如何等。

七、护理诊断/合作性问题

1. 营养失调——低于机体需要量　与长期限制蛋白质摄入、消化功能紊乱、水电解质紊乱、贫血等因素有关。
2. 体液过多　与肾小球滤过功能降低导致水钠潴留，多饮水或补液不当等因素有关。
3. 活动无耐力　与心脏病变，贫血，水、电解质和酸碱平衡紊乱有关。
4. 有感染的危险　与白细胞功能降低、透析等有关。
5. 绝望　与病情危重及预后差有关。

八、护理目标

（1）患者能保持足够营养物质的摄入，身体营养状况有所改善。
（2）能遵守饮食计划，水肿减轻或消退。
（3）自诉活动耐力增强。
（4）住院期间不发生感染。
（5）能按照诊疗计划配合治疗和护理，对治疗有信心。

九、护理措施

1. 一般护理　如下所述。
（1）休息与活动：慢性肾衰竭患者以休息为主，尽量减少对患者的干扰，并协助其做好日常的生活护理，如对视力模糊的患者，将物品放在固定易取的地方，对因尿素霜沉积而皮肤瘙痒的患者，每日用温水擦澡。但对病情程度不同的患者还应有所区别，如症状不明显、病情稳定者，可在护理人员或亲属的陪伴下活动，活动以不出现疲劳、胸痛、呼吸困难、头晕为度；对症状明显、病情加重者，应绝对卧床休息，且应保证患者的安全与舒适，如对意识不清者，加床护栏，防止患者跌落；对长期卧床者，定时为患者翻身和做被动肢体活动，防止压疮或肌肉萎缩。
（2）饮食护理
1）蛋白质：在高热量的前提下，应根据患者的 GFR 来调整蛋白质的摄入量。当 GFR < 50mL/min 时，就应开始限制蛋白质的摄入，其中 50% ~ 60% 以上的蛋白质必须是富含必需氨基酸的蛋白（即高生物价优质蛋白），如鸡蛋、鱼、牛奶、瘦肉等。当 GFR < 5mL/min 时，每日摄入蛋白约为 20g（0.3g/kg），此时患者需应用 EAA 疗法；当 GFR 在 5 ~ 10mL/min 时，每日摄入的蛋白约为 25g（0.4g/kg）；GFR 在 10 ~ 20mL/min

者约为35g（0.6g/kg）；GFR＞20mL/min者，可加5g。尽量少摄入植物蛋白，如花生、豆类及其制品，因其含非必需氨基酸多。米、面中所含的植物蛋白也要设法去除，如可部分采用麦淀粉作主食。

静脉输入必需氨基酸应注意输液速度。输液过程中若有恶心、呕吐应给予止吐剂，同时减慢输液速度。切勿在氨基酸内加入其他药物，以免引起不良反应。

2）热量与糖类：患者每日应摄取足够的热量，以防止体内蛋白质过度分解。每日供应热量至少125.6kJ/kg（30kcal/kg），主要由糖类和脂肪供给。低蛋白摄入会引起患者的饥饿感，这时可食芋头、马铃薯、苹果、马蹄粉等补充糖类。

3）盐分与水分：肾衰早期，患者无法排出浓缩的尿液，需要比正常人摄入或排出更多的水分和盐分，才能处理尿中溶质。又因肾小管对钠的重吸收能力减退，而每日从尿中流失的钠增加，所以应增加水分和盐分的摄入。到肾衰末期，由于肾小球的滤过率降低，尿量减少，钠由尿的丢失已不明显，应注意限制水分和盐分的摄入。

4）其他：低蛋白饮食时，钙、铁及维生素 B_{12} 含量不足，应注意补充；避免摄取含钾量高的食物，如白菜、萝卜、梨、桃、葡萄、西瓜等；低磷饮食，不超过600mg/d；还应注意供给富含维生素C、B族维生素的食物。

2. 病情观察　认真观察身体症状和体征的变化；严密监测意识状态、生命体征；每日定时测量体重，准确记录出入水量。注意观察有无液体量过多的症状和体征：如短期内体重迅速增加、血压升高、意识改变、心率加快、肺底湿啰音、颈静脉怒张等；结合肾功能、血清电解质、血气分析结果，观察有无高血压脑病、心力衰竭、尿毒症性肺炎及电解质代谢紊乱和酸碱平衡失调等并发症的表现。观察有无感染的征象，如体温升高、寒战、疲乏无力，咳嗽、咳脓性痰，肺部湿啰音，尿路刺激征，白细胞增高等。

3. 预防感染　要注意慢性肾衰竭患者皮肤和口腔护理的特殊性。慢性肾衰竭患者由于尿素霜的刺激，常感皮肤瘙痒，注意勿用力搔抓，可每日用温水清洗后涂抹止痒剂。此外，慢性肾衰竭患者口腔容易发生溃疡、出血及口唇干裂，应加强口腔护理，保持口腔湿润，可增进食欲。

4. 用药护理　用红细胞生成激素纠正患者的贫血时，注意观察用药后副反应，如头痛、高血压、癫痫发作等，定期查血红蛋白和血细胞比容等。使用骨化三醇治疗肾性骨病时，要随时监测血钙、磷的浓度，防止内脏、皮下、关节血管钙化和肾功能恶化。用降压、强心、降脂等其他药物时，注意观察其副反应。

5. 心理护理　慢性肾衰患者的预后不佳，加上身体形象改变以及性方面的问题，常会有退缩、消极、自杀等行为。护理人员应以热情、关切的态度去接近他，使其感受到真诚与温暖。并应鼓励家属理解并接受患者的改变，安排有意义的知觉刺激环境或鼓励其参加社交活动，使患者意识到自身的价值，积极接受疾病的挑战。对于患者的病情和治疗，应使患者和家属都有所了解，因为在漫长的治疗过程中，需要家人的支持、鼓励和细心的照顾。

十、护理评价

（1）患者的贫血状况有无所好转，血红蛋白、人血清蛋白在正常范围。
（2）机体的水肿程度是否减轻或消退。
（3）自诉活动耐力是否增强。
（4）体温是否正常，有无发生感染。
（5）患者情绪稳定，生活规律，定时服药或透析。

十一、健康指导

1. 生活指导　注意劳逸结合，避免劳累和重体力活动。严格遵从饮食治疗的原则，注意水钠限制和蛋白质的合理摄入。

2. 预防指导　注意个人卫生，保持口腔、皮肤及会阴部的清洁。皮肤痒时避免用力搔抓。注意保暖，避免受凉。尽量避免妊娠。

3. 病情观察指导　准确记录每日的尿量、血压、体重。定期复查肾功能、血清电解质等。

4. 用药指导　严格遵医嘱用药，避免使用肾毒性较大的药物，如氨基糖苷类抗生素等。

5. 透析指导　慢性肾衰竭患者应注意保护和有计划地使用血管，尽量保留前臂、肘等部位的大静脉，以备用于血透治疗。已行透析治疗的患者，血液透析者应注意保护好动－静脉瘘管，腹膜透析者保护好腹膜透析管道。

6. 心理指导　注重心理调节，保持良好的心态，培养积极的应对能力。

（覃俊妮）

第五章

内分泌系统常见疾病的护理

第一节 甲状腺功能亢进症

甲状腺功能亢进症（hyperthyroidism，简称甲亢）是指多种病因导致甲状腺激素分泌增多而引起的临床综合征。

一、病因和发病机制

（一）甲亢的病因分类

见表 5 - 1。

表 5 - 1 甲亢病因分类

---

1. 甲状腺性甲亢

①Grave's 病

②自主性高功能甲状腺结节或腺瘤（Plummer 病）

③多结节性甲状腺肿伴甲亢

④滤泡性甲状腺癌

⑤碘甲亢

⑥新生儿甲亢

2. 垂体性甲亢

3. 异源性 TSH 综合征

①绒毛膜上皮癌伴甲亢

②葡萄胎伴甲亢

③肺癌和胃肠道癌伴甲亢

4. 卵巢甲状腺肿伴甲亢

5. 仅有甲亢症状而甲状腺功能不增高

①甲状腺炎甲亢：亚急性甲状腺炎；慢性淋巴细胞性甲状腺炎；放射性甲状腺炎

②药源性甲亢

（二）Grave's 病（简称 GD）病因

又称毒性弥漫性甲状腺肿或 Basedow 病、Parry 病。是一种伴甲状腺激素分泌增多的器官特异性自身免疫病，占甲亢的 80% ~85% 。

1. 遗传因素 GD 的易感基因主要包括人类白细胞抗原（如 HLA - B8、DR3 等）、CTLA - 4 基因和其他一些与 GD 特征性相关的基因（如 GD - 1，GD - 2）。

2. 环境因素（危险因素） 细菌感染（肠耶森杆菌）、精神刺激、雌激素、妊娠与分娩、某些 X 染色体基因等。

3. GD 的发生与自身免疫有关 遗传易感性、感染、精神创伤等诱因，导致免疫系统功能紊乱，Ts 功能缺陷，对 Th 细胞（T 辅助细胞）抑制作用减弱，B 淋巴细胞产生自身抗体，TSH 受体抗体

（TRAb）与 TSH 受体结合而产生类似于 TSH 的生物学效应，使 GD 有时表现出自身免疫性甲状腺功能减退症的特点。

二、临床表现

（一）一般临床表现

多见于女性，男：女为 1:（4~6），20~40 岁多见。

1. 高代谢综合征　患者可表现为怕热多汗，皮肤、手掌、面、颈、腋下皮肤红润多汗。常有低热，严重时可出现高热。患者常有心动过速、心悸、胃纳明显亢进，但体重下降，疲乏无力。

2. 甲状腺肿　不少患者以甲状腺肿大为主诉，呈弥漫性、对称性肿大，质软，吞咽时上下移动。少数患者的甲状腺肿大不对称，或肿大不明显。

3. 眼征　眼征有以下几种：①睑裂增宽，上睑挛缩（少眨眼睛和凝视）。②Mobius 征：双眼看近物时，眼球辐辏不良（眼球内侧聚合困难或欠佳）。③von Graefe 征：眼向下看时，上眼睑因后缩而不能跟随眼球下落，出现白巩膜。④Joffroy 征：眼向上看时，前额皮肤不能皱起。⑤Stellwag 征：瞬目减少，炯炯发亮。

4. 神经系统　神经过敏，易于激动，烦躁多虑，失眠紧张，多言多动，有时思想不集中，但偶有神情淡漠、寡言抑郁者。

5. 心血管系统　心率快，心排血量增多，脉压加大，多数患者述说心悸、胸闷、气促，活动后加重，可出现各种期前收缩及心房纤颤等。

6. 消化系统　食欲亢进，但体重明显减轻为本病特征。腹泻，一般大便呈糊状。肝可稍大，肝功能可不正常，少数可有黄疸及维生素 B 族缺乏的症状。

7. 肌肉骨骼　甲亢性肌病、肌无力、肌萎缩、周期性瘫痪。

8. 生殖系统　女性月经减少或闭经，男性阳痿，偶有乳腺增生。

9. 造血系统　白细胞总数减少，周围血淋巴细胞比例增高，单核细胞增加，血容量增大。

（二）特殊临床表现

（1）甲亢危象：甲状腺功能亢进症在某些应激因素作用下，导致病情突然恶化，出现高热（39℃以上）、烦躁不安、大汗淋漓、恶心、呕吐、心房颤动等，严重者出现虚脱、休克、谵妄、昏迷等全身代谢功能严重紊乱，并危及患者生命安全。对甲亢患者应提高警惕，从预防着手，一旦发生危象，应立即采取综合措施进行抢救。

（2）甲亢性心脏病：心脏增大、严重心律失常、心力衰竭。

（3）淡漠型甲亢：神志淡漠、乏力、嗜睡、反应迟钝、明显消瘦。

（4）T_3 型甲亢、T_4 型甲亢。

（5）亚临床型甲亢：T_3、T_4 正常，TSH 降低。

（6）妊娠期甲亢：体重不随妊娠相应增加，四肢近端肌肉消瘦，休息时心率 >100 次/分。

（7）胫前黏液性水肿。

（8）甲状腺功能正常的 Grave's 眼病。

（9）甲亢性周期性瘫痪。

（三）实验室检查

1. 血清甲状腺激素测定　①血清总甲状腺素（TT_4）：是判断甲状腺功能最基本的筛选指标。TT_4 受甲状腺结合球蛋白（TBG）结合蛋白量和结合力变化的影响，又受妊娠、雌激素、急性病毒性肝炎等的影响而升高。受雄激素、低蛋白血症、糖皮质激素等的影响而下降。②血清总三碘甲状腺原氨酸（TT_3）：亦受 TBG 影响。③血清游离甲状腺素（FT_4）、游离三碘甲状腺原氨酸（FT_3）：是诊断甲亢的首选指标，其中 FT_4 敏感性和特异性较高。

2. 促甲状腺激素测定（TSH）　是反映甲状腺功能的最敏感的指标。ICMA（免疫化学发光法）：

第三代 TSH 测定法，灵敏度达到 0.001mU/L。取代 TRH 兴奋试验，是诊断亚临床型甲状腺功能亢进症和亚临床型甲状腺功能减退症的主要指标。

3. TRH 兴奋试验　正常人 TSH 水平较注射前升高 3~5 倍，高峰出现在 30min，并且持续 2~3h。静注 TRH 后 TSH 无升高则支持甲亢。

4. 甲状腺摄 I 率　总摄取量增加，高峰前移。

5. T_3 抑制试验　鉴别甲状腺肿伴摄碘增高由甲亢或单纯性甲状腺肿所致。

6. 其他　促甲状腺激素受体抗体（TRAb）、甲状腺刺激抗体（TSAb）测定。

三、诊断

1. 检测甲状腺功能　确定有无甲状腺毒症：有高代谢症状、甲状腺肿等临床表现者，常规进行 TSH、FT_4 和 FT_3 检查。如果血中 TSH 水平降低或者测不到，伴有 FT_4 和（或）FT_3 升高，可诊断为甲状腺毒症。当发现 FT_4，升高反而 TSH 正常或升高时，应注意有垂体 TSH 腺瘤或甲状腺激素不敏感综合征的可能。

2. 病因诊断　甲状腺毒症的诊断确立后，应结合甲状腺自身抗体、甲状腺摄131I 率、甲状腺超声、甲状腺核素扫描等检查具体分析其是否由甲亢引起及甲亢的原因。

3. GD 的诊断标准　如下所述。

（1）甲亢诊断成立。

（2）甲状腺呈弥漫性肿大或者无肿大。

（3）TRAb 和 TSAb 阳性。

（4）其他甲状腺自身抗体如 TPPAb、TGAb 阳性。

（5）浸润性突眼。

（6）胫前黏液性水肿。

具备前 2 项者诊断即可成立，其他 4 项进一步支持诊断确立。

四、治疗

（一）一般治疗

情绪不稳定、精神紧张者可服用一些镇静药，如地西泮、氯氮䓬等；心悸及心动过速者可用普萘洛尔、阿替洛尔等药；保证足够的休息；增加营养，包括糖类、蛋白质、脂肪和维生素等摄入量较正常人增加。

（二）甲亢的特征性治疗

1. 抗甲状腺药物　常用的抗甲状腺药物分为硫脲类和咪唑类两类。硫脲类包括甲硫氧嘧啶或丙硫氧嘧啶；咪唑类包括甲巯咪唑、卡比马唑。比较常用的是丙硫氧嘧啶和甲巯咪唑。

适应证：①病情轻、中度患者；甲状腺轻、中度肿大，较小的毒性弥漫性甲状腺肿。②年龄在 20 岁以下。③手术前或放射碘治疗前的准备。④甲状腺手术后复发且不能做放射性核素131碘治疗。⑤作为放射性核素131碘治疗的辅助治疗。

不良反应：①粒细胞减少：发生率约为 10%，治疗开始后 2~3 个月内，或 WBC $< 3 \times 10^9$/L 或中性粒细胞 $< 1.5 \times 10^9$/L 时应停药。②皮疹：发生率为 2%~3%。③胆汁淤积性黄疸、血管神经性水肿、中毒性肝炎、急性关节痛等较为罕见，如发生则须立即停药。

2. 甲状腺手术治疗　如下所述。

（1）适应证：①中、重度甲亢，长期服药无效，停药后复发或不能坚持长期服药者。②甲状腺很大，有压迫症状。③胸骨后甲状腺肿。④结节性甲状腺肿伴甲亢。⑤毒性甲状腺腺瘤。

（2）禁忌证：①较重或发展较快的浸润性突眼。②合并较重心、肝、肾疾病，不能耐受手术者。③妊娠前 3 个月和第 6 个月以后。④轻症可用药物治疗者。

3. 放射性核素[131]碘治疗　如下所述。

（1）适应证：①毒性弥漫性中度甲状腺肿，年龄在 25～30 岁以上。②抗甲状腺药物治疗无效或过敏。③不愿手术或不宜手术，或手术后复发。④毒性甲状腺腺瘤。

（2）禁忌证：①妊娠、哺乳期。②25 岁以下。③严重心、肝、肾衰竭或活动性肺结核。④WBC $< 3 \times 10^9$/L 或中性粒 $< 1.5 \times 10^9$/L。⑤重症浸润性突眼。⑥甲亢危象。⑦甲状腺不能摄碘。

（3）剂量：根据甲状腺组织重量和甲状腺[131]I 摄取率计算。

（4）并发症：①甲状腺功能减退症：国内报告治疗后 1 年内的发生率 4.6%～5.4%，以后每年递增 1%～2%。②放射性甲状腺炎：7～10d 发生，严重者可给予阿司匹林或糖皮质激素治疗。

4. 其他药物治疗　如下所述。

（1）碘剂：应减少碘摄入，忌食含碘丰富的食物。复方碘化钠溶液仅用在术前、甲亢危象时。

（2）β-受体阻滞药：作用机制是阻断甲状腺激素对心脏的兴奋作用；阻断外周组织 T_4 向 T_3 转化，主要在抗甲状腺药物初治期使用，可较快控制甲亢的临床症状。

5. 甲亢危象的治疗　如下所述。

（1）抑制甲状腺激素合成及外周组织中，T_4 转化为 T_3：首选丙硫氧嘧啶，首次剂量 600mg 口服，以后给予 250mg，每 6h 口服 1 次，待症状缓解后，或甲巯咪唑 60mg，继而同等剂量每日 3 次口服至病情好转，逐渐减为一般治疗剂量。

（2）抑制甲状腺激素释放：服丙硫氧嘧啶1h 后再加用复方碘口服溶液 5 滴，每 8h 服 1 次，首次剂量为 30～60 滴，以后每 6～8h 服 5～10 滴，或碘化钠 1g 加入 10% 葡萄糖盐水溶液中静脉滴注 24h，以后视病情逐渐减量，一般使用 3～7d。每日 0.5～1.0g 静脉滴注，病情缓解后停用。

（3）降低周围组织对 TH 反应：选用 β 肾上腺素能受体阻断药，无心力衰竭者可给予普萘洛尔 30～50mg，6～8h 给药 1 次，或给予利舍平肌内注射。

（4）肾上腺皮质激素：氢化可的松 50～100mg 加入 5%～10% 葡萄糖溶液静脉滴注，每 6～8h 滴注 1 次。

（5）对症处理：首先应去除诱因，其次高热者予物理或药物降温；缺氧者给予吸氧；监护心、肾功能；防治感染及各种并发症。

五、常见护理问题

（一）潜在并发症——甲亢危象

（1）保证病室环境安静。

（2）严格按规定的时间和剂量给予抢救药物。

（3）密切观察生命体征和意识状态并记录。

（4）昏迷者加强皮肤、口腔护理，定时翻身、以预防压疮、肺炎的发生。

（5）病情许可时，教育患者及家属感染、严重精神刺激、创伤等是诱发甲亢的重要因素，应加以避免；指导患者进行自我心理调节，增强应对能力；提醒家属或病友要理解患者现状，应多关心、爱护患者。

（二）营养失调——与基础代谢率增高，蛋白质分解加速有关

1. 饮食　高糖类、高蛋白、高维生素饮食，提供足够热量和营养以补充消耗，满足高代谢需要。成人每日总热量应在 12 000～14 000kJ，约比正常人高 50%。蛋白质每日 1～2g/kg 体重，膳食中可以各种形式增加奶类、蛋类、瘦肉类等优质蛋白以纠正体内的负氮平衡。餐次以一日 6 餐或一日 3 餐中间辅以点心为宜。主食应足量。每日饮水 2 000～3 000mL，补偿因腹泻、大量出汗及呼吸加快引起的水分丢失，心脏病者除外，以防水肿和心力衰竭。忌食生冷食物，减少食物中粗纤维的摄入，调味清淡可改善排便次数增多等消化道症状。慎用卷心菜、花椰菜、甘蓝等致甲状腺肿的食物。

2. 药物护理　有效治疗可使体重增加，应指导患者按时按量规则服药，不可自行减量或停服。

3. 其他 定期监测体重、血 BUN 等。

（三）感知改变——与甲亢所致浸润性突眼有关

1. 指导患者保护眼睛 戴深色眼镜，减少光线和灰尘的刺激。睡前涂抗生素眼膏，眼睑不能闭合者覆盖纱布或眼罩，将角膜、结膜损伤、感染和溃疡的可能性降至最低限度。眼睛勿向上凝视，以免加剧眼球突出和诱发斜视。

2. 指导患者减轻眼部症状的方法 0.5%甲基纤维素或 0.5%氢化可的松溶液滴眼，可减轻眼睛局部刺激症状；高枕卧位和限制钠盐摄入可减轻球后水肿，改善眼部症状；每日做眼球运动以锻炼眼肌，改善眼肌功能。

3. 定期眼科角膜检查 以防角膜溃疡造成失明。

（四）个人应对无效——与甲亢所致精神神经系统兴奋性增高、性格与情绪改变有关

1. 解释情绪、行为改变的原因，提高对疾病认知水平 观察患者情绪变化，与患者及其亲属讨论行为改变的原因，使其理解敏感、急躁易怒等是甲亢临床表现的一部分，可因治疗而得到改善，以减轻患者因疾病而产生的压力，提高对疾病的认知水平。

2. 减少不良刺激，合理安排生活 保持环境安静和轻松的气氛，限制访视，避免外来刺激，满足患者基本生理及安全需要。忌饮酒、咖啡、浓茶，以减少环境和食物对患者的不良刺激。帮助患者合理安排作息时间，白天适当活动，避免精神紧张和注意力过度集中，保证夜间充足睡眠。

3. 帮助患者处理突发事件 以平和、耐心的态度对待患者，建立相互信任的关系。与患者共同探讨控制情绪和减轻压力的方法，指导和帮助患者处理突发事件。

六、健康教育

告诉患者有关甲亢的临床表现、诊断性试验、治疗、饮食原则及眼睛的防护方法。上衣宜宽松，严禁用手挤压甲状腺以免甲状腺受压后甲状腺激素分泌增多，加重病情。强调长期服用抗甲状腺药物的重要性，长期服用抗甲状腺药物者应每周查血常规 1 次。每日清晨卧床时自测脉搏，定期测量体重，脉搏减慢、体重增加是治疗有效的重要标志。每隔 1~2 个月门诊随访作甲状腺功能测定。出现高热、恶心、呕吐、大汗淋漓、腹痛、腹泻、体重锐减、突眼加重等症状提示可能发生甲亢危象应及时就诊。掌握上述自我监测和自我护理的方法，可有效地降低本病的复发率。

本病病程较长，多数经积极治疗后，预后良好，少数患者可自行缓解。心脏并发症可为永久性。放射性碘治疗、甲状腺手术治疗所致甲状腺功能减退症者需终身替代治疗。

（唐 芳）

第二节 甲状腺功能减退症

甲状腺功能减退症（hypothyroidism，简称甲减），是由各种原因导致的低甲状腺激素血症或甲状腺激素抵抗而引起的全身性低代谢综合征。按起病年龄分为三型，起病于胎儿或新生儿，称为呆小病；起病于儿童者，称为幼年性甲减；起病于成年，称为成年性甲减。前两者常伴有智力障碍。

一、病因

1. 原发性甲状腺功能减退 由于甲状腺腺体本身病变引起的甲减，占全部甲减的 95% 以上，且 90% 以上原发性甲减是由自身免疫、甲状腺手术和甲亢 ^{131}I 治疗所致。

2. 继发性甲状腺功能减退症 由下丘脑和垂体病变引起的促甲状腺激素释放激素（TRH）或者促甲状腺激素（TSH）产生和分泌减少所致的甲减，垂体外照射、垂体大腺瘤、颅咽管瘤及产后大出血是其较常见的原因；其中由于下丘脑病变引起的甲减称为三发性甲减。

3. 甲状腺激素抵抗综合征 由于甲状腺激素在外周组织实现生物效应障碍引起的综合征。

二、临床表现

1. 一般表现 易疲劳、怕冷、体重增加、记忆力减退、反应迟钝、嗜睡、精神抑郁、便秘、月经不调、肌肉痉挛等。体检可见表情淡漠，面色苍白，皮肤干燥发凉、粗糙脱屑，颜面、眼睑和手皮肤水肿，声音嘶哑，毛发稀疏、眉毛外 1/3 脱落。由于高胡萝卜素血症，手脚皮肤呈姜黄色。

2. 肌肉与关节 肌肉乏力，暂时性肌强直、痉挛、疼痛，嚼肌、胸锁乳突肌、股四头肌和手部肌肉可有进行性肌萎缩。腱反射的弛缓期特征性延长，超过 350ms（正常为 240～320ms），跟腱反射的半弛缓时间明显延长。

3. 心血管系统 心肌黏液性水肿导致心肌收缩力损伤、心动过缓、心排血量下降。ECG 显示低电压。由于心肌间质水肿、非特异性心肌纤维肿胀。左心室扩张和心包积液导致心脏增大，有学者称之为甲减性心脏病。冠心病在本病中高发。10% 患者伴发高血压。

4. 血液系统 由于下述四种原因发生贫血：①甲状腺激素缺乏引起血红蛋白合成障碍；②肠道吸收铁障碍引起铁缺乏；③肠道吸收叶酸障碍引起叶酸缺乏；④恶性贫血是与自身免疫性甲状腺炎伴发的器官特异性自身免疫病。

5. 消化系统 厌食、腹胀、便秘，严重者出现麻痹性肠梗阻或黏液水肿性巨结肠。

6. 内分泌系统 女性常有月经过多或闭经。长期严重的病例可导致垂体增生、蝶鞍增大。部分患者血清催乳素（PRI）水平增高，发生溢乳。原发性甲减伴特发性肾上腺皮质功能减退和 1 型糖尿病者，属自身免疫性多内分泌腺体综合征的一种。

7. 黏液性水肿昏迷 本病的严重并发症，多在冬季寒冷时发病。诱因为严重的全身性疾病、甲状腺激素替代治疗中断、寒冷、手术、麻醉和使用镇静药等。临床表现为嗜睡、低体温（T < 35℃）、呼吸徐缓、心动过缓、血压下降、四肢肌肉松弛、反射减弱或消失，甚至昏迷、休克、肾功能不全危及生命。

三、实验室检查

1. 血常规 多为轻、中度正细胞正色素性贫血。

2. 生化检查 血清三酰甘油、总胆固醇、LDL－C 增高，HDL－C 降低，同型半胱氨酸增高，血清 CK、LDH 增高。

3. 甲状腺功能检查 血清 TSH 增高、T_4、FT_4 降低是诊断本病的必备指标。在严重病例血清 T_3 和 FT_3 减低。亚临床甲减仅有血清 TSH 增高，但是血清 T_4 或 FT_4 正常。

4. TRH 刺激试验 主要用于原发性甲减与中枢性甲减的鉴别。静脉注射 TRH 后，血清 TSH 不增高者提示为垂体性甲减；延迟增高者为下丘脑性甲减；血清 TSH 在增高的基值上进一步增高，提示原发性甲减。

5. X 线检查 可见心脏向两侧增大，可伴心包积液和胸腔积液，部分患者有蝶鞍增大。

四、治疗要点

1. 替代治疗 左甲状腺素（L－T_4）治疗，治疗的目标是将血清 TSH 和甲状腺激素水平恢复到正常范围内，需要终身服药。治疗的剂量取决于患者的病情、年龄、体重和个体差异。补充甲状腺激素，重新建立下丘脑－垂体－甲状腺轴的平衡一般需要 4～6 周，所以治疗初期，每 4～6 周测定激素指标。然后根据检查结果调整 L－T_4 剂量，直到达到治疗的目标。治疗达标后，需要每 6～12 个月复查 1 次激素指标。

2. 对症治疗 有贫血者补充铁剂、维生素 B_{12}、叶酸等胃酸低者补充稀盐酸，并与 TH 合用疗效好。

3. 黏液水肿性昏迷的治疗

（1）补充甲状腺激素：首选 TH 静脉注射，直至患者症状改善，至患者清醒后改为口服。

（2）保温、供氧、保持呼吸道通畅，必要时行气管切开、机械通气等。

（3）氢化可的松200～300mg/d持续静滴，患者清醒后逐渐减量。

（4）根据需要补液，但是入水量不宜过多。

（5）控制感染，治疗原发病。

五、护理措施

（一）基础护理

1. 加强保暖　调节室温在22～23℃，避免病床靠近门窗，以免患者受凉。适当地使体温升高，冬天外出时，戴手套，穿棉鞋，以免四肢暴露在冷空气中。

2. 活动与休息　鼓励患者进行适当的运动，如散步、慢跑等。

3. 饮食护理　饮食以高维生素、高蛋白、高热量为主。多进食水果、新鲜蔬菜和含碘丰富的食物如海带等。桥本甲状腺炎所致甲状腺功能减退者应避免摄取含碘食物，以免诱发严重黏液性水肿。不宜食生凉冰食物，注意食物与药物之间的关系，如服中药忌饮茶。

4. 心理护理　加强与患者沟通，语速适中，并观察患者反应，告诉患者本病可以用替代疗法达到较好的效果，树立患者配合治疗的信心。

5. 其他　建立正常的排便形态，养成规律、排便的习惯。

（二）专科护理

1. 观察病情　监测生命体征变化，观察精神、神志、语言状态、体重、乏力、动作、皮肤情况，注意胃肠道症状，如大便的次数、性状、量的改变，腹胀、腹痛等麻痹性肠梗阻的表现有无缓解等。

2. 用药护理　甲状腺制剂从小剂量开始，逐渐增加，注意用药的准确性。用药前后分别测脉搏、体重及水肿情况，以便观察药物疗效；用药后若有心悸、心律失常、胸痛、出汗、情绪不安等药物过量的症状时，要立即通知医师处理。

3. 对症护理　对于便秘患者，遵医嘱给予轻泻剂，指导患者每天定时排便，适当增加运动量，以促进排便。注意皮肤防护，及时清洗并用保护霜，防止皮肤干裂。适量运动，注意保护，防止外伤的发生。

4. 黏液性水肿昏迷的护理

（1）保持呼吸道通畅，吸氧，备好气管插管或气管切开设备。

（2）建立静脉通道，遵医嘱给予急救药物，如 $L-T_3$，氢化可的松静滴。

（3）监测生命体征和动脉血气分析的变化，观察神志，记录出入量。

（4）注意保暖，主要采用升高室温的方法，尽量不给予局部热敷，以防烫伤。

（三）健康教育

1. 用药指导　告诉患者终身坚持服药的重要性和必要性以及随意停药或变更药物剂量的危害；告知患者服用甲状腺激素过量的表现，提醒患者发现异常及时就诊；长期用甲状腺激素替代者每6～12个月到医院检测1次。

2. 日常生活指导　指导患者注意个人卫生，注意保暖，注意行动安全。防止便秘、感染和创伤。慎用催眠、镇静、止痛、麻醉等药物。

3. 自我观察　指导患者学会自我观察，一旦有黏液性水肿的表现，如低血压、体温低于35℃、心动过缓，应及时就诊。

（唐　芳）

第三节　亚急性甲状腺炎

一、疾病概述

亚急性甲状腺炎（subacute thyroiditis）在临床上较为常见。多见于20～50岁成人，但也见于青年与老年，女性多见，3~4 倍于男性。

慢性淋巴细胞性甲状腺炎（chronic lymphocytic thyroiditis）又称桥本病（Hashimoto disease）或桥本甲状腺炎。目前认为本病与自身免疫有关，也称自身免疫性甲状腺炎。本病多见于中年妇女，有发展为甲状腺功能减退的趋势。

二、护理评估

（一）健康评估

1. 亚急性甲状腺炎　本病可能与病毒感染有关，起病前常有上呼吸道感染。发病时，患者血清中对某些病毒的抗体滴定度增高，包括流感病毒、柯萨奇病毒、腺病毒、腮腺炎病毒等。

2. 慢性淋巴细胞性甲状腺炎　目前认为本病病因与自身免疫有关。这方面的证据较多。本病患者血清中抗甲状腺抗体、包括甲状腺球蛋白抗体与甲状腺微粒体抗体常明显升高。甲状腺组织中有大量淋巴细胞与浆细胞浸润。本病可与其他自身免疫性疾病同时并存，如恶性贫血、舍格伦综合征、慢性活动性肝炎、系统性红斑狼疮等。本病患者的淋巴细胞在体外与甲状腺组织抗原接触后，可产生白细胞移动抑制因子。上述情况也可在 Grave's 病与特发性黏液性水肿患者中见到，提示三者有共同的发病因素。因此，Grave's 病、特发性黏液性水肿与本病统称为自身免疫性甲状腺病。自身免疫性甲状腺病也可发生于同一家族中。

（二）临床症状与评估

1. 亚急性甲状腺炎

（1）局部表现：早期出现的最具有特征性的表现是甲状腺部位的疼痛，可先从一叶开始，以后扩大或转移到另一叶，或者始终局限于一叶。疼痛常向颌下、耳后或颈部等处放射，咀嚼或吞咽时疼痛加重。根据病变侵犯的范围大小，检查时可发现甲状腺弥漫性肿大，可超过正常体积的 2~3 倍；或在一侧腺体内触及大小不等的结节，表面不规则，质地较硬，呈紧韧感，但区别于甲状腺癌的坚硬感；病变部位触痛明显，周围界限尚清楚；颈部淋巴结一般无肿大。到疾病恢复期，局部疼痛已消失，急性期出现的甲状腺结节如体积较小可自行消失，如结节较大，仍可触及，结节不规则、坚韧、表面不平，周围界限清楚，无触痛。有些患者病变轻微，甲状腺不肿大或仅有轻微肿大，也可无疼痛。

（2）全身表现：早期，起病急骤，可有咽痛、畏寒、发热、寒战、全身乏力、食欲不振等。如病变较广泛，甲状腺滤泡大量受损，甲状腺素释放入血，患者可出现甲状腺功能亢进的表现，如烦躁、心慌、心悸、多汗、怕热、易怒、手颤等。有些患者病变较轻，仅有轻度甲亢症状或无甲亢症状。随着病情的发展，甲状腺滤泡内甲状腺素释放、耗竭，甲状腺滤泡细胞又尚未完全修复，患者可出现甲状腺功能减退症状，如乏力、畏寒、精神差、易疲劳等。随着甲状腺滤泡细胞的修复及功能恢复，临床表现亦逐渐恢复正常。

2. 慢性淋巴细胞性甲状腺炎

（1）局部症状：本病起病缓慢，甲状腺肿为其突出的临床表现，一般呈中度弥漫性肿大，仍保持甲状腺外形，但两侧可不对称，质韧如橡皮，表面光滑，随吞咽移动。但有时也可呈结节状，质较硬。甲状腺局部一般无疼痛，但部分患者甲状腺肿大较快，偶可出现压迫症状，如呼吸或咽下困难等。

（2）全身症状：早期病例的甲状腺功能尚能维持在正常范围内，但血清 TSH 可增高，说明该时甲状腺储备功能已下降。随着疾病的发展，临床上可出现甲状腺功能减退或黏液性水肿的表现。本病但也有部分患者甲状腺不肿大、反而缩小，而其主要表现为甲状腺功能减退。慢性淋巴细胞性甲状腺炎也可出现一过性甲状腺毒症，少数患者可有突眼，但程度一般较轻。本病可与 Grave's 病同时存在。

（三）辅助检查及评估

1. 亚急性甲状腺炎　早期血清 T_3、T_4 等可有一过性增高，红细胞沉降率明显增快，甲状腺摄碘率明显降低，血清甲状腺球蛋白也可增高；以后血清 T_3、T_4 降低，TSH 增高；随着疾病的好转，甲状腺摄碘率与血清 T_3、T_4 等均可恢复正常。

2. 慢性粒巴细胞性甲状腺炎

（1）血清甲状腺微粒体（过氧化物酶）抗体、血清甲状腺球蛋白抗体：明显增加，对本病有诊断意义。

（2）血清 TSH：可升高。

（3）甲状腺摄碘率：正常或增高。

（4）甲状腺扫描：呈均匀分布，也可分布不均或表现为"冷结节"。

（5）其他实验室检查：红细胞沉降率（ESR）可加速，血清蛋白电泳丙种球蛋白可增高。

（四）心理 - 社会评估

甲状腺炎患者由于甲状腺激素分泌增多、神经兴奋性增高，常表现为悲观、抑郁、恐惧，担心自己的疾病转化为甲亢；且本病易反复，有较长的服药史，容易失去战胜疾病的信心。

三、护理诊断

1. 疼痛　与甲状腺炎症有关。

2. 体温过高　与炎症性疾病引起有关。

3. 营养失调——低于机体需要量　与疾病有关。

4. 知识缺乏　与患者未接受或不充分接受相关疾病健康教育有关。

5. 焦虑　与疾病所致甲状腺肿大有关。

四、护理目标

（1）患者住院期间疼痛发生时能够及时采取有效的方法缓解。

（2）患者住院期间体温维持正常。

（3）患者住院期间体重不下降并维持在正常水平。

（4）患者住院期间能够复述对其进行健康教育的大多部分内容，能够说出、理解并能够执行，配合医疗护理有效。

（5）患者住院期间主诉焦虑有所缓解，对治疗有信心。

五、护理措施

（一）生活护理

嘱患者尽量卧床休息，减少活动，评估患者疼痛的程度、性质，可为患者提供舒适的环境，使其放松，教会患者自我缓解疼痛的方法如分散注意力等，必要时可遵医嘱给予止痛药缓解疼痛，注意观察用药后有无不良反应发生。

（二）病情观察

观察患者生命体征，主要是体温变化和心率变化。体温过高时采取物理降温，并按照高热患者护理措施进行护理，并注意监测降温后体温变化，嘱患者多饮水或其喜爱的饮料。

（三）饮食护理

嘱患者进食高热量、高蛋白质、高维生素并易于消化的食物，指导患者多摄入含钙丰富的食物，防止治疗期间药物不良反应引起的骨质疏松，同时对于消瘦的患者应每天监测体重。

（四）心理护理

多与患者接触、沟通，了解患者心理状况，鼓励患者说出不良情绪，给予开导，缓解患者焦虑情绪。

（五）用药护理

（1）亚急性甲状腺炎：轻症病例用阿司匹林、吲哚美辛等非甾体抗炎药以控制症状。阿司匹林 0.5 ~

1.0g，每日2~3次，口服，疗程一般在2周左右。症状较重者，可给予泼尼松20~40mg/d，分次口服，症状可迅速缓解，体温下降，疼痛消失，甲状腺结节也很快缩小或消失。用药1~2周后可逐渐减量，疗程一般为1~2个月，但停药后可复发，再次治疗仍有效。有甲状腺毒症者可给予普萘洛尔以控制症状。如甲状腺摄碘率已恢复正常，停药后一般不再复发。少数患者可出现一过性甲状腺功能减退；如症状明显，可适当补充甲状腺制剂。有明显感染者，应做有关治疗。

（2）慢性淋巴细胞性甲状腺炎：早期患者如甲状腺肿大不显著或症状不明显者，不一定予以治疗，可随访观察。但若已有甲状腺功能减退，即使仅有血清TSH增高（提示甲状腺功能已有一定不足）而症状不明显者，均应予以甲状腺制剂治疗。一般采用干甲状腺片或左旋甲状腺素（L-T₄），剂量视病情反应而定。宜从小剂量开始，干甲状腺片20mg/d，或L-T₄ 25~50μg/d，以后逐渐增加。维持剂量为干甲状腺片60~180mg/d，或L-T₄ 100~150μg/d，分次口服。部分患者用药后甲状腺可明显缩小。疗程视病情而定，有时需终身服用。

（3）伴有甲状腺功能亢进的患者，应予以抗甲状腺药物治疗，但剂量宜小，否则易出现甲状腺功能减退。一般不采用放射性碘或手术治疗，否则可出现严重黏液性水肿。

（4）糖皮质激素虽可使甲状腺缩小与抗甲状腺抗体滴度降低，但具有一定不良反应，且停药后可复发，故一般不用。但如甲状腺迅速肿大或伴有疼痛、压迫症状者，可短期应用以较快缓解症状。每日泼尼松30mg，分次口服。以后逐渐递减，可用1~2个月。病情稳定后停药。

（5）如有明显压迫症状，经甲状腺制剂等药物治疗后甲状腺不缩小，或疑有甲状腺癌者，可考虑手术治疗，术后仍应继续补充甲状腺制剂。

用药期间注意观察患者使用激素治疗后有无不良反应的发生，注意患者的安全护理。

（六）健康教育

评估患者对疾病的知识掌握程度以及学习能力，根据患者具体情况制定合理的健康教育计划并有效实施，帮助患者获得战胜疾病的信心。

（唐　芳）

第四节　甲状旁腺功能减退症

一、疾病概述

甲状旁腺功能减退（简甲旁减）是指甲状腺激素（PTH）分泌过少和（或）效应不足引起的一组临床综合征。临床常见类型有特发性甲旁减、原发性甲旁减、低血镁性甲旁减，少见的类型包括假性甲旁减等。其临床特点是手足搐搦、癫痫样发作、低钙血症和高磷血症。长期口服钙剂和维生素D制剂可使病情得到控制。

二、护理评估

（一）健康评估

评估患者的年龄、性别，了解患者有无颈部手术史；有无颈部放疗史；有无手足麻木、刺痛感；有无抽搐史。甲状旁腺功能不全（hypoparathyroidism）简称甲旁低，其原因如下。

1. 先天性甲状旁腺发育不全或未发育

（1）伴有胸腺发育缺损或其他第三、四咽弓发育缺陷者，尚可有第一、五咽弓发育异常及其他内脏器官的发育畸形（Di-George综合征）。

（2）伴有染色体异常：第18对或第16对常染色体呈环形。

（3）单纯缺损。

2. 暂时性甲状旁腺功能减低

（1）早期新生儿低血钙脐血 PTH 水平低，至第 6 天才增长 1 倍，达正常小儿水平；生后 12 ~ 72 小时常有低血钙。尤多见于早产儿、糖尿病母亲所生的出生时有窒息的新生儿。

（2）晚期新生儿低血钙：生后 2 ~ 3 天至 1 周，低血钙的出现可受牛奶喂养的影响，人奶喂养者少见，因人奶中含磷 4.8 ~ 5.6mmol/L（150 ~ 175mg/L），而牛奶含磷 32.2mmol/L（1 000mg/L）。摄入磷高而肾脏滤过磷相对较低，因此产生高血磷低血钙。

（3）酶成熟延迟：见于某些 1 ~ 8 周婴儿，由于酶的未成熟，不能将所生成的前甲状旁腺素原（prepro PTH）或甲状旁腺素原（pro PTH）裂解成有生物活性的 PTH 释放入血，或由于腺细胞的胞吐作用障碍，不能释放出细胞，因此 PTH 低下或 PTH 生物活性不足。

（4）母亲患甲状旁腺功能亢进：胚胎期间受母体血中高血钙影响，新生儿甲状旁腺受到抑制，出生后可表现为暂时性甲状旁腺功能减低，可持续数周至数月之久。

3. 家族性伴性隐性遗传性甲旁低　曾有兄弟两人患此症而死于车祸，尸解时发现无甲状旁腺，因此认为 X 染色体上某些基因可调节甲状旁腺的胚胎发育。甲旁低亦可有散发性，或呈常染色体显性或隐性遗传，或男性遗传男性。

4. 特发性甲旁低　可见于各种年龄，原因不明，可能为自身免疫性疾病，常合并其他自身免疫性疾病如艾迪生病、桥本病、甲亢、恶性贫血或继发白色念珠菌病等。1/3 以上的患儿血中可查到抗甲状旁腺抗体。

5. 外科切除或甲状旁腺受损伤　甲状腺次全切除术时将甲状旁腺切除或损伤，如系部分切除或供血暂时不足者数周后可自行恢复，如大部分或全部被切除则为永久性功能不全。颈部炎症或创伤亦可使甲状旁腺受损。再如浸润性病变，肿瘤亦可破坏甲状旁腺。

6. PTH 分子结构不正常　又称假性特发性甲旁低，PTH 数值虽然正常或增高，但无生理活性，临床表现与甲旁低同。注射外源性有活性的 PTH 可矫正其钙、磷异常。

7. 靶组织对 PTH 反应不敏感　①假性甲旁低 I 型。②假性甲旁低 II 型。③假性甲旁低伴亢进症（纤维囊性骨炎）。

（二）临床症状及评估

1. 神经肌肉表现

（1）手足搐搦：表现为反复发作。发作前常有手指、脚趾及口周感觉异常，局部发麻、蚁行感及肌肉刺痛感等先兆症状。发作时手足及面肌麻木、痉挛，继而出现手足搐搦。典型者表现为双侧拇指内收，掌指关节屈曲，指间关节伸展，腕、肘关节屈曲，形成"助产士"手。同时，双足亦呈强直性伸展，膝、髋关节屈曲。新生儿患者主要表现为手足搐搦。对隐匿型手足搐搦患者应注意观察 Chovstek 和 irousseau 征阳性。由于甲旁减主要改变是低血钙和高血磷，而低血钙又与神经肌肉兴奋性密切相关，故长期或反复手足搐搦的病史是甲旁减临床诊断的重要线索。

（2）癫痫发作：发生率仅次于手足搐搦。可表现为典型癫痫大、小发作，亦可局限性发作，少数则以癫痫为首发或唯一表现而易致误诊。重者还可见腕踝痉挛、喉哮鸣及抽搐。其发生机制不明，可能与低血钙使脑组织发生病理性水潴留，或激发原有的致痫因素有关。

（3）异位钙化：约有 2/3 患者可出现颅内基底节钙化，多见特发性甲旁减及假性甲旁减。基底核钙化与低血钙可引起锥体外系症状，如帕金森症或舞蹈病。纠正低血钙上述症状可减轻或消失。若异位钙化出现在骨、关节或软组织周围，则形成骨赘，引起关节强直和疼痛等。

（4）颅内高压及视盘水肿：少数患者可有假性脑瘤的临床表现，出现视野缺损、头痛、嗜睡、视盘水肿和颅高压，但无脑瘤引起的眼、脑定位性症状和体征。可能与低血钙致血管渗透性增加有关，补钙治疗后症状可消失。

2. 精神异常表现　轻者表现为易激动、烦躁、恐惧、失眠，重者出现妄想、幻觉、人格改变、谵妄或痴呆。其发生可能与钙磷代谢异常影响神经递质释放、树突电位改变、轴突冲动传导减慢有关。

3. 外胚层组织营养变形表现　患者常见皮肤干燥、粗糙或脱屑，毛发稀少或脱落，指（趾）甲改变等外胚层组织营养变形症状。由于晶状体阳离子转运受阻而混浊，临床出现白内障。儿童患者可见齿发育不良。

4. 骨骼改变　病程长、病情重的患者表现为骨骼疼痛，腰和髋部疼痛。

5. 胃肠道功能紊乱　有恶心、呕吐、腹痛和便秘。

6. 其他表现

（1）特发性甲旁减：①神经性耳聋；②肾发育不良；③先天性胸腺萎缩所致免疫缺陷；④其他内分泌腺功能异常，如肾上腺皮质功能减退、甲状腺功能异常、性发育缺陷等；⑤指甲和口腔并发白色念珠菌感染；⑥心肌损害、心律失常及心衰等。

（2）假性甲旁减：①Albright 遗传性骨营养不良（AHO）：表现为身材矮胖、圆脸、颈短、盾状胸廓、短指趾畸形（常见第 4、5 指趾），拇指末节短而宽，其指甲横径大于纵径，即 Murder 拇指。②骨骼病变：出现骨质疏松或纤维性囊性骨炎、骨骼疼痛及反复病理性骨折等。

（三）辅助检查及评估

1. 血钙、磷测定　正常成年人血清总钙值为 2.2 ~ 2.7mmol/L（8.8 ~ 10.9mg/dl），血游离钙值为（1.18 ± 0.05）mmol/L；正常成年人血清磷浓度为 0.97 ~ 1.45mmol/L（3 ~ 4.5mg/dl），儿童为 1.29 ~ 2.10mmol/L（4.0 ~ 6.5mg/dl）。患者血清钙多 < 2.0mmol/L，严重者可降至 1.0mmol/L；血清无机磷 > 1.61 或 1.94mmol/L。

2. 血清碱性磷酸酶（ALP）及其同工酶　可正常或稍低。

3. 血 PTH　正常人血 PTH 范围为 24 ~ 36pmol/L。原发性甲旁减患者血 PTH 多数低于正常，亦可在正常范围；而假性甲旁减患者则血 PTH 可正常或高于正常人范围。

4. 尿钙、磷排量　我国正常成年人随意饮食时尿钙排量为每天 1.9 ~ 5.6mmol（75 ~ 225mg）。若患者用低钙饮食 3 ~ 4 天后 24 小时尿钙排量 > 4.99mmol 即为升高；由于尿磷排量受饮食等因素影响，故对诊断的意义不如尿钙排量，只能作为初筛试验。

5. 环磷酸腺苷（cAMP）　cAMP 是目前已被公认的细胞内第二信使物质之一，其浓度取决于细胞膜上的腺苷环化酶和磷酸二酯酶的活性，并需要 PTH 参与。

6. PTH 刺激试验　肌内注射外源性 PTH 后检测尿磷及尿 cAMP 排量，正常人尿磷排量可增加 5 ~ 10 倍以上。

7. 基因诊断　根据临床病史特征，选择性进行相关基因某些已知缺陷筛查 PTH、GA – TA3、AIRE、CASR 及 GNAS1 基因等。

8. EEG 检查　癫痫发作时的异常特点为，各导联基础节律持续广泛的慢波化，并突发性高电位慢波、过度呼气时慢波成分增加等。

9. X 线检查　基本变化主要包括为骨质疏松、骨质软化与佝偻病、软组织钙化与骨化等表现。①骨质疏松：呈现为普遍性骨小梁数目减少、变细，骨皮质变薄，骨质吸收脱钙，骨质稀疏。颅骨变薄，出现多发性斑点状透亮区，毛玻璃样或颗粒状，少数见局限性透亮区，可见虫蚀样骨质吸收。四肢长骨的生长障碍线明显，处于生长发育期的患者可出现干骺端的宽阔钙化带。②骨质软化：儿童患者主要表现为似佝偻病损害的骨骺端膨大变形，以及具有特征的假性骨折（Looser 带）。由于骨骼处于生长发育期，在 X 线片上可见许多特殊征象：早期为骨骺板临时钙化带不规则、变薄或模糊，干骺端凹陷。当临时钙化带消失后干骺端变宽伴毛刷状高密度影。③软组织钙化：表现为密度高、边缘锐利的斑点状、颗粒状、环状或线条状浓影。如能见到骨小梁结构则被称为软组织骨化。

10. MRI　本项目检查常被用于甲状旁腺扫描，腺体发育与否，腺体的大小、定位及其性质，并可检出 84% 的异位甲状旁腺腺体。

11. 颅脑 CT　可见以基底核为中心的双侧对称性、多发性、多形性脑钙化的特点。除苍白球外，可广泛分布于壳核、尾状核、小脑齿状核、丘核、内囊及脑皮质、白质等处。

（四）心理 – 社会评估

疾病对心理 – 社会的影响表现为疾病本身多伴有精神兴奋、情感不稳定、易激惹或情绪淡漠、抑郁、失眠、自我贬低等症状，并可因其慢性病程和长期治疗而出现焦虑、性格变态，终致个人应对能力下降、家庭和人际关系紧张、社交障碍、自我概念紊乱等心理 – 社会功能失调。

评估时应重点询问患者的职业、经济和婚姻状况、发病前有无过度紧张或精神创伤，发病后有无自我概念、精神或情绪状态的改变及其程度，对疾病的认知水平，家庭及人际关系处理方式等，全面了解患者的心理 – 社会状况，为制定整体护理计划做准备。

三、护理诊断

1. 疼痛　与神经肌肉应激性增高和骨骼改变有关。
2. 有外伤的危险　与抽搐时自我保护能力下降有关。
3. 感知的改变　与神经精神症状有关。
4. 自我形象紊乱　与外胚层组织营养变性有关。
5. 营养失调——低于机体需要量　与胃肠功能紊乱有关。
6. 个人应对无效　与激素分泌功能异常所致个人心理 – 社会功能失调有关。
7. 潜在并发症　电解质紊乱。

四、护理目标

（1）患者自诉疼痛症状改善。
（2）患者恐惧等精神神经症状减轻。
（3）无外伤史。
（4）患者能正确认识身体外表的改变。
（5）无营养失调发生。
（6）患者了解疾病的基本知识。

五、护理措施

（一）一般护理

（1）告知患者所用药物名称、作用、剂量和服用方法；教育患者知道药物治疗的不良反应，激素过量或不足的表现，以及时就医调整剂量。

（2）教育患者了解同所患疾病有关的实验室检查方法、过程和注意事项，指导患者按实验要求配合检查以确保实验结果的可靠性。

（3）有无皮肤干燥、粗糙，有无毛发稀疏、脱落或多毛及其毛发分布情况；有无知识缺乏，即所患内分泌疾病的有关知识缺乏。

（二）饮食护理

（1）给予患者清淡易消化饮食，注意各种营养的搭配。

（2）限制磷的摄入，给予无磷或低磷饮食；避免高磷食物，如粗粮、豆类、奶类、蛋黄、莴苣、奶酪等。

（3）注意食物的色、香、味；少量多餐，减少胃肠道反应。

（三）急性期护理

（1）患者发生手足搐搦时，医护人员不要惊慌，沉着冷静回给患者安全感。

（2）加床栏，并在床旁保护；保持呼吸道的通畅，防止抽搐时因分泌物引起窒息，必要时使用牙垫，防止舌咬伤。

（3）房间保持安静，避免刺激引起患者再次的抽搐。各种操作应集中进行，避免不必要的刺激。

（4）遵医嘱给予钙制剂和镇静药，并观察用药反应。防止发生药物不良反应。

（5）密切观察病情变化，防止并发症的发生。

（四）间歇期的护理

（1）病室保持清洁，注意皮肤、口腔的护理，保持头发的清洁，减少脱发。

（2）告知患者所用药物名称、作用、剂量和服用方法；教育患者知道药物治疗的不良反应。

（3）轻症的甲旁减患者经补钙、限磷后，血清钙可以基本正常，症状得到控制；较重者要加用维生素D制剂，从小剂量开始，逐渐增加，以后逐渐调停，直至手足搐搦症状减轻，要告诉患者不要轻易地增减量，要按照医嘱进行服药。

（4）补镁的护理，对于伴有低镁患者，应立即补充，纠正低镁血症后低钙血症随即纠正，在使用过程中护士应密切观察患者的生命体征。

（五）心理护理

（1）情感支持：患者亲属的态度及护士的言行举止对患者的自我概念变化有着重要作用。护士应在患者亲属的理解和协助下，以尊重和关心的态度与患者多交谈，鼓励患者以各种方式表达形体改变所致的心理感受，确定患者对自身改变的了解程度及这些改变对其生活方式的影响，接受患者交谈中所呈现的焦虑和失落，使患者在表达感受的同时获得情感上的支持。

（2）提高适应能力：与患者一起讨论激素水平异常是导致形体改变的原因，经治疗后随激素水平恢复至正常或接近正常、形体改变可得到改善或复原，消除患者因形体改变而引起的失望与挫折感以及焦虑与害怕的情绪，正确认识疾病所致的形体外观改变，提高对形体改变的认识和适应能力。

（3）指导患者改善身体外观的方法，如衣着合体和恰当的修饰等；鼓励患者参加正常的社会交往活动。

（4）对举止怪异、有人格改变的患者要加强观察，防止意外。

（六）健康教育

（1）让患者正确认识疾病，坚持遵医嘱服药，不要随意地增减量。如有不适，应尽快就诊。服药期间监测电解质平衡，防止发生电解质紊乱。

（2）告知患者应适当地调节自己的不良情绪，积极向上的心态有助于疾病的康复。

（3）告知患者的家属要给予患者心理上的支持，并学会观察用药过程中出现的不良反应，及时就诊。

（唐　芳）

第五节　甲状旁腺功能亢进症

一、疾病概述

原发性甲状旁腺功能亢进（primary hyperparathyroidism，简称甲旁亢）是由于甲状旁腺本身疾病引起的甲状旁腺素（parathyroid hormone，PTH）合成、分泌过多。其主要靶器官为骨和肾，对肠道也有间接作用。表现为骨吸收增加的骨骼病变、肾结石、高钙血症和低磷血症等一种内分泌性疾病。

甲旁亢在欧美多见，仅次于DM和甲状腺功能亢进症是内分泌疾病的第三位，在我国较少见。1970年以后采用血钙筛选，本病每年发现率较前增加4~5倍。女性多于男性，2：1~4：1。近年来发现老年人发病率高，儿童较少见，可能和遗传有关，需除外多发性内分泌腺瘤I型或II型。

二、护理评估

（一）健康评估

甲旁亢病因尚不明了，部分患者是家族性多发性内分泌腺瘤（multiple endocrine neoplasia，MEN），为常染色体显性遗传。有作者报道，颈部放疗后11%~15%的患者发生良性和恶性的甲状腺和甲状旁腺肿物。本病的发生与遗传和放疗的确切关系还需进一步研究。

PTH 其主要靶器官为骨和肾，对肠道也有间接作用。PTH 的生理功能是调节体内钙的代谢并维持钙和磷的平衡，它促进破骨细胞的作用，使骨钙（磷酸钙）溶解释放入血，致血钙和血磷浓度升高。当其血中浓度超过肾阈时，便经尿排出，导致高尿钙和高尿磷。PTH 同时能抑制肾小管对磷的回收，使尿磷增加、血磷降低。因此当发生甲旁亢时，可出现高血钙、高尿钙和低血磷，引起钙、磷和骨代谢紊乱及甲状旁腺激素分泌增多导致的一系列症状和体征。护士要询问患者是否有骨折史、骨畸形、骨关节痛、食欲不振、腹胀、便秘、恶心、呕吐、消化道溃疡史，是否反复发生泌尿系结石、慢性胰腺炎等。此外，护士还需询问女性已产妇患者，新生儿出生时是否有低钙性手足抽搐。部分患者系多发性内分泌腺瘤，护士要询问其家族是否有类似疾病的发生。

（二）临床症状及评估

1. 高钙血症 ①中枢系统方面：记忆力减退、情绪不稳定、个性改变、淡漠、消沉、烦躁、多疑多虑、失眠、情绪不稳定和突然衰老。②神经肌肉系统方面：患者易疲劳、四肢肌肉无力、重者发生肌萎缩（钙浓度与神经肌肉兴奋性呈反比）。③钙沉着：沉积于肌腱导致非特异性关节痛，常累及手指关节，有时主要在近端指间关节，沉积于皮肤可导致皮肤瘙痒。④高钙危象：血钙 >4.5mmol/L（14mg/dl）时，患者可表现为极度衰竭、厌食、恶心、呕吐、严重脱水、烦躁、嗜睡、昏迷，甚至诱发室性心律失常而导致猝死。

2. 骨骼病变 典型病变为破骨或成骨细胞增多、骨质吸收，呈不同程度的骨质脱钙，结缔组织增生构成纤维性囊性骨炎。严重时引起多房囊肿样病变及"棕色瘤"，易发生病理性骨折及骨畸形。主要表现为广泛的骨关节疼痛，伴有明显压痛，多由下肢和腰部开始逐渐发展至全身，以至活动受限、卧床不起、翻身困难等。重者有骨畸形，如胸廓塌陷变窄、椎骨变形、骨盆畸形、四肢弯曲和身材变矮。约 50% 以上的患者有自发性病理性骨折和纤维囊性骨炎。国内报道的病例 80% 以骨骼病变表现为主。X 线表现指骨内侧骨膜下皮质吸收和颅骨斑点状脱钙有诊断意义。

3. 泌尿系统症状 由于血钙过高致有多量钙自尿排出，患者常诉多尿、烦渴、多饮，尿结石发生率也较高，一般在 60% ~90%，临床上有肾绞痛、血尿或继发尿路感染，反复发作后可引起肾功能损害甚至可导致肾衰竭。本病所致的尿结石的特点为多发性、反复发作性、双侧性，结石常具有逐渐增多、增大等活动性现象，连同肾实质钙盐沉积，对本病具有诊断意义。肾小管内钙盐沉积和钙质盐沉着可引起肾功能衰竭，在一般尿结石患者中，约有 2% ~5% 由本病引起。

4. 消化道症状 胃肠道平滑肌张力降低，胃蠕动缓慢引起纳差、便秘、腹胀、恶心、呕吐、上腹痛等症状。部分患者伴有十二指肠溃疡病，可能与血钙过高刺激胃黏膜分泌促胃液素有关。如同时伴有胰岛促胃液素瘤，如卓 - 艾综合征（Zollinger - Ellison syndrome），则消化性溃疡顽固难治，5% ~10% 患者可伴有多发性胰腺炎，原因未明，可能因胰腺有钙盐沉着、胰管发生阻塞所致。

（三）辅助检查及评估

1. 实验室检查

（1）血钙：甲状旁腺功能亢进时血清总钙值呈现持续性升高或波动性升高，少数患者血清总钙值持续正常，因此需多次测定较为可靠，正常人血总钙值为 2.2 ~2.7mmol/L（8.8 ~10.9mg/dl），血游离钙值为（1.18 ±0.05）mmol/L。合并维生素 D 缺乏、骨质软化症、肾功能不全、胰腺炎、低蛋白血症的甲亢患者，血清总钙值正常，但游离钙常增多。

（2）血磷：正常值成人为 0.97 ~1.45mmol/L（3 ~4.5mg/dl）儿童为 1.29 ~2.10mmoL/L（4 ~6.5mg/dl）。低磷血症是本病的特点之一，但在肾功能不全、肾小球滤过率降低时，血清磷可正常或升高。

（3）血清 PTH：甲旁亢患者 80% ~90% 有 PTH 水平增高。血 PTH 增高的程度与血钙浓度、肿瘤大小和病情严重程度相平行。

（4）血清碱性磷酸酶（ALP）：正常值为 34 ~107U/L。甲旁亢，排除肝胆系统的疾病存在，则 ALP 水平增多。骨病愈严重，血清 ALP 值愈高。

（5）血清抗酒石酸酸性磷酸酶（tartrate resistance acid phosphatase，TRAP）：在骨吸收和骨转换增高时，血清 TRAP 浓度增高。在本病中血清 TRAP 常成倍增高，手术治疗如成功，可于术后 1～2 周内明显下降，甚至达正常。北京协和医院一组正常值为（7.2±1.9）U/L。

（6）24 小时尿钙：24 小时尿钙排泄量增加。主要由于血钙过高后肾小管滤过增加，尿钙也增多。高尿钙血症为 24 小时尿钙排量 >6.25mmol（女性）和 >7.5mmol（男性）。但尿钙排泄量可受维生素 D 和日光照射强弱以及有无尿结石等许多因素影响，故估价尿钙意义时应做具体分析。收集尿时应予酸化，以免钙盐沉淀影响结果。

（7）尿羟脯氨酸排量：甲旁亢时尿羟脯氨酸排泄增多，系骨质吸收较灵敏指标。北京协和医院内分泌科实验室尿羟脯氨酸正常值为（20±11）mg/24h。

2. X 线检查　普遍性骨质脱钙、骨质疏松，常为全身性，以胸腰椎、扁骨、掌骨和肋骨最显著，表现为密度减低、骨小梁减少，皮质变薄呈不均匀板层状，或骨小梁粗糙呈网状结构。少数患者尚可出现骨硬化和异位钙化。这种骨骼的多形性改变，可能与甲状旁腺激素对破骨细胞和成骨细胞的作用、降钙素的代偿和病变的腺体呈间歇性活动有关。X 线片中尚可见到多发性反复发生的尿结石及肾钙盐沉着症，对诊断均有价值。

3. 骨密度测定　甲旁亢时骨密度降低。

4. 其他定位检查

（1）颈部超声检查。

（2）颈部和纵隔 CT 扫描：对于前上纵隔腺瘤的诊断符合率为 67%。

（3）放射性核素检查：可检出 1cm 以上病变。

（4）选择性甲状旁腺静脉取血测 iPTH：血 iPTH 的峰值能反映病变甲状旁腺的位置。

（四）心理 - 社会评估

此病患者由于疾病所致高钙血症、可出现记忆力减退、情绪不稳、个性的改变等，护士应在监测水、电解质同时，关注患者情绪变化，给予安慰、鼓励，建立信任。

三、护理诊断

1. 疼痛　肌痛、骨骼痛与肌肉痉挛、骨吸收增加有关。

2. 皮肤完整性受损　与骨痛长期卧床、营养状况改变有关。

3. 便秘　与胃肠道平滑肌张力降低有关。

4. 躯体移动障碍　与骨骼变化引起活动范围受限有关。

5. 活动无耐力　与血钙浓度增高，降低了神经肌肉兴奋性有关。

6. 生活自理能力缺陷　与骨骼变化、活动受限有关。

7. 有受伤的危险　与骨质疏松、骨关节变形有关。

8. 维持健康能力改变　与日常体力活动不足有关。

9. 社交障碍　与骨骼变形、活动受限有关。

10. 知识缺乏　缺乏骨质疏松及相关知识。

11. 潜在并发症——高钙危象　与 PTH 分泌增多使骨钙溶解吸收入血有关。

四、护理目标

（1）保证患者足够的营养摄入，掌握适宜的运动方式，能合理搭配饮食，保证钙的需求。

（2）患者症状及不适主诉缓解。

（3）护士识别高钙危象的症状和体征。

（4）患者能正确对待疾病，能说出药物的使用方法、剂量和不良反应，积极配合治疗。

（5）患者促进正常排便。

（6）增进患者自我照顾能力。

（7）护理中维护患者安全。

（8）防止骨折等并发症的发生。

（9）能坚持服药，定期复诊。

（10）使患者了解有关疾病的相关知识。

五、护理措施

（一）一般护理

定时评估血压、心率、脉搏、呼吸频率的变化。避免环境寒冷，提高室温，增加被服，避免穿堂风。保持患者床单位干净、整洁，预防患者感染、压疮的发生。

（二）饮食护理

适度摄取蛋白质和脂肪，因高蛋白质食物和高脂肪食物会增加尿钙的排出而影响钙质的吸收。戒烟戒酒，避免摄入过多的咖啡因。

（三）病情观察

血清钙、骨密度、尿钙磷检测。注意观察患者是否有厌食、恶心、呕吐、便秘、头晕、记忆力减退、精神萎靡、表情淡漠、昏睡、心律失常、心电图异常改变等高钙危象的表现。鼓励患者多饮水，并准确记录出入量，每天检测体重，保持出入量的平衡，预防心衰的发生。

（四）疼痛的护理

有骨痛的患者可指导其使用硬板床，取仰卧位或侧卧位，卧床休息数天到一周，可缓解疼痛。对疼痛部位给予湿热敷，可促进血液循环、减轻肌肉痉挛、缓解疼痛。给予局部肌肉按摩，以减少因肌肉僵直所引发的疼痛。药物的使用包括止痛剂、肌肉松弛剂或抗炎药物等。

（五）活动与安全

让患者参与活动，并提高活动的兴趣。保证环境安全，防止跌倒，保证楼梯有扶手、梯级有防滑边缘、房间与浴室的地面干燥、灯光明暗适宜、过道避免障碍物等。加强日常生活护理，对行动不便者，将日常所需物品如茶杯、热水壶、呼叫器等放置床边，以利患者取用，指导患者维持良好姿势，且在改变姿势时动作应缓慢，必要时建议患者使用手杖或助行器，以增加其活动时的稳定性，衣服和鞋穿着应合适，以利于运动。加强巡视，尤其在患者洗漱及用餐时间，护士应加强意外的预防。如患者使用利尿剂或镇静剂后，要严密注意其频繁如厕或精神恍惚而发生意外。

（六）排便护理

鼓励患者多活动，以刺激肠蠕动、促进排便。每日液体摄入量应在 2 000mL，可以根据患者的个人喜好和习惯安排摄入液体的种类和时间。例如，对于限制热量的患者可摄入不含热量或热量低的液体。适当增加食物中纤维素的补充，如各种绿色蔬菜、水果等。指导患者进行腹部按摩，以增强肠蠕动，必要时遵医嘱给予缓泻剂，观察并记录患者排便的色、量、性质等情况。

（七）用药护理

在应用扩容、利尿类药物前，护士应评估患者的心功能，观察血压、心律、心率、呼吸的深度、频率及皮肤的颜色等，并注意用药前后体重的变化，防止心力衰竭。使用双磷酸盐类药物时应选择大血管并观察体温的变化，因双磷酸盐可引起发热、肌痛等不良反应。

（八）围手术期护理

有症状或有并发症的原发性甲状旁腺功能亢进一般宜手术治疗。手术的适应证：血钙水平较正常高限增高 1mg/dl 或 0.25mmol/L 以上；明显骨骼病变；肾结石；甲状旁腺功能亢进危象；尿钙排量明显增多（10mmol/24h 或 400mg/24h）；骨密度降低；年龄小于 50 岁者等。多数为腺瘤，可做腺瘤摘除；如为腺癌，宜做根治手术。

甲状旁腺手术后可出现低钙血症，轻者手、足、唇、面部发麻，重则手足抽搐。低钙血症可开始于术后24小时内，血钙最低值出现在手术后4～20天。大部分患者在1～2个月之内血钙可恢复至2mg/dl（8mmol/L）。发生低血钙后，立即口服乳酸钙或葡萄糖酸钙；手足抽搐明显者可缓慢静脉注射10％葡萄糖酸钙10～20mL；难治顽固性低钙血症可静脉点滴葡萄糖酸钙于5％或10％葡萄糖液内。补充钙量是否足够，视神经肌肉应激性和血钙值两方面加以衡量。

（九）心理护理

多与患者交流，选择患者感兴趣的话题；鼓励患者参加娱乐活动，调动参加活动的积极性；安排患者听轻松的、愉快的音乐，使其心情愉快；嘱患者家属多关心患者，使患者感到温暖和关怀，以增强其自信心；协助患者及家属重新定位患者的角色与责任，以利于患者的康复；给患者安排社交活动的时间，减轻患者孤独感。

（十）甲状旁腺危象的护理

补充生理盐水，纠正脱水补充血容量，而且可因多量钠自尿中排出，促使钙也排出。根据脱水程度，每天可给予液体4 000～6 000mL静脉滴注，注意监测心、肾功能。

补充血容量的基础上应用利尿剂如呋塞米，促使钙排出。禁用可减少钙排出的噻嗪类利尿剂。有些利尿剂可造成钾和镁的丢失，应监测血电解质，适当补充。

（十一）健康教育

教导患者均衡饮食的重要性，合理饮食，并每天坚持合理的户外活动，运动要循序渐进、持之以恒。合理告知家庭成员注意家庭安全对患者的影响。

（唐　芳）

第六节　肾上腺皮质功能减退症

一、疾病概述

肾上腺皮质功能减退症（hypofunction of the adrenal gland）是由于体内ACTH分泌不足、下丘脑－垂体功能紊乱或肾上腺完全或部分受损引起的肾上腺分泌激素减少。按病因可分为原发性和继发性，按病程可分为慢性和急性。急性肾上腺皮质功能减退又称肾上腺危象，多表现为循环衰竭、高热、胃肠功能紊乱、惊厥、昏迷等症状，病势凶险，须及时抢救。

本病临床上呈衰弱无力、体重减轻、色素沉着、血压下降等综合征。患者以中年及青年为多，年龄大多在20～50岁，男、女性患病率几乎相等，原因不明者以女性为多。

二、护理评估

（一）健康评估

急性肾上腺功能减退症常由于肾上腺急性感染、出血、双侧肾上腺静脉血栓形成所致，也可见于原有慢性肾上腺皮质功能减退症加重，长期应用大剂量肾上腺皮质激素治疗后或双侧肾上腺手术切除后发生。

原发性慢性肾上腺皮质功能减退症又称Addison病，是由于双侧肾上腺自身免疫、结核或真菌等严重感染、肿瘤浸润等严重破坏，或由于双侧大部分切除或全部切除导致肾上腺皮质激素分泌不足。

继发性肾上腺皮质功能减退有许多症状和体征与Addison病患者相同。但色素沉着不典型，因为ACTH和相关肽的水平较低。当出现严重脱水、低钠血症和高钾血症时，诊断为肾上腺皮质功能减退症，这是由盐皮质激素严重不足所导致的。

护士在评估患者时应了解患者疾病诱发因素，如既往有无结核感染史、有无长期服用激素治疗、外伤史及手术史等。

（二）临床症状观察及评估

1. 循环系统　患者可出现直立性晕厥、头晕、眼花、低血氧、体温过低；休克、低血钠。

2. 消化系统　由于各种消化酶和消化液减少，因而患者可出现食欲减退、消化不良、喜食咸食、体重下降、恶心、呕吐、低血钠、低血钾，有的伴有腹泻或便秘。

3. 乏力消瘦　本病的早期症状之一，其程度与病情轻重平行，表现为注意力不集中、精力不充沛、体力不足、脂肪减少、肌肉消瘦、体重减轻，多为进行性加重。这与糖皮质激素、盐皮质激素、氮类激素缺乏所导致的蛋白质和糖代谢紊乱，慢性失钠，失水，食欲不振，营养障碍有关。

4. 低血糖　患者空腹血糖常低于正常，往往在餐前或剧烈活动后，易发生饥饿、心悸、冷汗、乏力等低血糖症状，严重时视力模糊、复视、精神失常，甚至昏迷。此由于糖异生作用减弱，肝糖原不足，对胰岛素敏感所致。也有在餐后 2～3 小时诱发反应性低血糖症。

5. 神经精神症状　下丘脑 - 垂体 - 肾上腺皮质轴有维持神经精神正常状态的作用。皮质醇对中枢神经系统有兴奋作用。因而患者可出现精神萎靡、记忆力下降、头晕、淡漠嗜睡，或有烦躁、失眠，甚至谵妄或精神失常等。

6. 肾功能减退　患者夜尿增多，对水负荷的排泄能力减弱，在大量饮水后可出现稀释性低钠血症。这些是由于皮质醇分泌不足，肾小球血流量及滤过率均减少，血管升压素（抗利尿激素）释放增多所致。

7. 抵抗力下降　当遇到某种应激时，如感染、疼痛、劳累、手术等，易发生神志模糊、血压降低，严重时可诱发急性肾上腺功能减退性危象。对各种镇静剂、麻醉药甚为敏感，应慎用。

8. 肾上腺危象　本病常因感染、创伤、手术、分娩、吐泻、大量出汗、失水、高热、劳累，骤停激素治疗或结核恶化等而诱发危象。危象临床表现为本病原有症状的急骤加重，可由高热、呕吐、腹痛、腹泻、失水、血压降低、心率增快、脉搏细弱，呈周围循环衰竭状况。神志模糊，甚至昏迷。可有低血糖、低血钠，血钾偏高、正常或偏低，对此应予尽早识别，及时配合抢救。

9. 皮肤、黏膜色素沉着　色素沉着的原因系皮质激素水平下降，对垂体分泌 ACTH、黑素细胞、雌激素、促脂素的反馈抑制作用减弱，此组激素分泌增多，导致皮肤、黏膜黑素沉着。见于绝大多数患者，为本病早期症状之一。色素沉着有四个特点。

（1）分布不均匀：在全身皮肤普遍性色素加深的基础上有点状或斑块状色素加深，有些部位加深更显著。①暴露部位：面部和四肢；②摩擦部位：关节伸屈面、乳头、乳晕、腋下、掌纹指纹、腰带部、会阴部、肛周等；③黏膜：唇、舌、龈、颊、上颚等；④瘢痕部位。

（2）色泽差异性：有淡褐、棕黄、棕黑、蓝黑、煤黑色等，色泽深浅自身比较有先后差异和个体间差异。

（3）多样化：本病患者除黑素沉着外，少数患者尚可有白斑、白化病或黄褐斑等多种多样变化。

（4）色素深浅与病情轻重不成正比。

（三）辅助检查及其评估

1. 基础血、尿皮质醇和醛固酮、尿 17 - 羟皮质类固醇测定　血浆皮质醇（F）基础值≤3μg/dl 可确诊为肾上腺皮质减退症。

2. 血常规　常有轻度红细胞、血红蛋白、血小板、中性粒细胞减少，淋巴细胞相对增多，嗜酸粒细胞明显增多。

3. 血清电解质　可由低血钠、高血钾，后者一般不重。血磷、镁轻度增加，由于肾、肠排钙减少，可致血钙增高。

4. X 线检查　结核所致患者于肾上腺区半数有钙化阴影。胸部 X 线片示心影缩小，或后肺结核。疑有肾上腺皮质占位性病变所致者可做 CT 检查。

5. 血浆基础 ACTH 测定　本病患者可明显增高。继发性肾上腺皮质功能减退者，在血浆皮质醇降低的情况下，ACTH 浓度也甚低。

6. ACTH 兴奋试验　用以检测肾上腺皮质储备功能，并可鉴别原发性及继发性肾上腺皮质功能减退。ACTH 兴奋试验对确诊肾上腺功能不全非常必要。通过静脉或肌肉给予促皮质激素 0.25～1mg。分别测基线值、给药后 30 分钟、1 小时血浆皮质醇水平。原发性肾上腺皮质功能减退时，皮质醇反应缺失或明显下降；继发性肾上腺皮质功能减退时，皮质醇反应下降。长时间 ACTH 兴奋试验是将 25U 的 ACTH 溶于盐水中每天输 8 小时，连续 3 天，同时收集 24 小时尿标本。测尿 17－羟皮质类固醇和尿游离皮质醇的水平。原发性肾上腺皮质功能减退的患者，皮质醇反应下降或缺失；继发性肾上腺皮质功能减退的患者，24 小时尿的17－羟皮质类固醇水平不能升高至 20mg 以上。

（四）心理－社会评估

本病由于肾上腺皮质激素缺乏，因此患者可产生中枢神经处于抑郁状态，因此易产生情绪低落、抑郁淡漠，或有违拗症、注意力不集中，多失眠。有时因血糖过低而发生神经精神症状，严重者有昏厥，甚至昏迷。

三、护理诊断

1. 体液不足　由于醛固酮分泌减少，保钠排钾功能减低，致低血钠、高血钾及代谢性酸中毒所致。
2. 心排血量减少　与疾病所致肾上腺皮质激素分泌减少有关。
3. 营养不良——低于机体需要量　与胃肠道症状严重，常出现恶心、呕吐、食欲缺乏、消瘦、腹泻、腹痛有关。
4. 活动无耐力　主要与代谢改变、电解质失衡、营养不良有关。
5. 焦虑　与皮质醇减少对神经系统的作用及皮肤外观改变对心理的作用有关。
6. 有感染的危险　与机体对应激的抵抗力降低有关。
7. 自我形象紊乱　与脱发和色素沉着有关。
8. 知识缺乏　与患者未接受过有关疾病知识有关。
9. 潜在并发症　肾上腺危象。

四、护理目标

（1）患者住院期间补充水分适当，体液平衡。
（2）患者能够在正确指导和帮助下完成日常活动。
（3）患者住院期间食欲良好，合理饮食，获得需要的营养。
（4）患者住院期间情绪稳定，能够正确处理问题。
（5）患者住院期间无感染发生。
（6）患者住院期间能够说出脱发与色素沉着产生的原因并表示理解和接受。
（7）通过健康教育使患者能够复述出肾上腺皮质功能减退症的有关知识，并表示理解。
（8）护士及时发现肾上腺危象的发生，及时准备好抢救物品，通知医生配合抢救治疗。

五、护理措施

（一）一般护理

鼓励患者进食高糖、高蛋白、高钠饮食，每日摄钠应为 5～10g，含钠量高的食物有咸肉、酱油、泡菜、午餐肉罐头、含钠味精等罐头食品。含钠中等量的食物包括蛋类、牛乳、番茄汁、饼干等。如食物中氯化钠量不足，可酌情补充药片或胶囊，或补充盐水溶液，以维持水盐代谢。嘱患者充分休息，避免远距离活动，防止低血压、晕厥等意外发生。限制陪伴探视，避免患者过度劳累及增加感染机会。

（二）心理护理

因病程长、服药较久、精神抑郁，加之疲乏无力，生活上需要关心照顾，精神上需给予支持。应鼓励患者接受外观改变，积极配合药物治疗，树立战胜疾病的信心。

（三）病情观察

肾上腺皮质功能减退症患者由于血容量减少，可发生组织灌注不足。应激可诱发肾上腺危象，如果不及时采取措施，外周组织灌注受损，导致血管塌陷和休克。通过补充体液和使用激素可纠正血容量不足。

护理人员通过严密监测生命体征可及时发现体液不足的征象，如低血压、心动过速和呼吸急促。护理人员应监测并报告每小时尿量，患者每小时的尿量不应少于 30mL。护理人员应评估和报告患者的精神状况和定向力方面的变化。通过护理人员的观察为医生治疗提供依据。

观察患者的精神状态，注意是否有淡漠、嗜睡、神志不清等症状出现。注意观察患者是否有口渴的感觉，皮肤弹性、体重及血压的变化，观察是否有肾上腺危象发生，包括有无恶心、呕吐、腹泻、腹痛，有无发热或体温过低，有无嗜睡，有无血压下降或休克。一旦发现肾上腺危象的征兆，应立即与医生联系并积极配合医生尽早治疗，防止发生生命危险。

（四）预防并发症

主要预防肾上腺危象的发生。应嘱患者按时服药，不能自行中断。应避免一切应激因素的发生。一旦出现压力增加、感染、外伤等情况，应增加服药剂量。身体不适时应尽早就医。

（五）用药护理

由于本病需要终身服用激素替代治疗，因此护理重点应为激素治疗的观察。应向患者详细说明类固醇激素用量、用法，解释定时定量服药的必要性，以及需要做好终身服药的思想准备。使患者了解药物疗效及可能发生的不良反应。长期坚持替代治疗；尽量减少激素用量，以达到缓解症状目的，避免过度增重和骨质疏松等激素不良反应（表 5－2）。对原发性肾上腺皮质减退症患者必要时补充盐皮质激素；应当给患者佩带急救卡；应及时应增加激素剂量，有恶心、呕吐、12 小时不能进食时应静脉给药。通常选用的激素有糖皮质激素（氢化可的松、泼尼松龙和泼尼松）、盐皮质激素，能潴钠排钾，维持血容量。应用盐皮质激素时，如有水肿、高血压、高血钠、低血钾则需减量；如有低血压、低血钠、高血钾则适当加量；对有肾炎、高血压、肝硬化和心功能不全慎用。氮皮质激素，常用以改善乏力、食欲不振和体重减轻等症状，并能加强蛋白质的同化作用。对孕妇及心力衰竭患者应慎用。

表 5－2　激素的不良反应

- 低血钾
- 诱发或加重消化性溃疡
- 骨骼肌肉萎缩引起乏力
- 精神、行为改变
- 糖代谢紊乱，血糖升高
- 脂肪分布改变，库欣综合征貌
- 伤口愈合减慢
- 易发生感染，可诱发感染或使机体内潜在的感染灶扩大或扩散
- 影响下丘脑及腺垂体分泌促肾上腺皮质激素，使内源性糖皮质激素分泌减少或导致肾上腺皮质激素功能不全
- 血压升高
- 骨质疏松

（六）肾上腺危象的护理

肾上腺皮质功能减退危象为内科急症，应积极抢救。

（1）遵医嘱补液：第 1～2 日内应迅速静脉滴注葡萄糖生理盐水 2 000～3 000mL。

（2）立即静脉滴注磷酸氢化可的松或琥珀酸氢化可的松 100mg，以后每 6 小时加入补液中静脉滴注 100mg，最初 24 小时总量可给 400mg，第 2～3 日可减至 300mg 分次滴注。如病情好转，逐渐减至每日 100～200mg。经以上治疗，在 7～10 日后可恢复到平时的替代剂量。

（3）积极治疗感染及其他诱因对发生肾上腺危象的患者，嘱其绝对卧床，遵医嘱迅速及时准确进行静脉穿刺并保证静脉通路通畅，正确加入各种药物，如补充激素、补液治疗，对有消化系统症状的患者遵医嘱予药物控制症状。

（4）并准备好抢救药品。积极与医生配合，主动及时观察患者生命体征变化。

（5）做好出入量记录，警惕肾功能不全。

（6）按时正确留取各种标本；鼓励患者饮水并补充盐分，进高钠、低钾饮食。

（7）昏迷患者及脱水严重的患者可通过胃管进行胃肠道补液，并按昏迷常规护理。

（8）在使用激素治疗过程中，应注意观察患者有无面部及全身皮肤发红，以及有无激素所致的精神症状等出现。

（七）活动与安全

指导患者活动时注意安全，可活动过程中进行能够间断休息，保证体力，制定循序渐进的活动计划。

（八）健康教育

（1）避免感染、外伤等一切应激因素的刺激。

（2）保持情绪稳定，避免压力过大。

（3）正确服药，避免中断及剂量错误，教会患者根据病情调整用药。

（4）教会患者自我观察，如有不适应尽早就医。

（5）避免直接暴露与阳光下，以防色素加深。

（6）外出时随身携带病情识别卡，以便遇意外事故时能得到及时处理。

（7）定期门诊随诊。

（8）在遇分娩、手术、特殊治疗时应向医生说明患者有本病的事实，以利于医生治疗时正确用药，防止危象发生。

（王　静）

第七节　原发性醛固酮增多症

一、疾病概述

原发性醛固酮增多症（primary aldosteronism，简称原醛）为继发性高血压，主要由于肾上腺皮质腺瘤或增生使醛固酮分泌过多，导致钠、水潴留，体液容量扩张而抑制肾素－血管紧张素系统。临床表现有三组特征：高血压，神经肌肉功能异常，血钾过低。

原发性醛固酮增多症可分为醛固酮瘤、特发性醛固酮增多症及糖皮质激素可抑制性醛固酮增多症等。

二、护理评估

（一）健康史评估

护士在评估患者时应注意评估患者有无家族史，高血压、低血钾病史，如血压增高、乏力、肌肉麻痹、夜尿增多，严重时患者会出现周期性瘫痪等病史。

1. 醛固酮瘤　占原醛的80%~90%，少数患者可为多发腺瘤或双侧腺瘤。腺瘤成因不明，血浆醛固酮与血浆ACTH的昼夜节律呈平行关系。

2. 特发性醛固酮增多症　临床表现和生化改变与醛固酮瘤相似，可能与肾上腺球状带细胞对血管紧张素Ⅱ的敏感性增强，醛固酮刺激因子兴奋醛固酮分泌，血清素或组胺介导的醛固酮过度兴奋有关。

3. 糖皮质激素可抑制性醛固酮增多症　与遗传有关，有家族史者以常染色体显性遗传方式遗传。

（二）临床症状和评估

1. 高血压　为最早出现的症状。原因主要是大量醛固酮分泌引起钠潴留，使血浆容量增加，血管壁内钠离子浓度升高及增强血管对去甲肾上腺素的反应，从而引起高血压。可有不同程度的头痛、耳鸣、头晕。

2. 高尿钾、低血钾　原醛症患者因肾小管排钾过多，80% ~ 90% 的患者有自发性低血钾（2.0 ~ 3.5mmol/L），也有部分患者血钾正常，但进高钠饮食或服用含利尿剂的降压药物后诱发低血钾。由于低钾血症，临床上可出现肌无力、软瘫、周期性瘫痪、心律失常、心电图出现 U 波或 ST 改变等；长期低血钾可致肾小管空泡变性，尿浓缩功能差，患者可有多尿伴口渴，尿比重偏低，且夜尿量大于日尿量，常继发泌尿系统感染，病情严重者可出现肾功能损害。

3. 其他　由于醛固酮增多，使肾小管对 Na^+ 离子的重吸收增强，而对 K^+ 及 H^+ 离子的排泄增加，还可产生细胞外液碱中毒；醛固酮增多使肾脏排 Ca^{2+}、Mg^{2+} 离子也增加，同时因碱中毒使游离钙减少，而使患者出现手足抽搐、肢端麻木等。

低血钾抑制胰岛素分泌，约半数患者可发生葡萄糖耐量低减，甚至可出现糖尿病。此外，原醛症患者虽有钠潴留，血容量增多，但由于有"钠逸脱"作用，而无水肿。

儿童期发病则影响其生长发育。

（三）辅助检查及其评估

1. 实验室检查　①血钾与尿钾：大多数患者血钾低于正常，一般在 2.0 ~ 3.0mmol/L，严重者更低，腺瘤者低血钾往往成持续性，增生者称波动性。尿钾增高，若血钾小于 3.5mmol/L、24 小时尿钾大于 25mmol/L，或同日血钾小于 3.0mmol/L 而 24 小时尿钾大于 20mmol/L，则有诊断意义。②血钠与尿钠：血钠一般为正常高限或轻度增高。尿钠每日排出量较摄入量为少或接近平衡。③碱血症：血 pH 可高达 7.6，提示代谢性碱中毒。④血镁：轻度降低。⑤尿常规：尿 pH 呈中性或碱性。

2. 醛固酮及其他类固醇测定

（1）醛固酮：①血浆醛固酮，明显增高；②尿醛固酮排出量高于正常。

（2）血浆 β - 内啡肽测定：特发性醛固酮增多症患者血浆 β - 内啡肽比腺瘤者及原发性高血压者均高。

（3）24 小时尿 17 - 羟皮质类固醇及 17 - 酮类固醇测定：一般均为正常，除非有癌肿引起的混合性皮质功能亢进可增高。

3. 肾素 - 血管紧张素 II 测定　患者血管紧张素 II 基础值可降至正常水平以下，且在注射利尿剂或直立体位后也不增高，为本病特征之一。这是由于醛固酮分泌增高、血容量扩张使肾素，血管紧张素系统活性降低所致，是与继发性醛固酮增多症的区别之处。

4. 特殊试验

（1）普食下钠、钾平衡试验：在普通饮食条件下（每日钠 160mmol、钾 60mmol）观察 1 周，可显示患者钾代谢呈负平衡，钠代谢正平衡，或近于平衡。在平衡试验期间，需记录血压，监测血钾、钠、二氧化碳结合力，尿钾、钠及血尿 pH 等，平衡期的检查结果作为对照，与以后的试验期（如低钠、高钠、螺内酯等）等进行比较。

（2）低钠试验：用以鉴别肾源性高血压伴低血钾。每日摄入钠 10 ~ 20mmol、钾 60mmol 共 1 周。本病患者在低钠条件下，到达肾远曲小管的钠明显减少，患者尿钾明显减少，血钾随之上升，如本试验历时 2 周以上则血钾上升和血压下降可更明显。肾脏病患者因不能有效地潴钠可出现失钠、脱水，即使在限制钠摄入的条件下，尿钠排泄仍不减少，尿钾排泄减少也不显著，血钾过低亦不易纠正。

（3）高钠试验：对病情轻、血钾降低不明显的疑似患者可做本试验。每日给钠 240mmol，钾 60mmol 一周，本症患者由于大量钠进入远曲小管进行钠、钾交换，使尿钾增多，血钾降低更明显，对血钾较低的患者不宜做此试验。

（4）螺内酯（安体舒通）试验：螺内酯可拮抗醛固酮对肾小管上皮的作用，每日 320 ~ 400mg，分

3~4次口服，连续至少1~2周（可达4~5周），对比服药前后基础血压、血钾、钠、二氧化碳结合率，尿钾、钠，血、尿pH，尿量等。如系本病患者，血钾可上升甚至接近正常、血压可下降、血二氧化碳结合力下降、尿钾减少、尿变为酸性，肌无力及麻木症状改善。肾病所致低血钾、高血压则螺内酯往往不起作用。

（5）氨苯蝶啶试验：此药有利钠保钾作用，每日200mg，分2~3次口服，1周以上，如能使血钾上升、血压下降者提示本病。对肾动脉狭窄及急进性高血压无效。

（四）心理-社会评估

患者由于疾病可致低血钾软瘫发作，因此应注意患者存在对疾病的恐惧发作、易紧张、无助感。

三、护理诊断

1. 潜在并发症——低血钾　与醛固酮增多所致的低血钾及失钾性肾病有关。
2. 有受伤的危险　与神经肌肉功能障碍有关。
3. 活动无耐力　与低血钾症引起的肌力下降、四肢麻痹抽搐及高血压有关。
4. 知识缺乏　与缺少对本病及相关检查的知识有关。

四、护理目标

（1）保持患者心情舒畅，嘱其避免紧张、激动的情绪变化。
（2）防止患者住院期间突发高血压引起的脑血管意外的发生。
（3）对于肌无力、软瘫的患者应加强巡视，加强生活护理和防护措施，以保证患者安全。
（4）使患者对本疾病有所了解，能更好地配合各项检查及治疗。
（5）使患者了解含钾高的水果及食物，了解监测出入量、体重、血钾、血压的重要性。

五、护理措施

（一）一般护理

为患者创造良好、安静、舒适、安全的病室环境，使患者能卧床安静休息，避免劳累。

（二）病情观察

监测血压及血钾变化，做好记录。保证随电解质平衡和酸碱平衡如果患者出现肌无力、呼吸困难、心律失常或神志变化，应立即通知医生迅速抢救。

（三）饮食护理

给予患者低盐饮食，减少水、钠潴留，鼓励患者多吃含钾高的水果及食物。

（四）心理护理

如为分泌醛固酮的肾上腺皮质腺瘤，手术切除后大多数患者临床及化验恢复正常，病情缓解达到治愈；少数病程长、有严重并发症的患者，高血压、低血钾的症状也可达到部分缓解。通过护理活动与患者建立良好的护患关系，使患者保持心情舒畅，避免紧张、激动的情绪变化。

（五）用药护理

对于双侧肾上腺皮质增生的，手术往往不够理想，因此近年来已主张药物治疗，可服用硝苯地平或螺内酯，或两者合用，但长期大量服用螺内酯可出现男性乳腺增生等不良反应。如为糖皮质激素可抑制性醛固酮增多症，则口服小剂量地塞米松治疗，但需长期终生服药。护士在对患者进行用药护理时，应帮助患者做好需要长期服药的思想准备，指导患者遵医嘱合理用药，并且观察患者用药后有无药物不良反应发生。

钙离子拮抗剂的使用为醛固酮的术前准备及双侧肾上腺皮质增生患者的长期治疗提供了新手段。口服硝苯地平对降低血压，改善症状有较好疗效，但必要时需遵医嘱给予适量补钾治疗。

（六）试验护理

醛固酮瘤的分泌受体位变化和肾素－血管紧张素Ⅱ变化影响较小，而和ACTH昼夜变化有关，正常人隔夜卧床，上午8时血浆醛固酮值约为0.11~0.33nmol/L，如保持卧位到中午12时，血浆醛固酮低于上午时；8~12时取立位则血浆醛固酮高于上午，说明体位对醛固酮的分泌可产生影响。因此，护士在遵医嘱执行试验前，应向患者充分解释试验的目的、方法，指导患者如何进行配合。准时留取定时、定体位血标本。准确留取尿标本。对于进行卧立位醛固酮试验的患者，应在注射呋塞米后观察患者有无低血压，保证患者安全，如患者出现头晕、乏力、大汗等症状，及时发现，通知医生，立即停止试验，同时协助患者进食或进水。

（七）健康指导

（1）对手术患者进行术前和术后健康指导，向患者讲解手术治疗的必要性，术前应做的准备如服用药物控制血压，保证水、电解质平衡，补钾治疗，用药后的不良反应等。

（2）对长期服用药物治疗的患者，指导患者合理遵医嘱用药，定时随诊，监测肝、肾功能和电解质，对于长期服用激素治疗的患者注意讲解激素治疗的不良反应等。

（3）指导患者进行适当的功能锻炼，与患者一起制订活动计划。

（王　静）

第八节　糖尿病

糖尿病是由于多种原因引起的胰岛素分泌不足和（或）其作用缺陷而导致的一组以慢性血糖水平增高为特征的代谢性疾病。临床表现为代谢紊乱综合征，久病可引起多系统损害，导致眼、肾、神经、心脏、血管等组织器官的慢性进行性病变，引起功能缺陷及衰竭。重症或应激时可发生酮症酸中毒、高渗性昏迷等急性代谢紊乱。世界卫生组织将糖尿病分为1型糖尿病、2型糖尿病、其他特殊类型和妊娠期糖尿病四种。

一、护理措施

（一）一般护理

1. 适当运动　循序渐进并长期坚持，运动方式以有氧运动为宜，结合患者的爱好，老年人以散步为宜，不应超过心肺及关节的耐受能力。运动时间的计算：从吃第一口饭开始计时，以餐后0.5~1h开始为宜。肥胖患者可适当增加活动次数。

2. 明确饮食控制的重要性　计算标准体重，控制总热量，糖类占50%~60%，蛋白质占15%~20%，脂肪占20%~25%。注意定时定量进餐，饮食搭配合理，热量分配一般为早、中、晚餐各占1/5，2/5，2/5或1/3，1/3，1/3。在血糖稳定的情况下，尽量供给营养全面的膳食。禁食甜食。多食含纤维素高的食物，保持大便通畅。

3. 注射胰岛素的护理　如下所述。

（1）贮存：备用胰岛素需置于2~8℃冰箱存放。使用中的胰岛素笔芯放于30℃以下的室温中即可，有效期为4周，避免阳光直射。

（2）抽吸：抽吸胰岛素剂量必须准确，两种胰岛素合用时，先抽短效胰岛素，后抽中效或长效胰岛素，注射前充分混匀。注射预混胰岛素以前，要摇匀并避免剧烈振荡。

（3）注射部位：腹部以肚脐为中心直径6cm以外、上臂中外侧、大腿前外侧、臀大肌，其中腹部吸收最快。注意更换注射部位，两次注射之间应间隔2cm以上。

（4）消毒液：用体积分数75%酒精消毒，不宜用含碘的消毒剂。

（5）观察胰岛素不良反应：如低血糖反应、胰岛素过敏及注射部位皮下脂肪萎缩。

（6）注射胰岛素时应严格无菌操作，使用一次性注射器，防止感染。

4. 按时测体重　必要时记录出入量。如体重改变 >2kg，应报告医师。

5. 生活有规律　戒烟，限制饮酒。

6. 用药护理　使用口服降糖药物的患者，应向其说明服药的时间、方法等注意事项及药物的不良反应。

（二）症状护理

（1）皮肤护理：注意个人卫生，保持全身和局部清洁，加强口腔、皮肤和会阴部清洁，勤换内衣。诊疗操作应严格无菌技术，发生皮肤感染时不可随意用药。

（2）足部护理：注意保护足部，鞋子、袜口不宜过紧，保持趾间清洁、干燥，穿浅色袜子，每天检查足部有无外伤、鸡眼、水泡、趾甲异常，有无感觉及足背动脉搏动异常。剪趾甲时注意不要修剪过短。冬天注意足部保暖，避免长时间暴露于冷空气中。

（3）眼部病变的护理：出现视物模糊，应减少活动，加强日常生活的协助和安全护理。

（4）保持口腔清洁，预防上呼吸道感染，避免与肺炎、肺结核、感冒者接触。

（5）保持会阴部清洁、干燥，防止瘙痒和湿疹发生。需导尿时应严格无菌技术。

二、健康教育

（1）糖尿病为慢性终身性疾病，目前尚不能根治。患者要在饮食控制和运动治疗的基础上进行综合治疗，以减少或延迟并发症的发生和发展，提高生活质量。

（2）食物品种多样化，主食粗细粮搭配，副食荤素食搭配。避免进食浓缩的碳水化合物。避免食用动物内脏等高胆固醇食物。少喝或不喝稀饭，可用牛奶、豆浆等代替。

（3）运动能降低血糖，并可增强胰岛素的敏感性。运动时随身携带糖果，当出现低血糖症状时及时食用。身体不适时应暂停运动。

（4）遵医嘱使用降糖药物，指导所使用胰岛素的注射方法、作用时间及注意事项。

（5）每天检查足部皮肤，以早期发现病变。避免穿拖鞋、凉鞋、赤脚走路，禁用热水袋，以免因感觉迟钝而造成烫伤。

（6）指导患者正确掌握血糖监测的方法，了解糖尿病控制良好的标准。

（7）定期复查，一般每 3 个月复查糖化血红蛋白，以了解疾病控制情况，及时调整用药剂量。每年进行全身检查，以便尽早防治慢性并发症。

（王　静）

第九节　糖尿病酮症酸中毒

一、疾病介绍

糖尿病酮症酸中毒（diabetic ketoacidosis，DKA）是糖尿病患者最常见的急性并发症，具有发病急、病情重、变化快的特点。占糖尿病住院患者的 8%～29%，每千名糖尿病患者年发生 DKA 者占 4%～8%，多由各种应激状态诱发，也可无明显诱因，延误诊断或者治疗可致死亡。

1. 定义　由于糖尿病代谢紊乱加重，脂肪分解加速，产生的以血糖及血酮体明显增高及水、电解质平衡失调和代谢性酸中毒为主要表现的临床综合征。严重者常致昏迷及死亡。

2. 诱因　DKA 诱因很多，1 型糖尿病有自发 DKA 倾向，2 型糖尿病患者在一定诱因作用下也可发生 DKA，常见诱因：感染、胰岛素剂量不足或治疗中断、饮食不当、妊娠和分娩、创伤、手术、麻醉、急性心梗、心力衰竭、精神紧张或严重刺激引起应激状态等，有时亦可无明显诱因。

3. 病理生理　糖尿病酮症酸中毒是糖尿病患者在各种诱因作用下，由于胰岛素及升糖激素分泌双重障碍，造成糖、蛋白质、脂肪以至于水、电解质、酸碱平衡失调而导致高血糖、高血酮、酮尿失水电解质紊乱、代谢性酸中毒等一个综合征。

（1）高血糖：DKA患者的血糖多呈中等程度的升高常为16.7~27.5mmol/L（300~500mg/dl），除非发生肾功能不全否则多不超过27.5mmol/L（500mg/dl）。高血糖对机体的影响包括：①细胞外液高渗使得细胞脱水将导致相应器官的功能障碍；②引起渗透性利尿，同时带走水分和电解质进一步导致水盐代谢紊乱。

（2）酮症和（或）酸中毒：酮体是脂肪β氧化不完全的产物包括乙酰乙酸、β-羟丁酸和丙酮3种组分，其中β-羟丁酸和乙酰乙酸都是强酸。DKA患者由于脂肪分解增加，产生大量的酮体，超过正常周围组织氧化的能力而引起高酮血症和酮症酸中毒，并消耗大量的储备碱。当血pH值降至7.2时可出现典型的酸中毒呼吸（Kussmaul呼吸），pH值<7.0时可致中枢麻痹或严重的肌无力甚至死亡，另外，酸血症影响氧与血红蛋白解离，导致组织缺氧加重全身状态的恶化。DKA时知觉程度的变化范围很大，当血浆HCO_3^-≤9.0mmol/L时，不论其意识状态为半清醒或昏迷，均可视之为糖尿病酮症酸中毒昏迷（diabetic ketoacidosis and coma，DKAC），当血HCO_3^-降至5.0mmol/L以下时，预后极为严重。

（3）脱水：DKA时渗透性利尿、呼吸深快失水和可能伴有的呕吐、腹泻引起的消化道失水等因素均可导致脱水的发生。严重的脱水可引起血容量不足、血压下降，甚至循环衰竭等严重后果。

（4）电解质紊乱：DKA时由于渗透性利尿、摄入减少及呕吐、细胞内外水分转移入血、血液浓缩等均可导致电解质紊乱。同时，由于电解质的丢失和血液浓缩等方面因素的影响，临床上所测血中电解质水平可高可低也可正常。DKA时血钠无固定改变一般正常或减低，血钾多降低，另外，由于细胞分解代谢量增加，磷的丢失亦增加，临床上可出现低磷血症，低磷也可影响氧与血红蛋白解离引起组织缺氧。

4. 临床表现及诊断　糖尿病酮症酸中毒按其程度可分为轻度、中度及重度。轻度实际上是指单纯酮症并无酸中毒，有轻中度酸中毒者可列为中度；重度则是指酮症酸中毒伴有昏迷，或虽无昏迷但二氧化碳结合低于10mmol/L时，患者极易进入昏迷状态。较重的酮症酸中毒临床表现包括以下几个方面。

（1）糖尿病症状加重：多饮多尿、体力及体重下降的症状加重。

（2）胃肠道症状：包括食欲下降、恶心呕吐。有的患者，尤其是1型糖尿病患者可出现腹痛症状，有时甚至被误为急腹症。造成腹痛的原因尚不明了，有人认为可能与脱水及低血钾所致胃肠道扩张和麻痹性肠梗阻有关。

（3）呼吸改变：酸中毒所致，当血pH<7.2时呼吸深快，以利排酸；当pH<7.0时则发生呼吸中枢受抑制，部分患者呼吸中可有类似烂苹果气味的酮臭味。

（4）脱水与休克症状：中、重度酮症酸中毒患者常有脱水症状，脱水达5%者可有脱水表现，如尿量减少、皮肤干燥、眼球下陷等。脱水超过体重15%时则可有循环衰竭，症状包括心率加快、脉搏细弱、血压及体温下降等，严重者可危及生命。

（5）神志改变：临床表现个体差异较大，早期有头痛、头晕、萎靡继而烦躁、嗜睡、昏迷，造成昏迷的原因包括乙酰乙酸过多、脑缺氧、脱水、血浆渗透压升高、循环衰竭等。

（6）诱发疾病表现：各种诱发疾病均有特殊表现应予以注意以免与酮症酸中毒互相掩盖，贻误病情。

5. 治疗要点　糖尿病酮症酸中毒发病急、进展快，处理时应注意针对内分泌代谢紊乱，去除诱因，阻止各种并发症的发生，减少或尽量避免治疗过程中发生意外，降低病死率等。其中包括：补液、胰岛素的应用、补充钾及碱性药物，其他对症处理和消除诱因。

（1）补液：抢救DKA极为关键的措施。

1）在开始2h内可补充生理盐水1 000~2 000mL，以后根据脱水程度和尿量每4~6h给予500~1 000mL，一般24h内补液4 000~5 000mL，严重脱水但有排尿者可酌情增加。

2）当血糖下降至13.9mmol/L时，改用5%葡萄糖生理盐水。对有心功能不全及高龄患者，有条件的应在中心静脉压监护下调整滴速和补液量，补液应持续至病情稳定，可以进食为止。

（2）胰岛素治疗

1）最常采用短效胰岛素持续静脉滴注。开始时以0.1U/（kg·h）（成人5~7U/h），控制血糖快速、稳定下降。

2）当血糖降至 13.9mmol/L（250mg/dl）时可将输液的生理盐水改为 5% 葡萄糖或糖盐水，按每 3～4g 葡萄糖加 1U 胰岛素计算。

3）至尿酮转阴后，可过渡到平时的治疗。

（3）纠正电解质紊乱

1）通过输注生理盐水，低钠低氯血症一般可获纠正。

2）除非经测定血钾高于 5.5mmol/L、心电图有高钾表现或明显少尿、严重肾功能不全者暂不补钾外，一般应在开始胰岛素及补液后，只要患者已有排尿均应补钾。一般在血钾测定监测下，每小时补充氯化钾 1.0～1.5g（13～20mmol/L），24h 总量 3～6g。待患者能进食时，改为口服钾盐。

（4）纠正酸中毒

1）轻、中度患者，一般经上述综合措施后，酸中毒可随代谢紊乱的纠正而恢复。仅严重酸中毒（pH 值≤7.0）时，应酌情给予小剂量碳酸氢钠，但补碱忌过快过多，以免诱发脑水肿。

2）当 pH＞7.1 时，即应停止补碱药物。

（5）其他治疗

1）休克：如休克严重，经快速补液后仍未纠正，考虑可能并发感染性休克或急性心肌梗死，应仔细鉴别，及时给予相应的处理。

2）感染：常为本症的诱因，又可为其并发症，以呼吸道及泌尿系感染最为常见，应积极选用合适的抗生素治疗。

3）心力衰竭、心律失常：老年或合并冠状动脉性心脏病者，尤其合并有急性心肌梗死或因输液过多、过快等，可导致急性心力衰竭和肺水肿，应注意预防，一旦发生应及时治疗。血钾过低、过高均可引起严重的心律失常，应在全程中加强心电图监护，一旦出现及时治疗。

4）肾衰竭：因失水、休克或原已有肾脏病变或治疗延误等，均可引起急性肾衰竭，强调重在预防，一旦发生及时处理。

5）脑水肿：为本症最严重的并发症，病死率高。可能与脑缺氧、补碱不当、血糖下降过快、补液过多等因素有关。若患者经综合治疗后，血糖已下降，酸中毒改善，但昏迷反而加重，应警惕脑水肿的可能。可用脱水剂、呋塞米和地塞米松等积极治疗。

6）急性胃扩张：因酸中毒引起呕吐可伴急性胃扩张，用 5% 碳酸氢钠液洗胃，用胃管吸附清除胃内残留物，预防吸入性肺炎。

二、护理评估与观察要点

1. 护理评估　如下所述。

（1）病史：询问患者或者其家属有无糖尿病病史或者家族史、起病时间、主要症状及特点，如极度口渴、厌食、恶心、呕吐、昏睡及意识改变者等。注意询问有无感染、胰岛素治疗不当、饮食不当，以及有无应激状态等诱发因素。

（2）心理-社会状况：评估患者对疾病知识的了解程度，有无焦虑、恐惧等心理变化，家庭成员对疾病的认识和态度等。

（3）身体状况：评估患者的生命体征、精神和神志状态，已有昏迷的患者，注意监测患者的瞳孔大小和对光反射情况；患者的营养状况；皮肤湿度和温度的改变和有无感染灶或不易愈合的伤口等。

2. 观察要点　注意观察病情，当患者出现显著软弱无力、呼吸加速、呼气时有烂苹果样味道、极度口渴、厌食、恶心、呕吐及意识改变者应警惕酮症酸中毒的发生。已经诊断为 DKA 的患者应密切监测生命体征和意识状态，详细记录 24h 出入量，每 2h 测血糖一次，及时抽查尿糖、酮体，注意血常规、电解质和血气变化。

三、急诊救治流程

DKA 急诊救治流程详见图 5-1。

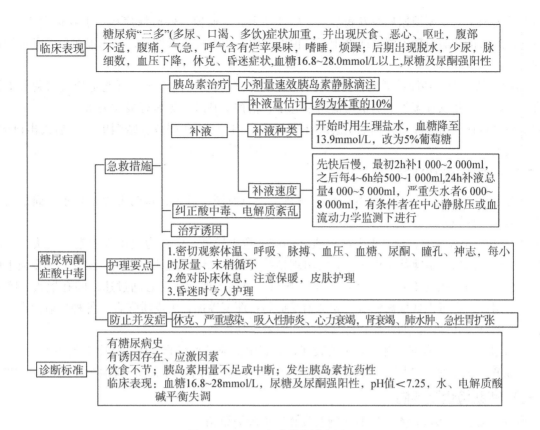

图 5-1 DKA 急诊救治流程图

（王 静）

第十节 低血糖

一、疾病概述

低血糖症指血糖低于正常低限引起相应的症状与体征的生理或病理状况。正常空腹血糖为 3.3 ~ 6.1mmol/L（60 ~ 110mg/dl），餐后 2 小时血糖 3.3 ~ 7.8mmol/L（60 ~ 140mg/dl）。血糖低于 2.8mmol/L（50mg/dl）为低血糖。

根据低血糖的生化指标及临床表现把它们分三种类型：

1. 低血糖症 指血糖低于 2.8mmol/L（50mg/dl），患者同时有临床症状。

2. 低血糖 指生化指标血糖低于 2.8mmol/L（50mg/dl），患者多有症状，但亦可无症状和体征。后面可称为无症状性低血糖。

3. 低血糖反应 指患者有低血糖相应的临床症状及体征。患者的血糖多低于 2.8mmol/L（50mg/dl），亦可不低，此情况称低血糖反应。

二、护理评估

（一）健康评估

1. 胰岛素瘤 胰岛素瘤可产生过多的胰岛素，使血糖降低。几乎所有的胰岛素瘤都位于胰腺内，肿瘤均匀地分布在胰头、胰体、胰尾部，肿瘤一般很小，位置又很隐蔽，不易找到。大多数的胰岛素瘤是良性，但也会发生恶变。

2. 肝病性低血糖 肝脏是存储、转运和调节糖的主要器官，当葡萄糖多的时候肝脏就将其储存起来，不足的时候再将库存拿出来使用。如果肝细胞大面积损伤、功能不足，就会引起低血糖。

3. 早期糖尿病　2 型糖尿病在发病早期反应性地引起低血糖，低血糖症状一般在进食 3~5 个小时以后出现，患者的空腹血糖值略高或处于正常值的高限，很难被患者发觉，必须通过口服葡萄糖耐量试验确诊。

4. 功能性低血糖　功能性低血糖的患者在检查后没有发现任何疾病，可能是糖代谢调节不够稳定的缘故。患者以中年女性多见，病情与情绪不稳定、精神受刺激、焦虑有很大关系。

护士在进行评估时应注意仔细地了解既往史（肝、内分泌疾病史）、婚姻史（产后大出血史）、用药史、家族史。

（二）临床症状及评估

1. 交感神经兴奋的表现　主要为大汗、颤抖、视力模糊、饥饿、软弱无力、紧张、面色苍白、心悸、恶心呕吐、四肢发冷。

2. 中枢神经受抑制的表现　①大脑皮质受抑制：意识模糊，定向力及识别力逐渐丧失、头痛、头晕、健忘、语言障碍、嗜睡甚至昏迷。有时出现精神失常、恐惧、慌乱、幻觉、躁狂。②皮质下中枢受到抑制：神志不清，躁动不安，可有阵挛性、舞蹈性或幼稚性动作，心动过速，瞳孔散大，阵发性惊厥，锥体束阳性，患者出现癫痫症状。③延脑受抑制：深度昏迷，去皮质强直，各种反射消失，呼吸浅弱，血压下降，瞳孔缩小。如此症状持续较久，患者不易恢复。

3. 混合性表现　既有交感神经兴奋的表现，又有中枢神经兴奋的表现，临床上此型多见。

4. 原发疾病的表现　如肝病、恶性肿瘤和严重感染，多发内分泌腺瘤、垂体瘤和甲状旁腺的表现。

（三）辅助检查及评估

1. 血糖　发作时多次检查，空服血糖及发作时血糖有价值。

2. 血胰岛素

（1）血胰岛素/血糖比值：正常人此值不应高于 0.3。胰岛素瘤患者明显高于正常。

（2）胰岛素释放指数：正常人多低于 50，肥胖者也多不超过 80，胰岛素瘤患者此值高于 100 甚至 150。

3. 胰岛素原比值　正常人胰岛素原在总胰岛素样活性中比例不应超过 15%。胰岛素瘤患者此比值可超过 50%。

4. 其他　还包括电解质、血气分析、肝功能、肾功能等检查。

5. 糖耐量试验　常用方法包括 5 小时口服葡萄糖耐量试验。

（四）心理 - 社会评估

患者可因为长时间反复出现低血糖会导致脑细胞受损，出现角色改变。因恐惧低血糖发作而精神紧张，不敢独处。低血糖发作时会出现突然的意识丧失、烦躁。

三、护理诊断

1. 潜在并发症　低血糖昏迷。
2. 营养失调——高于机体需要量　与低血糖发作时进食过多有关。
3. 知识缺乏　与缺乏低血糖发作时自救有关。
4. 个人应对无效　与低血糖发作有关。
5. 受伤的危险　与低血糖发作引起精神症状有关。

四、护理目标

（1）严密观察病情，若有变化及时通知医生配合急救。
（2）患者住院期间体重增长不明显。
（3）患者了解有关低血糖发作时的自救方法。

五、护理措施

对于下列患者要提高警惕，及时发现，有效治疗：①有明显的低血糖症状；②有惊厥或发作性神经精神症状；③有不明原因的昏迷；④有禁食、体力活动后出现类似综合性症状；⑤有低血糖危险，如用胰岛素或口服降糖药。

（一）心理护理

评估患者个人应对能力，鼓励患者表达自身感受，讲解有关疾病知识。

（二）低血糖发作时护理

1. 轻者 仅有交感神经兴奋表现时，立即经口进食，可先进高糖食品，如果糖、50%葡萄糖水等，使血糖在最短时间内回升，再进食一定量的糖类及脂肪，以维持长时间血糖稳定，但不可过多，以免再次刺激胰岛分泌胰岛素。

2. 重者

（1）葡萄糖：最快速有效，为急症处理的首选制剂。轻者口服，重者需静脉注射50%的葡萄糖液40~100mL，可需重复使用，直至患者清醒。值得注意的是患者清醒后，常需继续静脉滴注10%葡萄糖盐水，将血糖维持在较高的水平，如11.1mmol/L（200mg/dl）；密切观察数小时甚至一天。否则患者可能再度陷入昏迷。

（2）胰高血糖素：常用剂量为0.5~1.0mg，可皮下、肌内或静脉注射。用药后患者多于5~20分钟清醒，否则可重复给药。胰高血糖素作用快，但维持时间短，一般维持1~1.5小时，以后让患者进食或静脉给予葡萄糖，防止低血糖发生。

（3）糖皮质激素：如果患者的血糖维持在11.1mmol/L（200mg/dl）的水平一段时间神志仍不清，可用静脉输入氢化可的松100mg，1次/4小时，共12小时，以利于患者的清醒。

（4）甘露醇：经上述处理反应仍不佳或昏迷状态持续时间较长，可能有较重脑水肿，可使用20%的甘露醇治疗。

3. 病因治疗 及时确定病因或诱因，有效解除低血糖状态并防止病情反复极为重要。

4. 药物治疗 为手术疗法的辅助手段。

5. 饮食调节 患者要少食多餐，多进低糖、高蛋白、高脂饮食，以减少对胰岛素分泌的刺激作用，避免低血糖的发生。定时要加餐。

（三）监测病情

了解患者以往低血糖发生规律，定时监测血糖，如每4小时测量一次，夜间可适当缩短间隔。嘱其按时加餐。每日监测体重，与医生营养师共同制定饮食方案。配合完成内分泌相关定性检查及放射科定位检查，为手术做好充分准备。

（四）安全护理

建议患者夜间进行加餐，低血糖发作期间限制患者活动，去除环境中可能导致患者受伤的危险因素。

（五）健康教育

（1）向患者解释低血糖发作的诱因、症状以及早期识别低血糖发作的重要性。

（2）与患者共同讨论合理的饮食计划，探讨安排24小时的进餐时间，鼓励患者积极配合治疗和护理；给患者提供食物的相关知识，如含糖量高的食物、高蛋白食物等。

（3）指导患者进行自我防护，避免低血糖发作时出现受伤。

（王 静）

参考文献

[1] 王洁，陆秀珍. 骨科疾病护理实践手册［M］. 北京：清华大学出版社，2015.

[2] 许蕊凤. 实用骨科护理技术［M］. 北京：人民军医出版社，2015.

[3] 赵艳伟. 呼吸内科护理工作指南［M］. 北京：人民卫生出版社，2016.

[4] 屈红，秦爱玲，杜明娟. 专科护理常规［M］. 北京：科学出版社，2016.

[5] 潘瑞红. 专科护理技术操作规范［M］. 湖北：华中科技大学出版社，2016.

[6] 唐英姿，左右清. 外科护理［M］. 上海：上海第二军医大学出版社，2016.

[7] 刁永书，文艳秋，陈林，等. 肾脏内科护理手册［M］. 北京：科学出版社，2016.

[8] 沈翠珍. 内科护理［M］. 北京：中国中医药出版社，2016.

[9] 孟共林，李兵，金立军. 内科护理学［M］. 北京：北京大学医学出版社，2016.

[10] 陆一春，刘海燕. 内科护理学［M］. 北京：科学出版社，2016.

[11] 王骏，万晓燕，许燕玲. 内科护理学［M］. 大连：大连理工大学出版社，2016.

[12] 姚景鹏，吴瑛，陈垦. 内科护理学［M］. 北京：北京大学医学出版社，2015.

[13] 张小来. 内科护理［M］. 北京：科学出版社，2015.

[14] 修麓璐. 呼吸内科临床护理实践指导手册［M］. 北京：军事医学科学出版社，2015.

[15] 王兰. 肾脏内科护理工作指南［M］. 北京：人民卫生出版社，2015.

[16] 吴小玲，万群芳，黎贵湘. 呼吸内科护理手册［M］. 北京：科学出版社，2015.

[17] 游桂英，方进博. 心血管内科护理手册［M］. 北京：科学出版社，2015.

[18] 丁淑贞. 心内科护理学［M］. 北京：中国协和医科大学出版社，2015.

[19] 赵爱萍，吴冬洁，张凤芹. 心内科临床护理［M］. 北京：军事医学科学出版社，2015.

[20] 李娟. 临床内科护理学［M］. 西安：西安交通大学出版社，2014.

[21] 黎梅. 妇产科护理［M］. 北京：科学出版社，2015.

[22] 张欣. 妇产科护理［M］. 北京：中国中医药出版社，2015.

[23] 张静芬，周琦. 儿科护理学［M］. 北京：科学出版社，2016.

[24] 武君颖，王玉玲. 儿科护理［M］. 北京：科学出版社，2016.

[25] 陈玉瑛. 儿科护理学［M］. 北京：科学出版社，2015.

[26] 刘哲宁，杨芳宇. 精神科护理学［M］. 北京：人民卫生出版社，2017.

[27] 李红梅，冯玉英. 精神科护理［M］. 西安：西安交通大学出版社，2016.